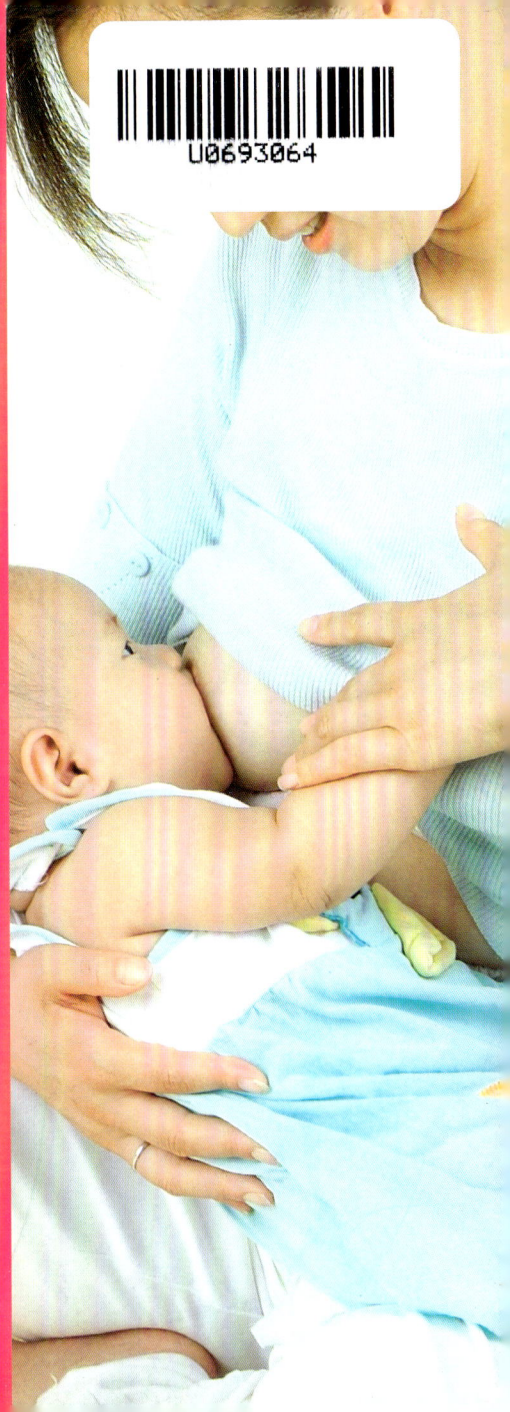

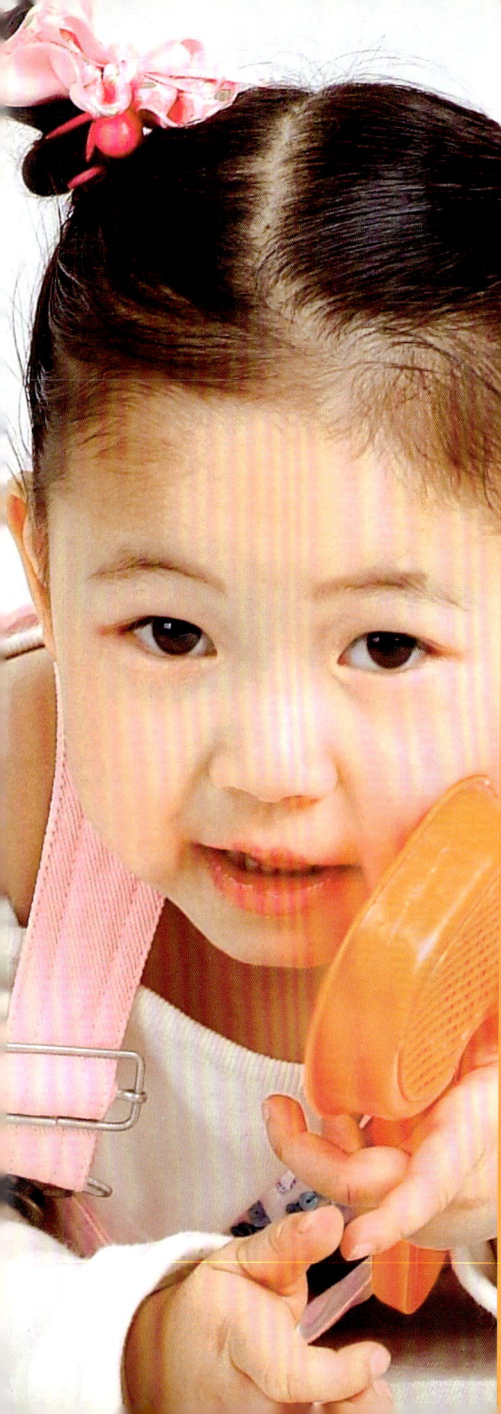

0~3 岁

中国父母最关注的
100 个育儿问题

戴淑凤 主编　戴淑凤 南亚华 编著

北 京 出 版 社

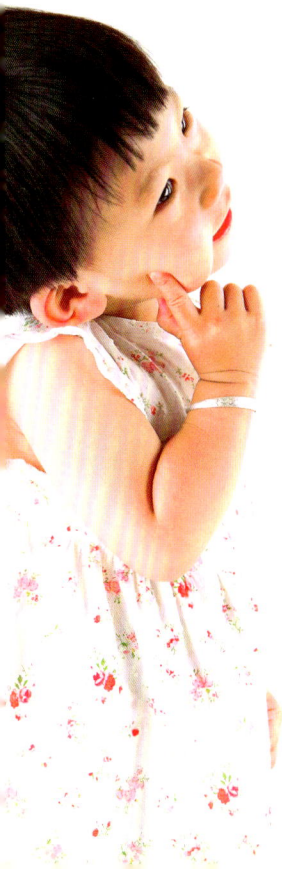
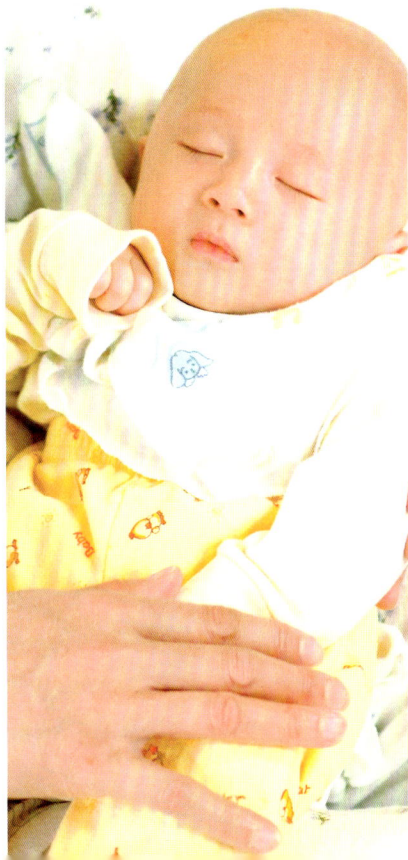
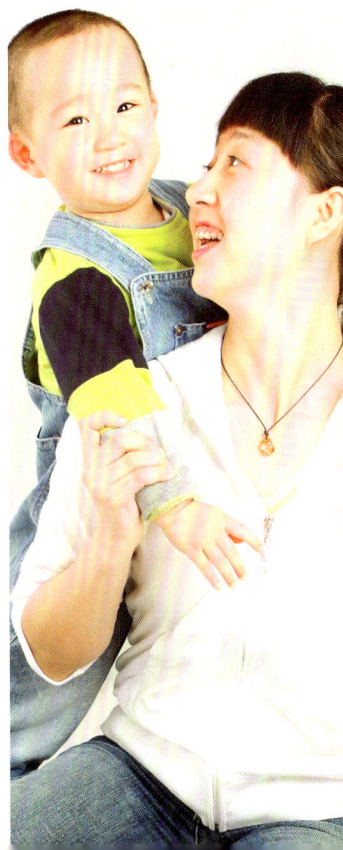
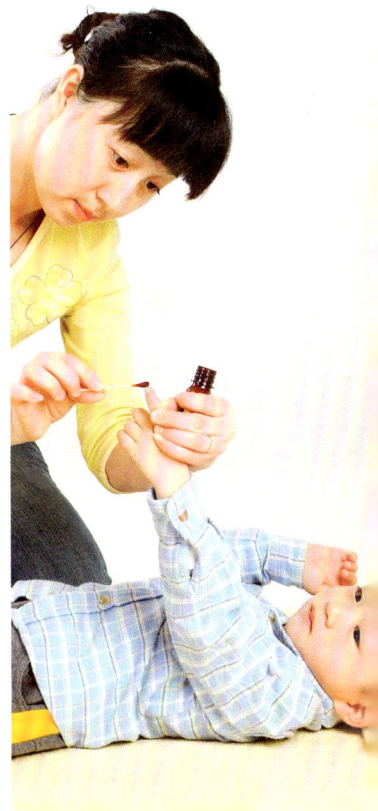

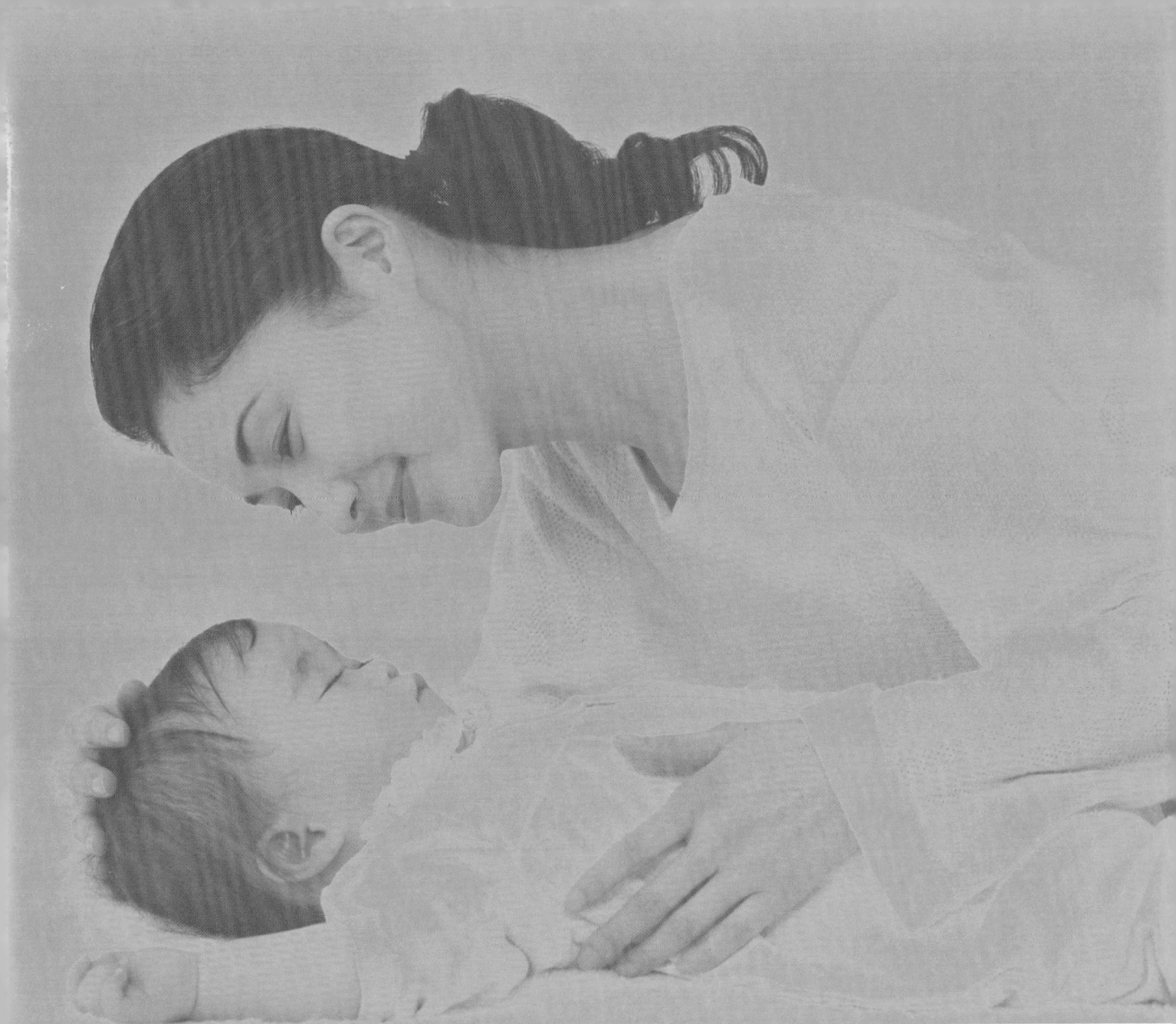

前言

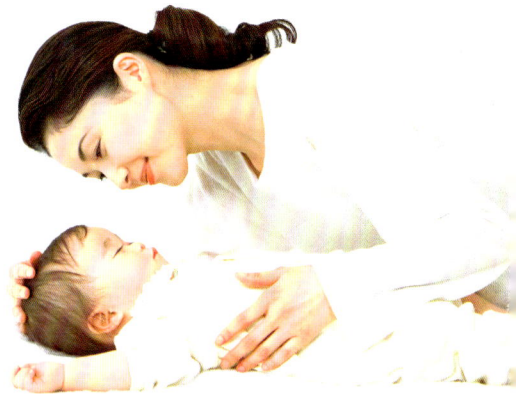

宝宝的出生是妈妈幸福的开始，也是妈妈忙碌的开始。

一个呱呱坠地的小生命，一块妈妈的心头肉，妈妈们总是恨不得一天 24 小时盯着看护自己的宝宝，所以 100 个妈妈，有 100 个会觉得有了宝宝自己好幸福，却也有 99 个觉得幸福的同时，照顾宝宝确实是件劳心费力的事。

从喂奶到换尿片，从头疼脑热的护理到宝宝的心智发展，从日常的睡眠、玩耍到一些小意外的处理……妈妈们总是被这个小生命"耍"得团团转，很多时候碰到问题怎么办让妈妈们不知所措。

遇到问题该如何处理？向谁求助？

年轻的妈妈们都会有这样的烦恼。

本书精选了 0~3 岁宝宝父母高度关注的一些育儿问题，同时结合多年儿科保健临床实践，总结出 100 条育儿经验，内容涉及宝宝的营养与喂养、日常护理、睡眠、疾病护理、情商培养和家庭急救，目的在于抽丝剥茧，解开新手父母的疑惑，帮助他们认识宝宝的生理、心理特点，并学会如何维护其身心健康，从而促进宝宝的早期发展，奠定最佳的人生开端。

希望我们的工作，能够助父母们一臂之力，宝宝们开心，妈妈们省心，是我们最大的愿望。

——戴淑凤

目 / 录

营养与喂养 1

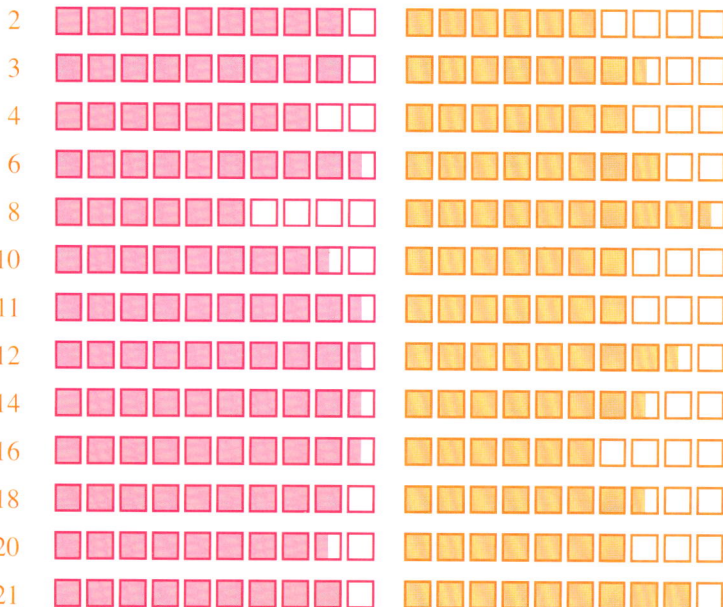

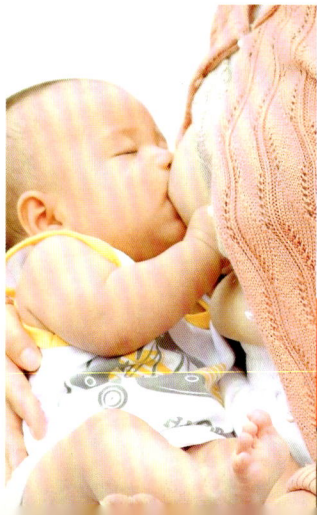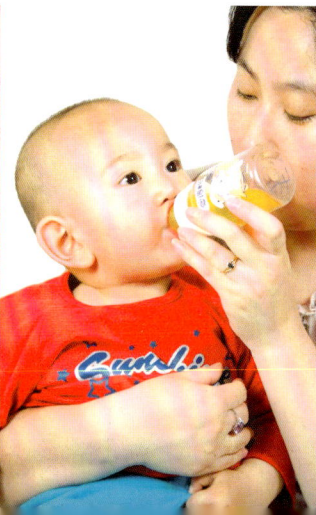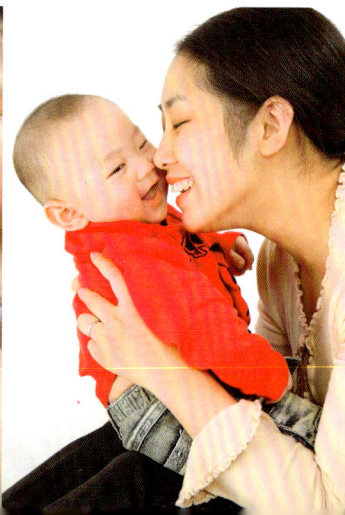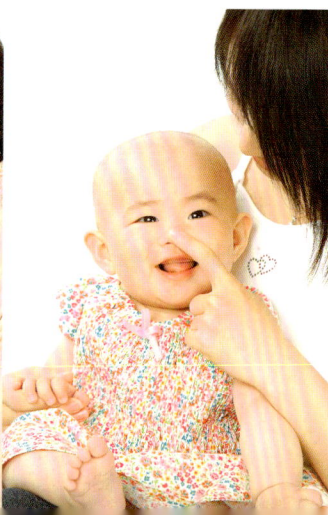

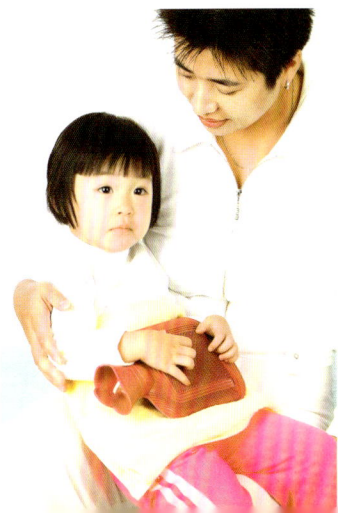

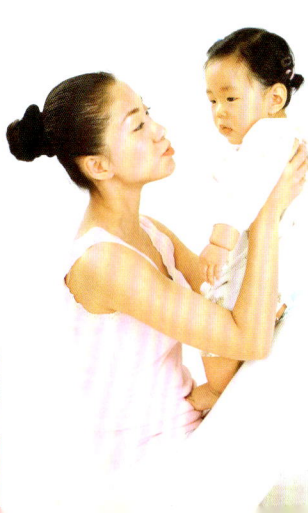

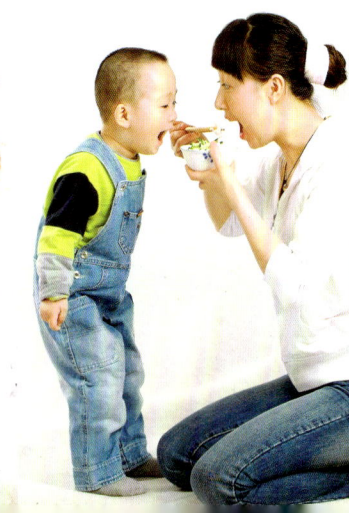

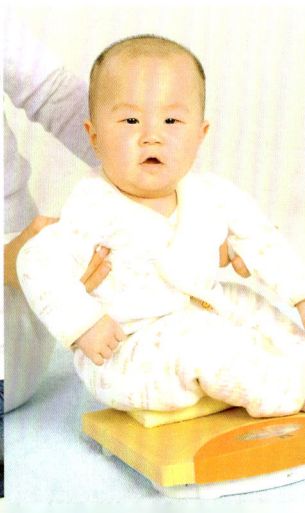

日常护理

	父母关注度	专家关注度

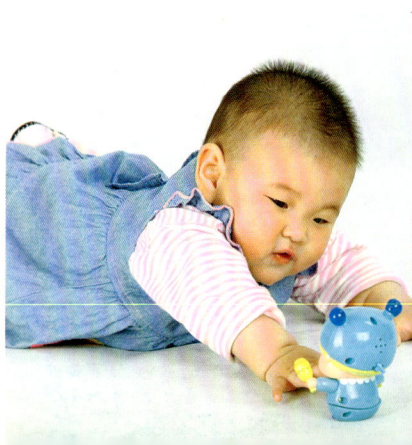

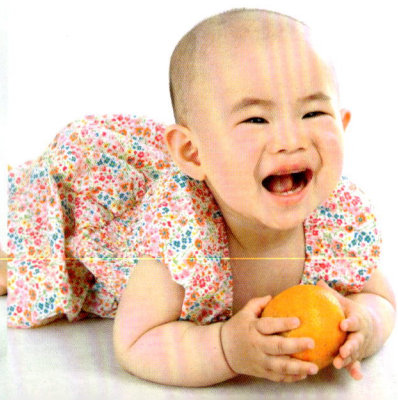

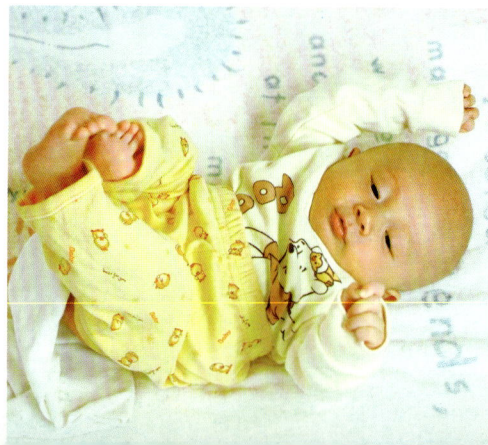

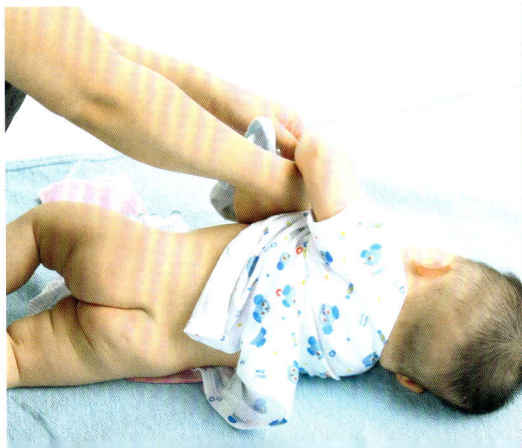

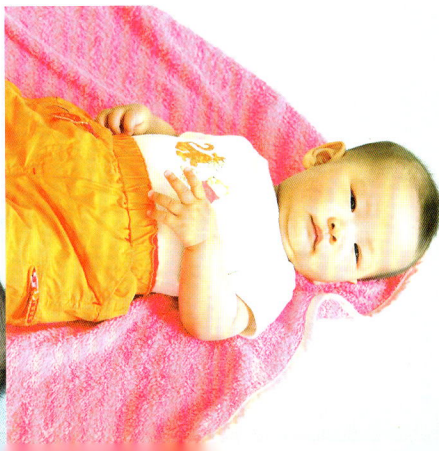

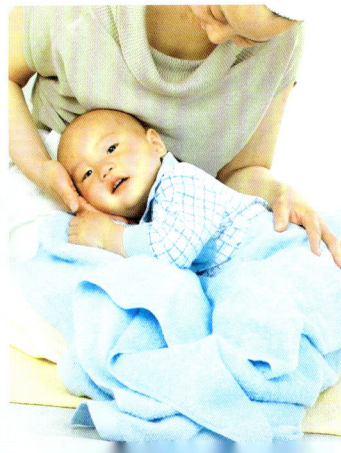

睡眠问题

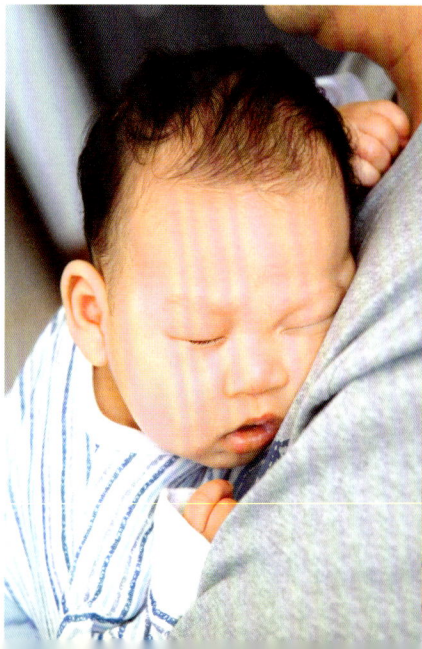

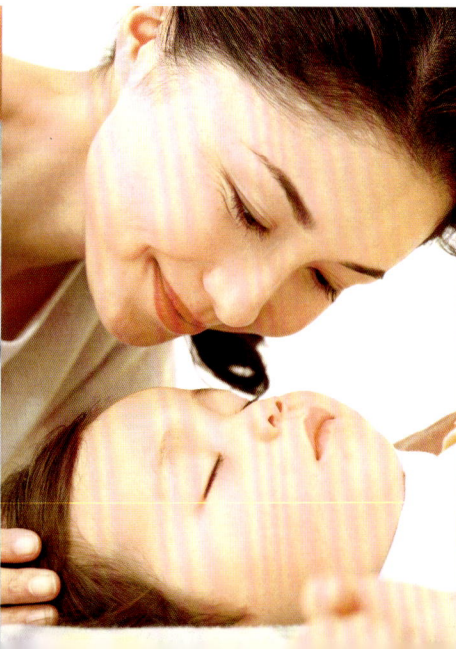

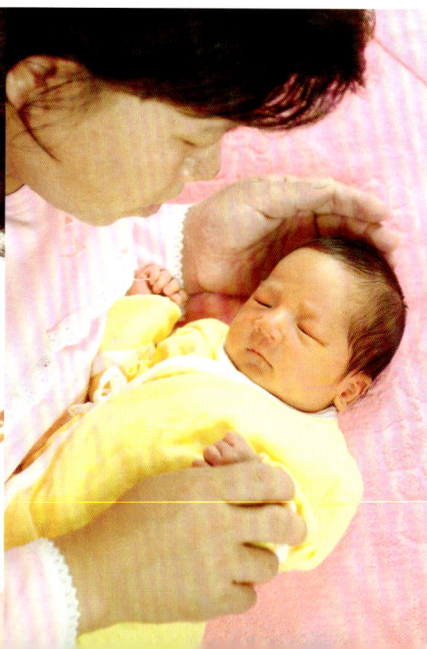

疾病护理

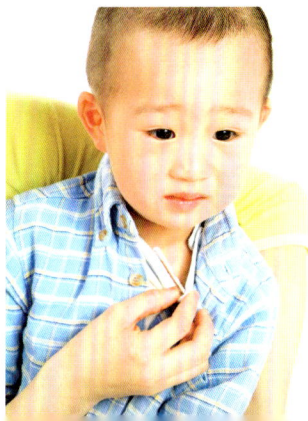
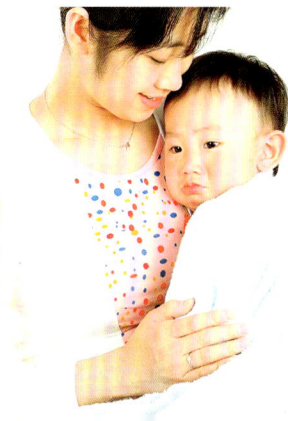
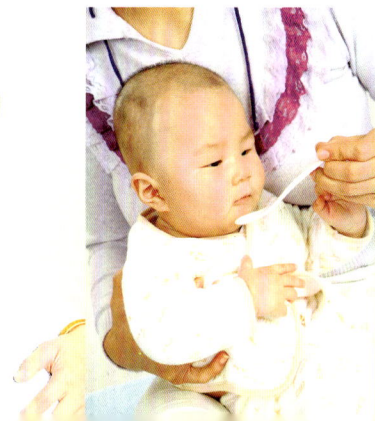
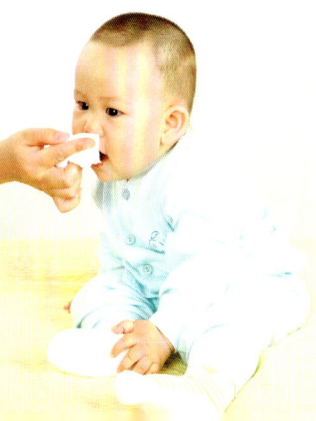

	父母关注度	专家关注度

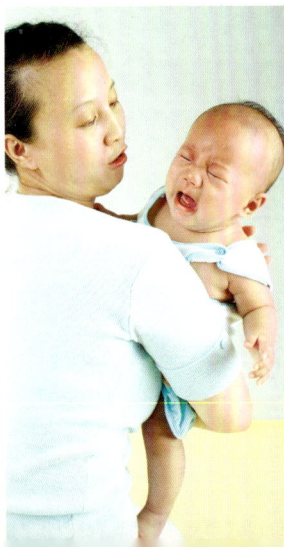

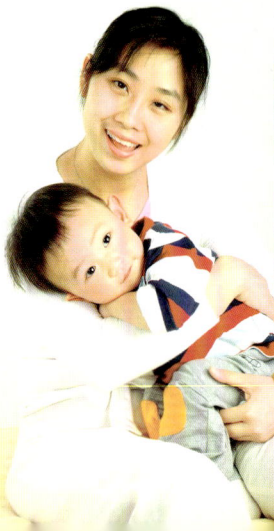

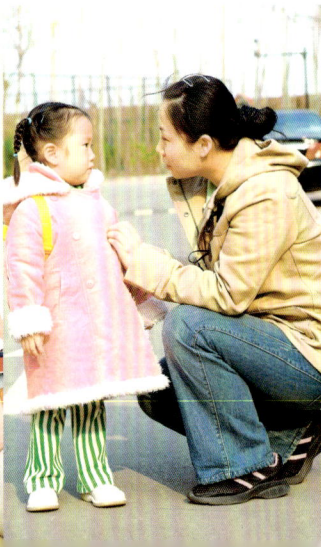

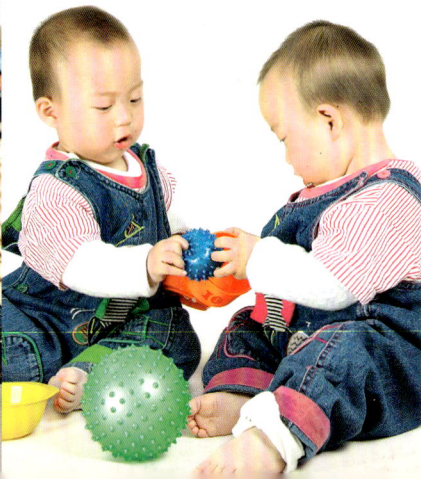

家庭急救　163

附录　宝宝常见病食疗方法　192

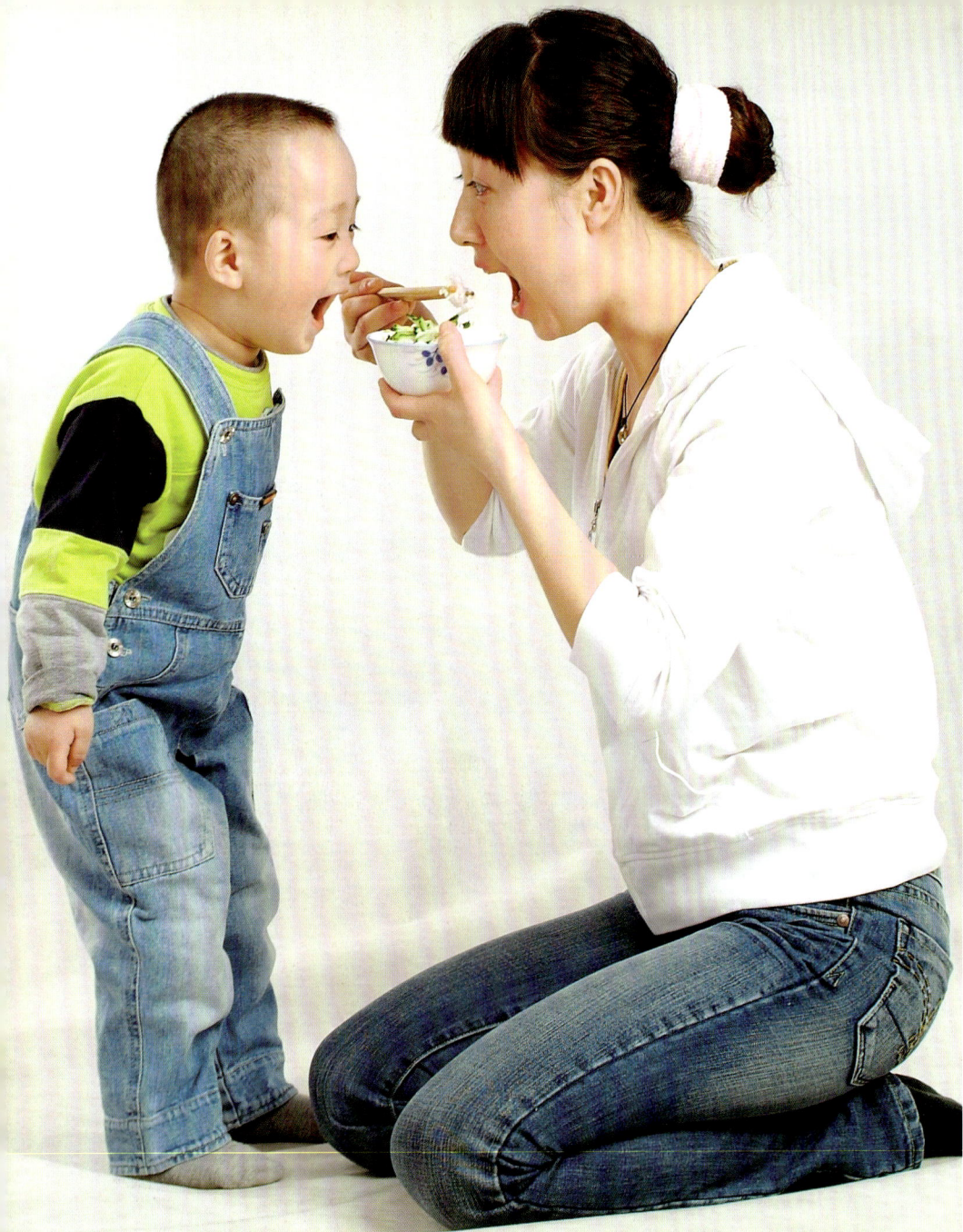

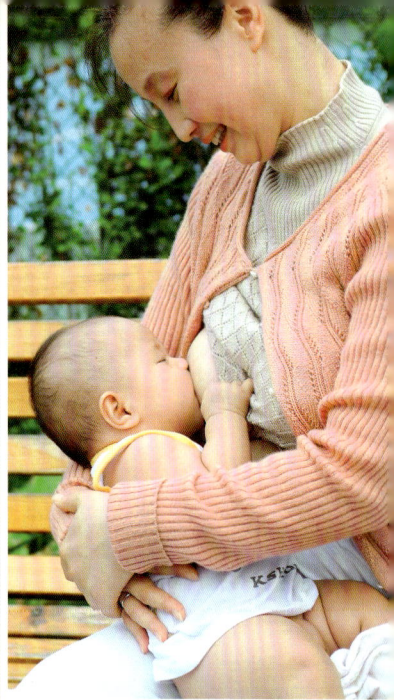

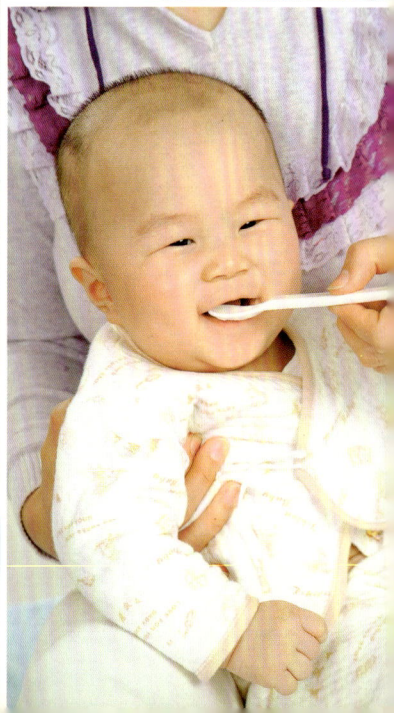

营养与喂养

问题精选

母乳喂养期间，妈妈要忌口吗？

每一位妈妈都知道母乳是宝宝最理想的食物。可是一些妈妈听说母乳喂养期间有很多忌食的食物，担心长期这样下去会偏食，因而影响自己的身体健康，也担心宝宝的发育会受影响。其实，每个宝宝对妈妈饮食的反应都不一样，只要宝宝没有出现过敏症状，妈妈就不必特意禁忌饮食。但是，妈妈们应该知道哪些食物适合吃，哪些不适合吃。

新妈妈饮食讲究多

◆ 不要吃刺激性的食物，包括辛辣的调味料、过量的酒、咖啡等。母乳喂养期间，哺乳妈妈最好不吃辣椒，并少吃鱼、虾等食物，以免加重宝宝的湿疹，尤其有过敏史的宝宝。但可少量食用胡椒和醋。

◆ 不要吃抑制乳汁分泌的食物，如韭菜、麦乳精、人参等。

◆ 不要食用一些易产气的食物，如大蒜、洋葱、西兰花等。因为食用这些蔬菜后，宝宝会出现肠绞痛样反应，主要表现为哭闹并难以安慰或更频繁的吃奶。

◆ 不要吃腌制食物，如腌鱼、腌肉等。哺乳妈妈食盐过多，会加重肾脏的负担，也会使血压增高。应根据习惯，一般成人每天食盐量为4.5~9克，不要忌食盐，也不要吃得太咸。

◆ 不要贪鲜喜食味精。因为食用味精对宝宝发育有不良影响，特别是对12周以下的宝宝，会造成宝宝智力减退、生长发育迟缓等不良后果。

◆ 不要喝浓茶叶水。因为茶叶中的某些物质会随乳汁进入宝宝体内，容易导致宝宝肠痉挛、无缘无故啼哭、睡眠不好，并引起其他并发症。

◆ 不要多吃油炸食物。因为油炸食物难以消化，而且油炸食物的营养在油炸过程中已损失很多，产妇吃了对恢复健康不利。

◆ 不要盲目用药。对哺乳妈妈来说，大部分药物在一般剂量下，都不会让宝宝受到影响，但仍建议在服药前征求医生的意见。

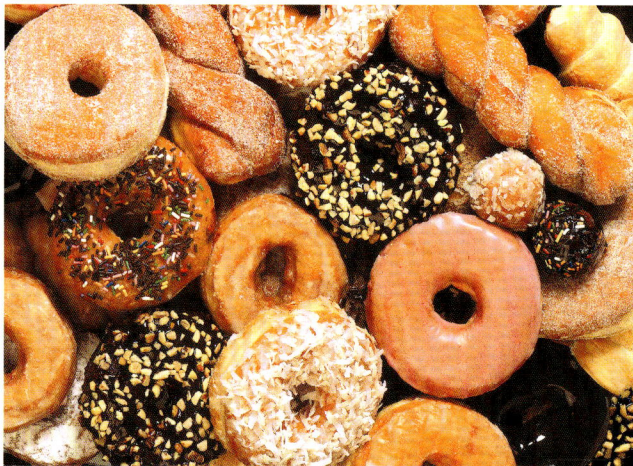

尽量不要让宝宝多吃油腻或甜的食物，如麻花、糖及甜品等，因为这些食物通常含的热量较高，又缺乏营养，只能提供短暂的能量。

问题精选

2 母乳不足怎么办?

很多新妈妈在开始喂奶的3~4天里，奶量很少，有的几乎没有奶，但不能因此就认为自己乳汁不足、乳房不胀，宝宝不能用母乳喂养了。宝宝出生1~2周后，乳汁会自然增多。因此新妈妈们不能心灰意冷，要坚定信心，多了解些增多母乳的方法，这是决心母乳喂养的关键。

使母乳增多的方法

◆ 首先应该有母乳喂养宝宝的决心和信心。通常新妈妈开始几天乳汁都不会很多，4~5天以后，乳汁才会大量分泌出来，因此，千万不要因为开始几天乳汁少而灰心丧气。宝宝出生以后，应该经常让他吮奶头，以此来刺激乳腺分泌乳汁。

◆ 不要随便给宝宝补充奶粉。在第1周内，即使母乳很少，也尽量不要随便使用奶粉补充。因为宝宝一但吃上奶粉以后，吸奶力就会变弱，结果会导致母乳越来越少。

◆ 充分摄取营养。作为妈妈来讲，要多吃些富于蛋白质和各种营养的食物。

◆ 妈妈不要焦躁，要保持精神愉快。心情焦躁等不良情绪都会影响乳汁分泌。

◆ 注意充足的休息和睡眠，不要过度疲劳。

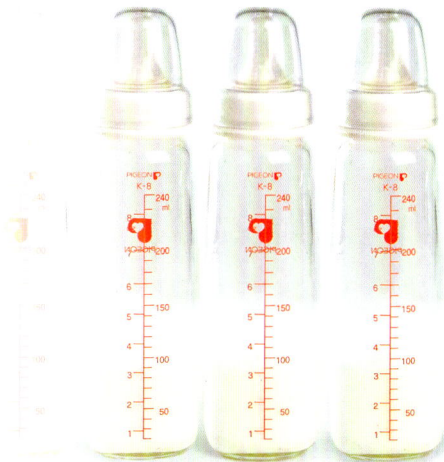

新妈妈不要因为一开始的几天奶量少就急于给宝宝补充奶粉，坚定信心，多了解些增多母乳的方法才是关键。

如何判断母乳不足

1.通过哺乳时间的长短来判断。正常的哺乳时间为20分钟，如果超过30分钟，宝宝吃奶时总是吃吃停停，吃到最后还不肯放奶头，就说明母乳不足了。

2.如果在宝宝出生2周后，哺乳间隔仍然很短，宝宝个把小时就哭着要奶吃。这种情况可以在喂完后用牛奶喂试试，如果宝宝一个劲地喝牛奶，而且精神很好的话，可以肯定地说是母乳不足。

3.宝宝连续几天便秘或腹泻，老没精神，又睡不好觉，则说明母乳不足。

问题精选

妈妈乳头破裂，还能喂宝宝吗？

给宝宝喂奶的新妈妈最担心自己的乳头发生破裂，因为破裂会使哺乳变得痛苦不堪，裂口处渗出的黄色液体在干燥后，往往会形成痂皮，又干又痛，尤其是在宝宝吃奶时，会出现刀割样的疼痛。一旦细菌从裂口处进入，还会侵入乳房引起乳腺炎或乳腺脓肿，不得不中断母乳喂养。

乳头破裂多源于哺喂姿势不正确

◆ 哺乳妈妈乳头破裂多半是因为哺喂姿势不正确引起的，因此哺喂时一定要将乳头和乳晕一起送入宝宝的口中，特别是乳头凹陷刚刚纠正的母亲。

坚持母乳喂养，做勇敢妈妈

◆ 乳头发生破裂时，哺乳妈妈可在每次哺乳后挤出一点奶水涂抹在乳头及乳晕上，让奶水中的蛋白质促进乳头破损的修复。或用熟的植物油涂抹（即将花生油烧热后置于干净小瓶内，用时以棉签涂乳头），可使破裂乳头很快愈合。

◆ 每次喂奶前先做湿热敷，并按摩乳房刺激排乳反射，然后挤出少许奶水使乳晕变软，易于乳头与宝宝的口腔含接。

◆ 喂奶时先吸吮健侧乳房，如果两侧乳房都有破裂先吸吮较轻一侧，一定注意让宝宝含住乳头及大部分乳晕，并经常变换喂奶姿势，以减轻用力吸吮时对乳头的刺激。

◆ 每次喂完奶用食指轻按宝宝的下颌，待宝宝张口时乘机把乳头抽出，切忌生硬地将乳头从宝宝嘴里抽出。

专家忠告：慎用外用药膏

在妈妈双侧乳房的乳汁都很充足时，只喂一侧的乳房就够宝宝吃了，这样一天或两天不让宝宝吸吮有伤口那一侧的乳房，破裂的乳头就会自然好转，没有必要涂药。如果在乳头上涂抹药膏，每次喂奶之前都需要清洗，不但麻烦，而且不能保证完全清洗干净，宝宝的肝功能还没有发育完善，不具备很强的排毒能力，药膏如果被宝宝吃进去的话对宝宝发育不利。

痊愈后应避免复发

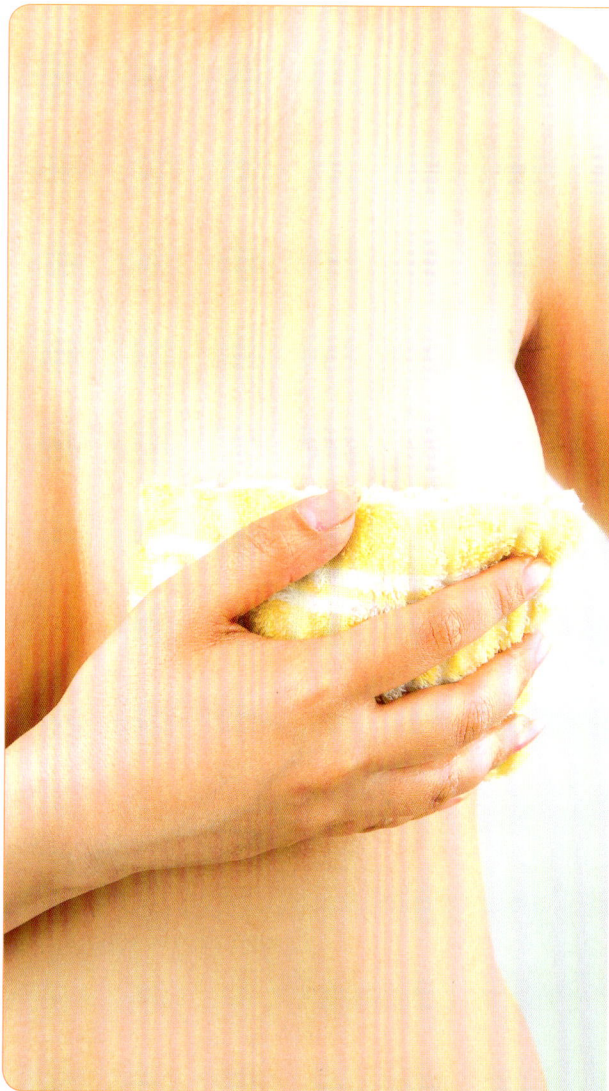

◆ 哺乳妈妈若裂口疼痛厉害时，暂不让宝宝吸吮，用吸乳器及时吸出奶水，或用手挤出奶水喂宝宝，以减轻炎症反应，促进裂口愈合。但不可轻易放弃母乳喂养，否则容易使奶水减少或发生奶疖、乳腺炎。

◆ 乳汁较多外溢时，注意常更换内衣，保持局部清洁。

◆ 如果裂口经久不愈或反复发作，轻者可涂小儿鱼肝油滴剂，但在喂奶时要先将药物洗净，严重者应请医生进行处理。

乳头破裂经常是愈后又复发，为了避免反复发作，采取预防措施非常重要。

1.产前几个月就应该牵拉，擦洗乳头，促使表皮坚韧。

2.经常用干燥柔软的小毛巾轻轻擦拭乳头，以增加乳头表皮的坚韧性，避免吸吮时发生破损。

3.不要用肥皂、酒精等刺激物清洗乳头，否则容易造成乳头过于干燥而皲裂。

4.不要养成让宝宝含乳头睡觉的习惯。

哺乳妈妈应该经常用温水轻轻擦拭乳头，而不要用肥皂之类的洗涤剂清洗，以免洗去乳头乳晕上自然分泌的润滑物，从而导致乳头破裂。

问题精选

4 妈妈感冒了，还能喂宝宝吗?

妈妈在哺乳期间，由于抵抗力降低和产后照顾宝宝的忙碌、疲劳以及夜间哺乳受凉等因素很容易患感冒。此时，该不该给宝宝喂奶就成了一个问题。

感冒的妈妈可照常喂奶

一般来说，妈妈感冒了可照常喂奶，主要理由有:

◆ 妈妈患感冒时，早已通过接触把病原带给了宝宝，即便是停止哺乳也可能会使宝宝得病。相反，坚持哺乳，反而会使宝宝从母乳中获得相应的抗体，增强抵抗力。

◆ 感冒病毒不会通过哺乳途径传播，而是通过呼吸道空气飞沫传播。

◆ 母乳是宝宝最理想的食物，中断哺乳对宝宝生长发育不利，对其心理发育也会有影响。

保护好宝宝不受传染

◆ 妈妈感冒很重时，应尽量减少和宝宝面对面接触，可以带双层口罩，以防呼出的病原体直接进入宝宝的呼吸道。其实，出生不久的宝宝自身有一定免疫力，不用过分担心会传染宝宝。

◆ 保持房间内空气流通和适当的温度与湿度。用醋熏蒸可以达到空气消毒的目的。

哺乳期间尽量避免"过奶"的药物

哺乳妈妈服药后，经胃肠道吸收到血循环，其中大约有1%~2%的药物可运转到乳汁，其量仅占用药量的0.025%~1.5%，这一剂量对宝宝一般不会产生不良作用。但有些药物通过循环运转到乳汁的量远远超过这一标准，就会对宝宝产生不良影响。当妈妈出现以下情况时，就有必要对母乳喂养喊"停"了。

1.妈妈患急、慢性传染病，心脏病，肾脏疾病，糖尿病等消耗性疾病时应停止哺乳。慢性病需用药治疗时应暂停哺喂。

2.妈妈在使用抗生素等药物治疗期间，应暂停母乳喂养。

3.妈妈如患乳头皲裂、乳房疾病时，应暂停直接哺乳。可以把乳汁吸出来，消毒后给宝宝吃。同时注意保护乳头，可以涂保护性软膏，防止继发感染。

4.妈妈如患乳腺炎，应暂停患侧授乳。因此每次在喂奶时要将乳汁吸空，防止乳腺炎的发生。

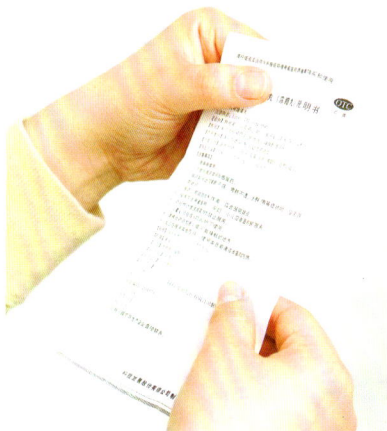

有些药物对宝宝是安全的，有些药物却会对宝宝造成不良甚或非常严重的刺激，导致如病理性黄疸、紫绀、耳聋、肝肾功能损害或呕吐等，因此，哺乳妈妈在使用药物前，一定要仔细阅读说明书或咨询医师。

专家忠告：暂停母乳喂养应及时吸空乳房

妈妈 若感冒不重，可以服用板蓝根、感冒清热冲剂。如果感冒较重需服用其他药物，应该按医生处方，以防止某些药物进入母乳而影响宝宝的生长发育。

妈妈如果服用不宜宝宝用的药，可暂停母乳喂养1~2天，期间坚持用吸乳器按时吸空乳房，乳房被吸得越空，越能促进乳汁的快速分泌，待身体恢复后就能立即给宝宝哺乳，而不会出现乳汁分泌减少甚至没有的情况。一般感冒无须停止哺乳。

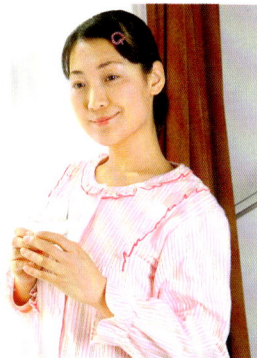

感冒妈妈应多喝白开水，饮食以清淡易消化为主。最好有人帮助照看宝宝，使妈妈能有更多的时间休息、睡眠，以保证身体的恢复。

问题精选

乙肝妈妈能给宝宝喂奶吗?

母乳是婴儿最理想的营养食品和饮料,含有婴儿4~6月生长发育所需的全部营养要素,并适合婴儿肠胃的消化和吸收。我国是乙肝感染高发区,每年约有200万产妇系乙肝病毒携带者。一直以来,国内外学者对乙肝病毒携带者的母乳喂养都持谨慎态度。能否进行母乳喂养,应视具体情况而定。只要条件允许、措施得当,都应鼓励母乳喂养。

乙肝妈妈的哺乳因人而异

◆ 可以给宝宝喂奶的乙肝妈妈

单纯的表面抗原阳性不具有传染性,不会传染给宝宝,只要妈妈乳头不破溃出血,可以放心地进行母乳喂养。

◆ 不能给宝宝喂奶的乙肝妈妈

如果妈妈表面抗原阳性、E抗原阳性、核心抗体阳性("大三阳"),这就具备了传染性,即使不进行母乳喂养,在密切的接触过程中,病毒也可能污染宝宝的奶瓶、奶嘴、食物、衣物等,并通过宝宝的口进入体内,因此尽量避免母乳喂养。

专家忠告:及时接种疫苗,预防亲子传染

乙肝妈妈应在哺乳期间定期检查肝功和"两对半"。

宝宝按程序接种乙肝疫苗后的2~6个月间检查乙肝抗体水平,以判断是否接种成功。

正常宝宝出生24小时内应立即注射乙肝高效免疫球蛋白,满月后开始注射乙肝疫苗,并继续按1、6月注射程序顺延,保护率可高达97.13%,效果较好。

研究结果表明,妊娠晚期正规肌注乙肝免疫球蛋白可明显降低新生儿宫内感染的概率。

"两对半"与"大三阳""小三阳"

很多家长对化验单中出现的"两对半"、"大三阳"和"小三阳"困惑不解，以下是相关知识，可供学习。

两对半	乙肝判断的标准最重要的是"乙肝常规"，即人们常说的查"两对半"，他们是乙肝病毒表面抗原(HBsAg)、乙肝病毒E抗原(HBeAg)、乙肝病毒表面抗体(抗–HBs)、乙肝病毒E抗体(抗–HBe)、乙肝病毒核心抗体(抗–HBc)。
大三阳	乙肝病毒表面抗原(HBsAg)、乙肝病毒E抗原(HBeAg)、乙肝病毒核心抗体(抗–HBc)。
小三阳	乙肝病毒表面抗原(HBsAg)、乙肝病毒E抗体(抗–HBe)、乙肝病毒核心抗体(抗–HBc)。

保护宝宝不受传染

◆ 乙肝妈妈的唾液中有肝炎病毒的存在，故不可口对口给宝宝喂食，并要注意，每次给宝宝喂奶前，都要给宝宝的奶瓶消毒。

◆ 尽量减少同宝宝身体上的过多接触，自己用的洗漱用品，餐具要勤消毒，并且保证与宝宝用品绝对隔离。切不可以认为宝宝注射了乙肝疫苗，就万无一失了。

◆ 如果妈妈恰好在肝炎的急性期或慢性乙肝急性发作期，是不能与新生儿母婴同室的。因为妈妈无力照顾婴儿，而且疲劳及睡眠不佳会影响其康复。但乙肝恢复期或携带病毒的妈妈可以实行母婴同室。不过，妈妈与新生宝宝要分床。

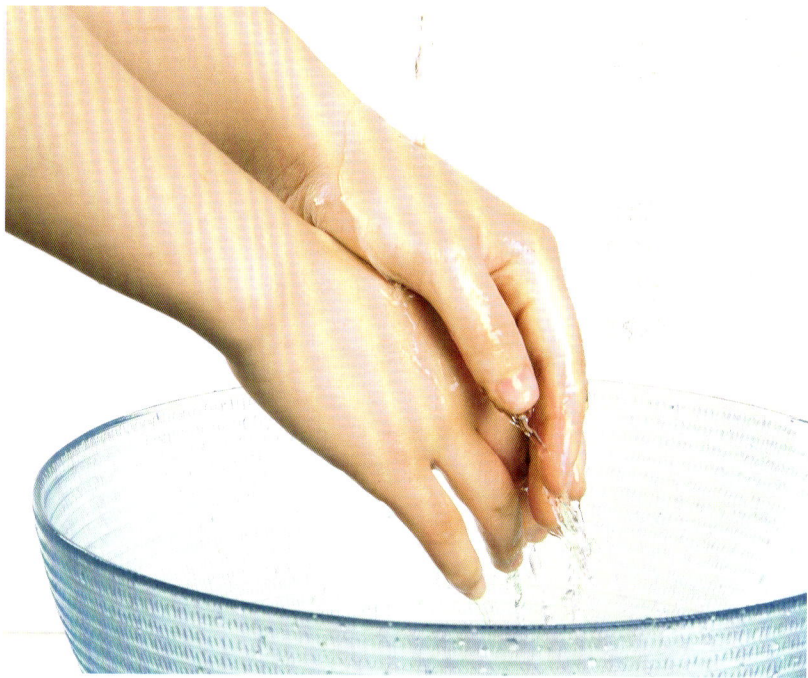

喂奶前，乙肝妈妈应用肥皂及流动水洗净双手，以减少接触传播的机会。

问题精选

6 宝宝不爱吃妈妈的奶时怎么办?

为了让宝宝快快成长，新妈妈无不用心良苦，不仅母乳喂养，还给宝宝添加了奶粉喂养。但不知为什么，宝宝最近好像不爱吃妈妈的奶了，新妈妈为此很苦恼。

过早添加奶粉导致宝宝拒吃母乳

宝宝不爱吃妈妈的奶，通常是因为新妈妈担心宝宝吃不饱而过早给宝宝添加了奶粉。因橡皮奶头较长且口大，吸吮时不费力，宝宝很容易吸到充足的奶汁，进而使宝宝产生"乳头错觉"，导致母乳喂养失败。

坚持母乳喂养是关键

◆ 宝宝出生后要做到早开奶、勤吸吮，及早适应母乳喂养，切不可一开始便用奶瓶喂养宝宝。

◆ 每次喂奶时，两边乳房都喂，这样可使宝宝充分获得母乳，同时刺激母乳的分泌。

◆ 充分吸吮排空乳房，会有效刺激泌乳素大量分泌，可以产生更多的乳汁。也可以使用传统的手法挤奶或使用吸奶器吸奶，这样可充分排空乳房中的乳汁。

◆ 如果宝宝已出现不愿吃母乳时，一定要先把配方奶戒掉。恢复喂母乳时，宝宝很可能吃上两口后就会拒绝、哭闹，等着用奶瓶喂奶。这时，只要妈妈坚持，宝宝会很快习惯吃母乳的。

◆ 不要让宝宝猛吸乳头，以免乳头破损引起乳腺感染，而中断母乳喂养。

◆ 适当增加乳母营养是乳房充盈的重要保证。大量的资料证明，肉类、蛋类及豆制品类食物，具有丰富的营养成分，及时、适量、科学地补养母体，不仅能使产程中的消耗得到补充，而且为乳汁分泌创造了及其重要的条件。

◆ 妈妈要经常抚摸宝宝的肌肤，增进亲子感情，有利于宝宝接受母乳和刺激自己的乳汁分泌。

问题精选

如何判断宝宝是否吃饱了？

父母总是莫名其妙地担心母乳不够宝宝吃，结果，常常看到宝宝因喂养过剩而导致消化不良、腹胀、腹泻去医院求治。所以学会判断宝宝是否吃饱了，是家长们首先要掌握的技巧。

宝宝的情绪

宝宝没有吃饱常表现为哭闹、烦躁，吸吮手指及异物，渴望拥抱，吃奶较专注、急促；吃饱了则会情绪良好，表现愉快，玩笑自如或安静地睡2~3个小时。

宝宝下咽的声音

从妈妈乳房胀满的情况以及新生儿下咽的声音上可以看出宝宝是否吃饱了奶。如果宝宝平均每吸吮2~3次可以听到咽下一大口，如此连续约15分钟，就可以说是宝宝吃饱了。反之则说明奶量不足。

宝宝的大小便

◆ 大便：吃母乳的宝宝，一般每天大便2~4次；吃牛奶的宝宝，大便每天2次左右，大便呈黄色糊状；如宝宝没有吃饱，大便次数和量就会减少。

判断宝宝是否吃饱妈妈的奶，观察宝宝的大小便是个不错的方法。

◆ 小便：一般每天6次以上，尿呈淡黄色或无色。如果宝宝仅仅吃母乳，没有添加其他任何辅食，也没有喂水或其他饮料，一天6次小便说明进食的奶量是足够的。如果宝宝还哭闹，可能有其他原因。

观察宝宝体重的增长

定期测量体重，是判断奶量是否充足的重要手段。一般应每月或每2个月给宝宝称体重一次。出生后头3个月，每月约增长700~800克乃至1000克，4~6个月每月约增长500~600克，故前半年每月平均增长700克，6个月后体重增长缓慢，下半年每月平均增长400克。如果宝宝的体重增加达不到上述标准，而且相差较大，在排除了疾病之后，多说明奶量不足，宝宝吃不饱。

问题精选

8 宝宝频繁吐奶怎么办?

很多宝宝吃了奶之后总要吐上几口，为此家长很着急，到处求医。医生检查以后常告之是新生儿溢乳，属于正常现象，只要注意正确掌握养护措施就可以了。那么吐奶是怎么发生的呢？家长应如何养护呢？

宝宝吃奶后，如果立即平卧床上，奶汁会从口角流出，甚至把刚吃下去的奶全部吐出。医学上把这种吐奶称为溢乳。

正确辨别溢乳与呕吐

◆ 宝宝溢乳即"吐奶"，是新生儿常见的现象。有时顺嘴角流奶，有时一打嗝就吐奶，但宝宝精神良好，吐奶时无痛苦表现，这种情况一般都属于生理性的，与新生儿的消化系统尚未发育成熟及解剖特点有关。新生儿的胃容积小，胃呈水平位，幽门(下口)肌肉发达，关闭紧，贲门(上口)肌肉不发达，关闭松。这样，当宝宝吃得过饱或吞咽的空气较多时就容易发生溢乳，但这并不影响宝宝的成长。

◆ 宝宝若呕吐，绝大多数是由于喂养不当引起的。

● 宝宝喂奶不定时，吃得太多，或奶凉，或对奶粉蛋白过敏等，使胃的运动缺乏规律性；

● 喂奶前后宝宝哭闹、橡胶奶嘴孔太大，吃奶时会吸进大量空气，当空气由胃溢出时就把奶带出来了；

● 消化道的异常，最常见的情况是胃扭转；

● 宝宝患感冒、扁桃腺炎时，对咽部产生刺激，呕吐会更突出。患气管炎、肺炎，甚至其他系统的感染，也能引起呕吐。

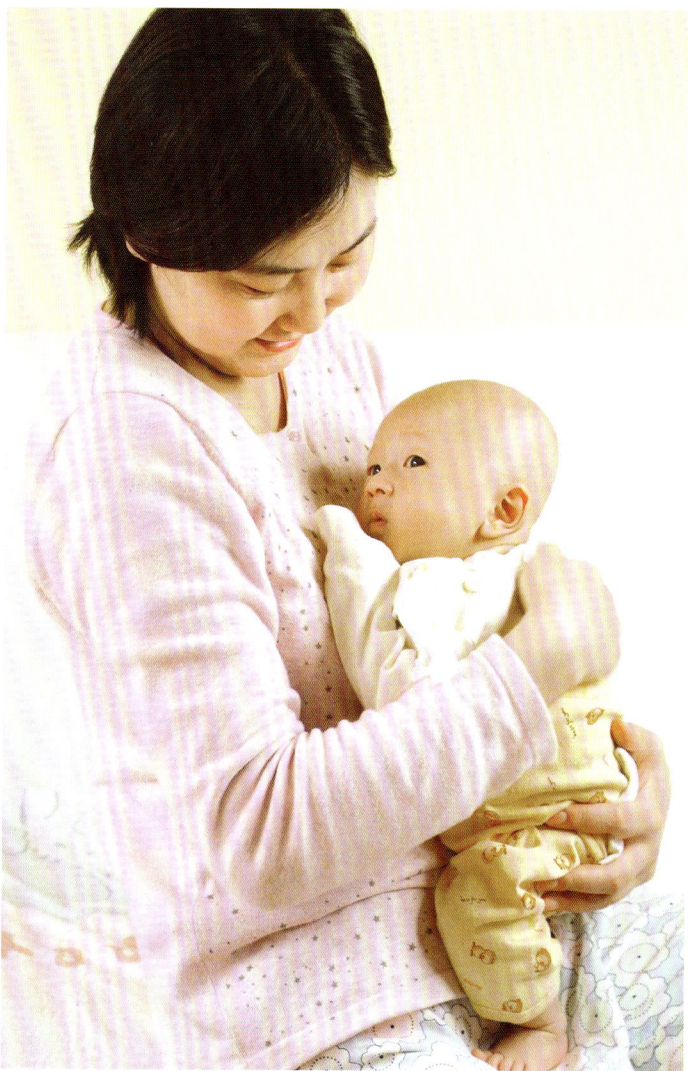

每次喂完奶后妈妈应将宝宝轻轻竖直抱起，让宝宝的小脑袋搭在妈妈前胸或肩上，然后轻轻拍打宝宝后背，让空气从宝宝胃里排出，以防止溢乳。

预防措施

◆ 不论采用什么喂养方式，对于易吐奶的宝宝来说，都不要让他在短时间内吸入大量的奶，应在吸吮每次总量的1/3~1/2时，停顿一下，抱起宝宝，把头俯贴在妈妈的身上，拍拍宝宝的背部，让宝宝嗳出空气，再将剩余的奶吸完。喂奶后，再竖抱起宝宝轻拍后背，使宝宝打嗝，咽下的空气一般能排出来。

◆ 母乳喂养的要注意含接方式，喂配方奶的要注意让奶液充满奶头，防止空气随奶液一起咽下。

◆ 宝宝在吃奶前若有较剧烈的哭闹，可能会有大量的气体吸入，应在喂奶前抱起宝宝拍背，让空气排出，安抚后再喂奶，这样有利于避免发生呕吐。

◆ 宝宝的睡姿以向右侧卧为最适宜，头及上身略为抬高，这样的体位可使奶液顺势流入肠道，减少呕吐的发生。

◆ 如经X射线检查为胃扭转，不要让宝宝躺着吃奶，应取立位。这样经一段时间，就能使扭转的胃逐渐恢复正常位置，呕吐也就停止了。

◆ 要经常关注宝宝的腹部是否保暖，尤其是宝宝洗澡和换尿布时。腹部受凉，会使胃肠蠕动紊乱，也是引起呕吐的原因之一。

◆ 疾病因素引起的呕吐，要早期预防和及时治疗。

问题精选

9 纯母乳喂养的宝宝经常拉稀是病吗?

在儿科，常常见到这样一些病例：宝宝生下没几天就开始每天多次排出稀薄大便，呈黄色或黄绿色，每天少则2~3次，多则6~7次，时间长达几个月甚至半年。但是宝宝一直食欲很好，体重增长满意。这种现象医学上称为"宝宝生理性腹泻"，属正常现象。

宝宝状态良好，妈妈大可放心

生理性腹泻一般常见于母乳喂养的宝宝，大多发生在6个月以内。其原因是由于母乳内所含的某种营养成分超过婴儿的需要，而婴儿的消化能力还没有发育健全。生理性腹泻常常有以下几个特点：

◆ 大便稀，次数多，每天从2~3次到6~7次不等，呈黄色或黄绿色。但是便内水分不多，无脓血及不消化的食物成分，查大便常规无红细胞及白细胞，无发烧、呕吐等其他不适症状。

◆ 这种宝宝外观比较胖，面部、耳后或发际往往有奶癣。

◆ 孩子尽管有些拉稀，但身体所吸收的营养物质仍然超过一般孩子。精神和食欲好，尿量正常，不影响体重平均增长。

让宝宝的大便恢复正常，鸡蛋、菜泥、玉米糊这几样食物功不可没哟!

做好日常护理，不要"红屁股"

父母在发现宝宝出现生理性腹泻时，要注意与其他腹泻的区别，仔细观察孩子的大便性状，精神状况、尿量、体重增长情况，并且要取宝宝的新鲜大便进行常规检查，经医生检查后，才可诊断为生理性腹泻。

对于生理性腹泻的宝宝，不需要任何治疗，不必断奶，也不必用止泻药。随着宝宝的长大，消化功能的健全，逐渐添加粥、蛋黄、面、鱼、菜泥等辅食，宝宝大便会慢慢正常的。但也应注意以下几点：

◆ 保证进食量。因为宝宝正处在快速生长发育期，所以摄取量一定要大于消耗量，要让他们吃饱。

◆ 不要私自给宝宝用药，否则反而会破坏宝宝胃肠道的内环境。如果大便次数突然增加，大便水分增多，有臭味，要及时寻找原因。

◆ 生理性腹泻多见于面部湿疹（奶癣）比较严重的宝宝，唯一问题是大便次数较多，给家长在护理上带来不小麻烦。如果家长不能及时给宝宝换尿布和清洗臀部，还可能引起红臀，甚至局部感染。因此，每次给宝宝换尿布时，都应先清洗臀部，并用消毒油膏涂抹，以保护局部皮肤。

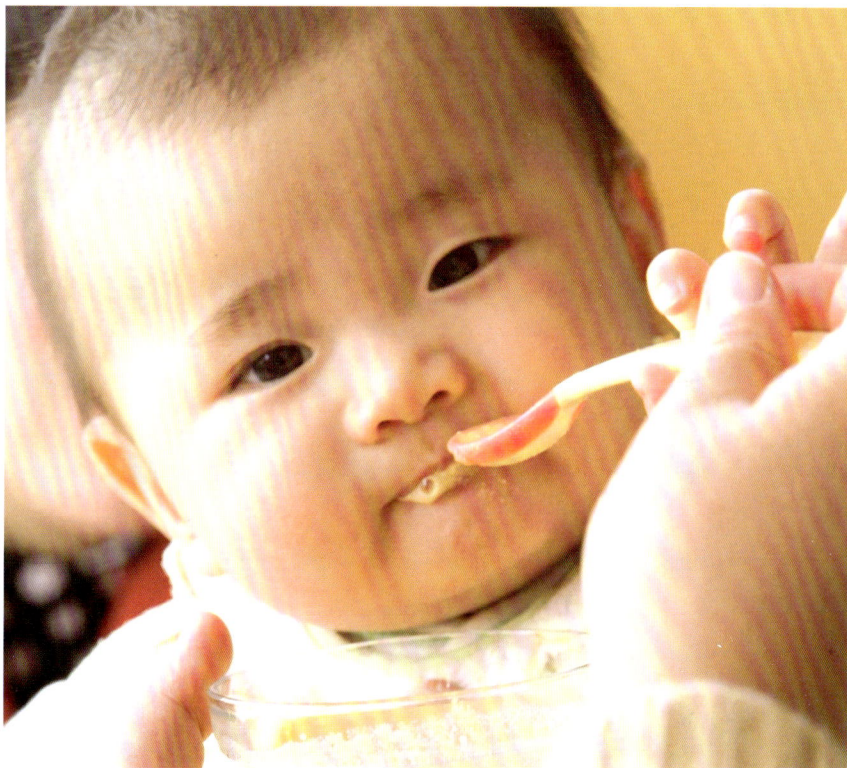

对于生理性腹泻的宝宝可不能让他禁食，家长应遵循少量多餐的原则。

什么是病理性腹泻

病理性腹泻是宝宝最常见的消化道综合征之一，也是影响宝宝健康最常见的疾病之一，分为感染性和非感染性两种。主要发生在2岁以下的宝宝身上，尤以1岁以内的宝宝更为多见，表现为腹泻、呕吐、食欲不振、腹痛、发热等。主要原因是宝宝的消化器官尚未发育成熟，不适应食物质和量的变化，一旦喂养不当、冷热失调或遇到感染，就容易引起胃肠道消化吸收功能紊乱而发病。遇到这种情况时父母一定要带宝宝看医生。

问题精选

10 如何选购配方奶粉？越贵越好吗？

众所周知，母乳是宝宝最好的食品，营养丰富易消化吸收，故在任何可能的情况下母乳应作优先选择。但有些母亲由于各种原因不能进行母乳喂养，这时就要考虑选择配方奶粉了。家长如何为宝宝选择配方奶粉呢？是不是奶粉越贵越好？

在不能进行母乳喂养的情况下，选择优质的配方奶粉对宝宝的健康至关重要。

重质不重价

◆ 质量优良是配方奶粉的第一选择。尽量选择知名品牌的配方奶粉，而不是普通奶粉。知名品牌的奶粉各种国际、国内认证符合要求，并有良好的售后服务和专业咨询。

◆ 奶粉配方中的营养素种类及其配制量应该越接近母乳成分越好，奶粉并非价格越贵越好。

◆ 根据月龄，选择适宜阶段的宝宝配方奶粉。

◆ 根据宝宝体质选择，因"宝宝"而异（以自己的宝宝对哪种品牌奶粉适宜为准）。

巧选优质奶粉

◆ 看标识

外包装标识应清楚，包括制造日期、保存期限、生产日期、冲调方法。

◆ 看包装

注意包装是否密闭，既不鼓罐或鼓袋，也不能瘪罐或漏袋。

◆ 看形状

开罐或开袋后奶粉是否有结块或异味。

◆ 看颜色

奶粉应是白色略带淡黄色，如果色深或带有焦黄色为次品。

◆ 闻气味

奶粉应是带有轻淡的乳香气，如果有腥味、霉味、酸味，说明奶粉已变质。

◆ 凭手感

用手捏奶粉时应是松散柔软。如果奶粉结了块，一捏就碎，是受了潮。若是结块较大而硬，捏不碎，说明已变质，不能再食用。

◆ 水冲调

奶粉用开水冲调后放置5分钟，若无沉淀物说明质量正常。如有沉淀物，表面有悬浮物，说明已变质，不要给宝宝吃。

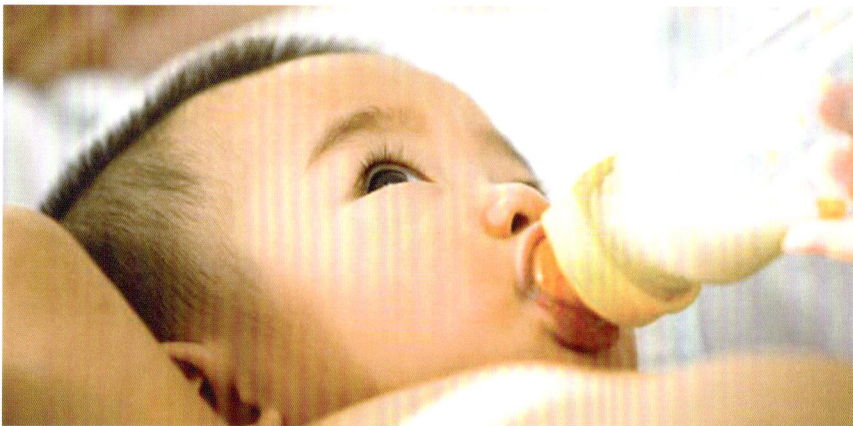

个性选择

◆ 早产儿奶粉：适合体重在2.5千克以下的早产儿，必须在医生的指导下喂食，待体重达到2.5千克以上更换宝宝标准配方奶粉。

◆ 免过敏配方奶粉：不含乳糖和牛奶蛋白。适用于对乳糖不耐受，腹泻恢复期及牛奶蛋白过敏的宝宝。

◆ 治疗腹泻奶粉：即水解蛋白配方奶粉，其营养素事先已经水解，可以不通过胃肠道消化直接吸收，这种奶粉含渣量少或无渣，可减少宝宝的粪便量。

1岁以内的宝宝，不能经常换奶粉，主要是宝宝肠胃适应性差，经常更换配方奶粉的牌子容易造成腹泻，必须更换时也不能太频繁。新奶粉应从少量开始逐渐增加，如宝宝反应无异常则可继续增加至全部更换为止，过程大概需1周左右。

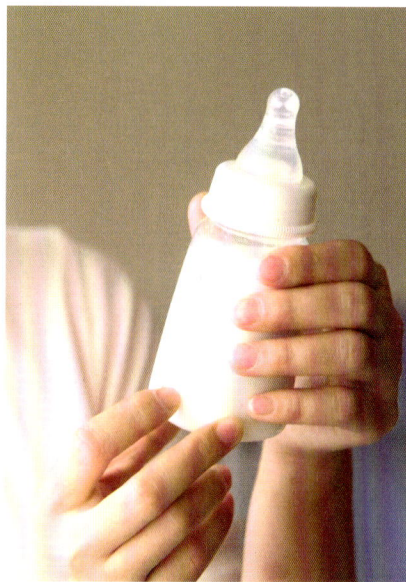

应该根据宝宝的年龄来选择奶嘴。圆孔的奶嘴适合刚出生的婴儿，奶水能够自动流出，且流量较少；十字孔奶嘴适合3个月以上的宝宝，能够根据宝宝吸吮力量调节奶量，流量较大。

可把冲调后的奶粉放置5分钟，通过观察有无沉淀物来判断奶粉是否变质。没有沉淀物的奶粉才是优质的可供宝宝食用的合格产品。

问题精选

11 如何给宝宝补充果汁?

果汁是除母乳外对宝宝最为有益的食品之一，它富含维生素C，不含任何脂肪，方便宝宝吸食。但是，大量饮用果汁会降低宝宝的食欲，使宝宝对食物失去应有的兴趣，甚至发生腹泻。这样就难以获取充足的营养和热量，致使宝宝营养不良，而导致身体发育出现问题。那么宝宝应何时补充果汁，怎样补充呢?

喝果汁的最佳时机

◆ 4个月以内纯母乳喂养的宝宝可以不食用任何果汁，因为母乳中有足够的水分和维生素C，不喂果汁也不会缺少营养。但随着宝宝的身体发育，4个月后的宝宝一定要适量补充果汁以增加营养。

◆ 人工喂养的宝宝，可于4个月龄时适当添加果水、菜水和稀释的果汁，这样可使硬便轻松地排出来，或将宝宝隔日排便的状况改善为每日排便。

果汁好喝，不宜贪多

◆ 宝宝食用果汁，开始要从少量加起，如10毫升、20毫升……总的日摄取量不应超过100毫升，因为果汁内所含的大量果糖是宝宝的胃肠道不能吸收的，过量服用会导致宝宝腹泻。

◆ 给宝宝食用果汁时应按1~2倍的水冲兑，1份果汁2份水的比例，特别是第1次给宝宝加果汁时。1天2次为宜，当然要看宝宝喝了以后的反应，排便好不好，不拉肚子的话就没什么事。

◆ 另外，即便是每天加果汁，也应该注意给宝宝加几次白开水，量不见得多，要让他习惯白开水的味道，不然喝了果汁后就不爱喝白开水了。

◆ 喂果汁的时间最好选户外活动之后。此时宝宝口渴，适宜喂水或果汁。

制作果汁的步骤

◆ 选择新鲜时令水果

对宝宝来说，新鲜的时令水果就是最好的选择。春天的草莓、橘子、樱桃；夏天的西瓜、西红柿、蜜桃；秋天的葡萄、苹果、梨等都是很好的选择。冬天也可选择苹果、橘子、橙子、梨等。不过刚开始最好给宝宝选择性质比较温和的苹果和橘子。待宝宝肠胃适应之后，再添加其他水果。

◆ 准备用具

自制果汁需要的用具有：榨汁机或擦菜板，纱布，专用水果刀，碗等。

◆ 清洗与消毒

所用器具应全部在清水中冲洗，然后用蒸煮锅消毒15分钟，或用消毒柜消毒。水果应先用果蔬清洗剂清洗，

给宝宝购买喝果汁的奶瓶时，最好选用耐热玻璃奶瓶。因为玻璃奶瓶只要脏了就能看出来，用热水消毒也不会变形。

然后用清水冲洗干净，直到没有清洗剂的味道，再用开水烫一下即可。手也要用肥皂彻底清洗，冲洗到没有肥皂味为止。

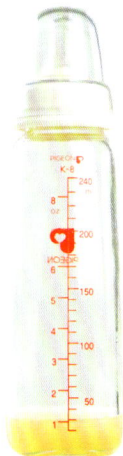

◆ 榨汁

有条件的家庭可用电动果汁机、榨汁机制作；没条件的话，可用消毒纱布(4层厚，蒸、煮消毒均可)包裹水果后挤出果汁；如果是橘子、橙子、西红柿等有皮多汁的水果或蔬菜，也可以一剖两半，直接在榨汁机上将果汁挤出。喂4个月宝宝食用的果汁要兑2倍水。从1天喂1次、每次10毫升开始，渐渐地加量至30毫升。开始时，只能给宝宝喂一种水果的果汁，适应后(3~5天无异常)才可换其他品种。

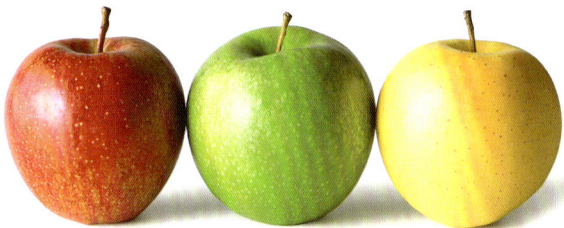

富含维生素C的苹果是为宝宝制作果汁的很好选择。

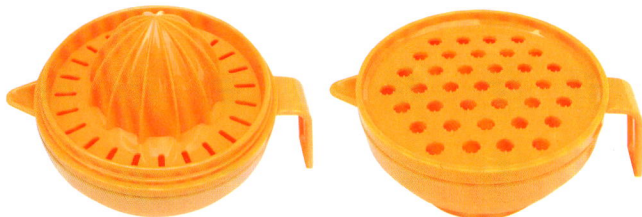

食物调理器可以用来为宝宝榨出新鲜可口的果汁。

问题精选

12 妈妈要上班了，宝宝不吃奶粉怎么办？

妈妈都希望宝宝长得好，但是，有些纯母乳喂养的宝宝，在妈妈即将要上班的时候不接受奶粉，为此妈妈急得要命。如遇到这种情况，应先找出原因，制定具体解决方法。

提升宝宝对奶粉的兴趣

◆ 选择合适的奶嘴。可以选择接近妈妈乳头的奶嘴，并选择奶嘴孔稍大些的奶嘴，使奶水的流量加大，宝宝吃起来不费力，用奶瓶也就自然顺利了。

◆ 保存母乳在奶瓶里，在宝宝正常进食时，母亲回避，由宝宝熟悉的其他人给他喂奶。喂奶人用亲切的语言与他交流，这样做宝宝比较容易接受。

◆ 要循序渐进，首先要将宝宝的进食时间分为早、中、晚三段。在中间的时段先进行尝试，这时的宝宝较容易接受新鲜事物。对宝宝哭闹甚至拒食，要有充分的思想准备。

◆ 可以试着在奶粉中添加点米汤或把奶粉和在稀粥中吃，这样可以改变奶粉的口感。少吃多餐，逐渐让宝宝适应。

◆ 及时添加辅食。到了4个月，就能吃辅食了，从米粉、蛋黄、肝粉、鱼粉、果泥逐渐到菜肉粥、烂面条等。能吃辅食后就好多了，至少能从其他方面吸取营养。

◆ 适当延长喂奶时间，在宝宝饥饿感稍强时喂奶粉，以达到让宝宝逐步接受的目的。

专家忠告：关注宝宝的情绪

宝宝 在更换奶粉喂养期间，妈妈应经常拥抱、抚摸宝宝，减少宝宝因断母乳而造成的焦虑不安。

辅食代替不了奶，不要因为宝宝不吃奶粉而过多补充，辅食吃得多了会影响奶量。

不要病急乱投医，宝宝是有个体差异和先天气质的，适合别的宝宝的方法不一定适合你的宝宝，所以不要一下子尝试所有的方法，也不要一次不成功就忙着找新方法，要耐心引导。

问题精选

13 上班妈妈如何储存母乳？

当宝宝4个多月的时候，妈妈准备上班了。为此，就开始试着让宝宝断母乳，改吃奶粉，或一味地添加辅食，这对宝宝来说非常不公平。其实只要妈妈方法得当，一样可以将母乳喂养坚持到宝宝1岁，甚至更长时间。

掌握适宜挤奶的地点和时间

在上班期间妈妈也可把奶水挤出，如在化妆间、私人办公室，当然有专设的挤奶室更好。一般来讲，每3小时挤一次奶水为好。

清洁与消毒

每次挤奶前，妈妈都该先把手洗净再把奶水挤出，然后装入消毒奶瓶中，或放在冷冻保存的专用塑料袋里。储存挤下来的母乳要用干净的容器。如消毒过的塑胶筒、奶瓶、一次性消毒奶袋等。

母乳的正确解冻方法

解冻母乳时不要用微波炉加热，温度太高会把免疫物质破坏掉。也不要在明火上将奶煮开，这样就破坏了母乳中的原性物质和抗体了。可以直接置于室温下回温，或者置于热奶器中，水温应低于60℃。解冻后的母乳最好在3小时里尽快给宝宝喝，不能再次冷冻。

使用微波炉加热会破坏母乳的营养成分，最好的办法是用奶瓶隔水慢慢加热。待奶热后，将奶摇匀，再用手腕内侧测试温度，合适的奶温应和体温相当。

母乳储存时间表（针对健康宝宝）

温度	刚挤出的奶水	冷藏室内解冻的奶水	冰箱外以温水解冻的奶水
室温25℃	6~8小时	2~4小时	当餐使用
冷藏室0~4℃	5~8天	24小时	4小时
独立冷冻室	3个月	不可再冷冻	不可再冷冻
−20℃以下冷冻室	6~12个月	不可再冷冻	不可再冷冻

问题精选

14 宝宝何时添加辅食最好?

　　研究表明，添加辅食是宝宝生长发育中不可忽视的一个重要营养阶段，它可以满足宝宝在快速生长发育阶段的各种营养需求，还可以促进宝宝早期潜能的开发。但何时添加辅食应根据宝宝的实际发育状况(个体差异)而定，切不可盲从。

辅食的重要性

◆ 提供宝宝体格快速生长所需的营养，如铁、钙、磷等。

◆ 4~6个月龄时，是宝宝味觉发育的敏感期，也是建立良好饮食行为的关键期。

◆ 认识食物的色、香、味、形，可促进宝宝的认知发展。

◆ 锻炼宝宝的咀嚼能力，促进牙齿的萌出、头面骨骼与肌肉及发音的发展。

4~6个月是添加辅食的最佳时间

◆ 一般来说，4~6个月是宝宝添加辅食的最佳时间。无论何种乳类喂养方式的宝宝，均应在满4~6个月龄时开始添加泥糊状食品，不应晚于8个月。

◆ 宝宝每日奶量在1000毫升以上或每次奶量在200毫升以上仍有饥饿表现时，可适量添加辅食。

◆ 宝宝对成人饭菜感兴趣，有在需要时将头转向食物的表现时，可适量给宝宝添加合适的辅食。

◆ 宝宝身体健康，消化功能正常的情况下也可适当添加辅食。

◆ 若妈妈在给予足够奶量后，宝宝体重仍不达标时可适量添加辅食。早产宝宝、肥胖宝宝以及疾病宝宝应慎重添加辅食或在保健医生的建议下开始添加。

◆ 炎夏期间、宝宝生病或刚接种预防针后的1~2天内，最好不添加辅食。

宝宝在开始添加辅食时，还没有长出牙齿，只能先给他喂流质食品，再逐渐添加苹果泥等半流质食品，最后发展到固体食物。

添加辅食的内容和顺序

4~5个月	米粉、蛋黄、菜泥、果泥。
6~8个月	蛋黄、稠粥、烂面条、鱼泥、肝泥、肉泥、豆腐、碎菜、饼干和馒头。
9~12个月	鸡蛋、软饭、饺子、馄饨、豆制品、碎肉、碎菜。

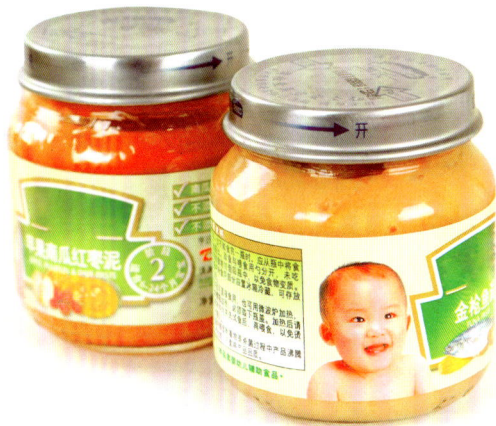

给宝宝添加的辅食要鲜嫩、卫生、口味好，不要注重营养忽视了口味，这样不仅会影响宝宝的味觉发育，还可能使宝宝对辅食产生厌恶，影响营养的摄取。

专家忠告：宝宝拒食是正常现象

不是每一个宝宝都能在建议的时间里顺利地接受辅食。刚开始添加时，个别宝宝会出现拒食、哭闹或勉强接受的现象，这是宝宝的个体差异所决定的，很正常。家长要有耐心，遵循添加的方法：由少到多、由稀到稠、由一种到多种、由细到粗，反复几次到几十次，一定能使宝宝接受辅食的。开始添加辅食的时间，应选择在上午。因为此时宝宝情绪和精神状况良好，易于接受除奶以外的食物。

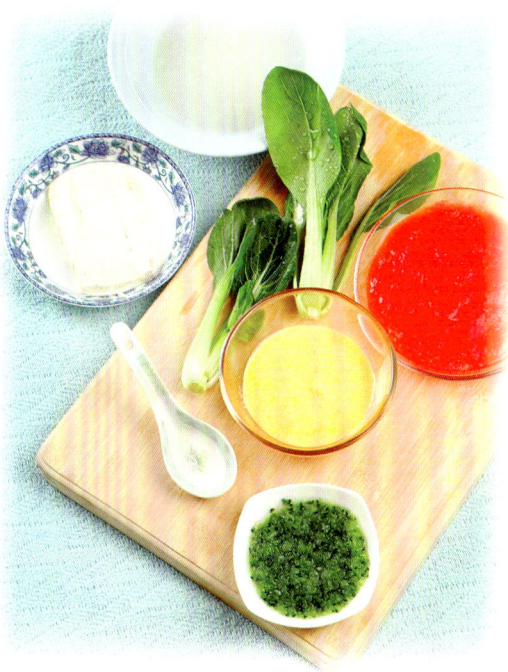

虽能添加辅食了，但宝宝的消化器官毕竟还很柔嫩，不能操之过急，应视其消化功能的情况逐渐添加。如果任意添加，同样会造成宝宝消化不良或肥胖。

问题精选

15　宝宝吃蛋清好还是蛋黄好?

鸡蛋是一种营养非常丰富、价格相对低廉的常用食品。鸡蛋最突出的特点是具有优良的蛋白质，无论是蛋黄还是蛋清，营养价值都很高，易于消化和吸收，利用率达95%。但是，个别宝宝对它过敏，所以吃鸡蛋要讲科学。

鸡蛋里含有丰富的营养，但并不是所有的宝宝都适合吃全蛋，需要注意的是吃鸡蛋也要看宝宝的体质。

蛋黄和蛋清的营养成分

鸡蛋是由32%的蛋黄，57%的蛋清，11%的蛋壳组成的。其中，蛋黄和蛋清中的蛋白质都是优质蛋白。但是，蛋清以卵清蛋白为主，蛋黄除了含丰富的卵黄磷蛋白外，还含有丰富的脂肪、维生素和微量元素，特别是铁、磷以及维生素A、维生素D、维生素E和B族维生素。

小宝宝吃蛋黄，大宝宝吃全蛋

◆ 鸡蛋特别是蛋黄，含有丰富的营养成分，非常适合小宝宝食用。有些小宝宝(6个月以内婴儿)吃鸡蛋时可能会对卵清蛋白过敏，因此小宝宝应避免食用蛋清。

◆ 虽然鸡蛋的营养价值高，小宝宝也不是吃得越多越好。过多地食用鸡蛋，会增加消化道的负担，体内蛋白质含量过高，可在肠道中造成异常分解，使血氨增高。未完全消化的蛋白质会在肠道中腐败，造成腹部胀闷、头晕目眩、四肢无力等蛋白质中毒综合征。

◆ 鸡蛋的蛋清含有抗生物素蛋白，在肠道中可以直接与生物素结合，从而阻止生物素的吸收，导致宝宝患生物素缺乏症及消化不良、腹泻、皮疹。由于氮平衡失调，会加重肾脏和肝脏的负担。

◆ 所以，科学的喂养方法是：4~6个月宝宝从开始每天吃1/4个蛋黄，逐渐增加到每天吃1个蛋黄。建议宝宝接近1岁时再开始吃全蛋。

吃蛋也要看体质

◆ 肾功能不全的宝宝不宜多吃鸡蛋，否则尿素氮积聚，会加重病情。

◆ 皮肤生疮化脓及吃鸡蛋过敏的宝宝也不宜多吃鸡蛋。

◆ 注意观察6个月内的宝宝吃鸡蛋后皮肤有无出现皮疹、荨麻疹、呕吐等过敏现象，因为小宝宝的免疫力较弱，对新品种食物有可能出现过敏反应，妈妈应该注意。

如何科学食用鸡蛋

鸡蛋的食用方法也要讲科学，一定要把鸡蛋煮熟后再吃。这样做一方面可以把生鸡蛋中的寄生虫、细菌、病毒杀死，另一方面易于鸡蛋中营养成分的吸收和利用。

正确的煮蛋方法是：洗净鸡蛋后，冷水下锅，慢火升温，沸腾后微火煮5分钟，停火后再浸泡5分钟。取出蛋黄，为宝宝做蛋黄泥、蛋黄粥等多种辅食。

在我国，民间流行生吃鸡蛋的习俗，这样吃很不科学，原因是：

1.生鸡蛋带菌比例高，吃后易导致肠道感染；

2.生鸡蛋的蛋清内含很多抗生物素蛋白，对人体不利；

3.生鸡蛋中含有抗胰蛋白酶，此酶能够破坏人体内的胰蛋白酶，从而妨碍蛋白质的分解。

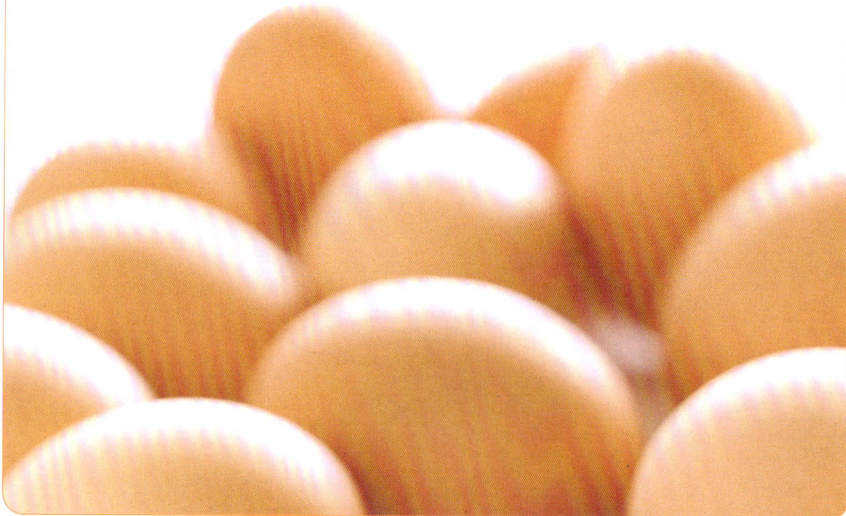

问题精选

16 如何给宝宝补充维生素 D 和钙？

婴幼儿时期是人体生长发育最迅速的时期，骨骼和肌肉发育需要大量的钙，补充钙剂和维生素D是预防佝偻病的重要措施。如未及时补充，2岁以下尤其是1岁以内的宝宝，非常容易发生此病，也就是人们常说的缺钙。另外，早产儿、双胞胎及经常腹泻或易患呼吸道感染的宝宝，更容易缺钙。

补钙的最佳时机

◆ 母乳喂养的宝宝，如果哺乳妈妈不缺钙，宝宝在3个月内可以不补钙，只需要从出生后3周开始补充维生素D（也叫鱼肝油），尤其是寒冷季节出生的宝宝及早产宝宝，更应注意补充维生素D。人工喂养的宝宝，应在出生后2周就开始补充维生素D和钙剂。

◆ 补充维生素D和钙剂应持续到2~2.5岁。宝宝在2岁半后户外活动增加，饮食种类逐渐多样化，这时就不需要补充维生素D和钙剂了。

服用剂量

◆ 一般情况下，维生素D的预防量为：每日口服400~800国际单位[1]。

◆ 0~6个月的宝宝每日口服钙剂300毫克。

◆ 6~12个月的宝宝每日口服钙剂400毫克。

◆ 1~3岁的宝宝每日口服钙剂600毫克。

◆ 补充维生素D和钙剂应在医生的指导下服用，维生素D的补充每日不能超过800国际单位，否则，长期过量补充维生素D，会发生中毒反应。目前钙剂的种类繁多，应仔细查看包装说明，特别要注意钙的吸收量是多少。

宝宝服用钙剂的时间最好是在两餐之间，这样可使钙被身体更好地利用，进餐时服用容易影响钙的吸收率。

[1] 1克维生素D为40000000国际单位。

如何促进钙吸收

◆ 钙剂不应加入牛奶中服用，因为钙在奶中易形成不吸收的钙盐沉淀。

◆ 钙剂的补充必须有维生素D的参与，即鱼肝油的补充，才易吸收。

◆ 补充钙剂的阶段，奶及奶制品是饮食中不可缺少的内容。1岁以内宝宝应仍以奶为主，1岁以上每天最好饮奶400~600毫升左右，同时注意安排奶制品、骨头汤、小虾皮、鱼类等富钙食物。

◆ 多晒太阳是宝宝补钙的重要途径。因为母乳和食物中维生素D的含量均较少，宝宝缺钙的主要原因是维生素D摄取不足。晒太阳可促使皮肤中的7－脱氢胆固醇转化成维生素D，这种补充途径也较安全。

皮肤经阳光照射可以产生较多的维生素D，维生素D可以帮助宝宝身体吸收食物中的钙，而且也有助于钙在骨骼中的沉积，所以多和宝宝一起到户外晒晒太阳吧。

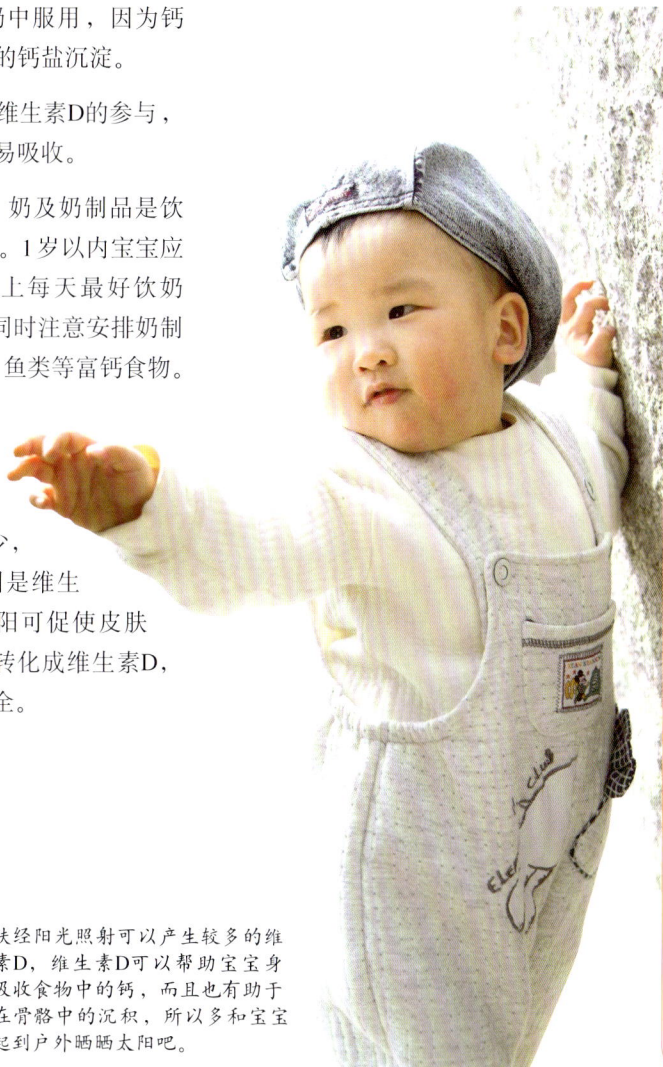

宝宝缺钙的表现

一般宝宝若有以下症状是缺钙的表现：

1.常表现为多汗，与温度无关，尤其是入睡后头部出汗，使宝宝头颅不断摩擦枕头，久之颅后可见枕秃圈。

2.精神烦躁，对周围环境不感兴趣，有时父母发现宝宝不如以往活泼。

3.夜惊，夜间常突然惊醒，啼哭不止。

4.1岁以后的宝宝表现为出牙晚，有的宝宝1岁半时仍未出牙，前囟门闭合延迟，常在1岁半后仍不闭合。

5.前额高突，形成方颅。

6.常有串珠肋，是由于缺乏维生素D，肋软骨增生，各个肋骨的软骨增生连起似串珠样，常压迫肺脏，使宝宝通气不畅，容易患气管炎、肺炎。

问题精选

17 宝宝头发又稀又黄是不是缺锌?

宝宝的头发稀黄在1岁以内属生理现象，一般来说不是疾病，但1~2岁后宝宝的头发仍然稀黄就与宝宝的营养水平有很大的关系了。所以，如果宝宝食欲好、身体健康、营养全面，这种现象一般不是缺锌造成的。因此，宝宝头发的"好坏"还应综合进行评价。

头发稀黄原因多，不一定就是缺锌

◆ 不同种族及遗传因素。

◆ 在正常头发的髓质和皮质细胞中，含有黑色素颗粒，这些颗粒决定着头发的颜色。头发中的角质细胞从毛发的乳头获得营养，任何影响毛发乳头营养供给的因素，均会影响黑色素的生长，进而影响头发色泽。

◆ 人体营养水平的高低影响着毛基质细胞的分裂，因而，毛基质细胞分裂的快慢直接影响头发的密度、生长速度及质量。营养水平偏低甚至严重营养不良的宝宝，时间久了，会导致毛发枯萎，甚至脱落。

如何护理宝宝的头发

◆ 保证宝宝有足够的营养，尤其是处在快速生长发育阶段的小宝宝，更应重视。在饮食中增加一些含铁、锌、钙多的食物。牛奶及奶制品、豆类、蔬菜、虾皮等含钙量都较高，肝脏、肉类、鱼类、油菜、苋菜、菠菜、韭菜等含铁较多。纠正宝宝的偏食习惯，力争均衡营养。

◆ 重视日常护理：0~6个月内的宝宝最好每天洗1次头；6月以上可每2~3天洗1次头。注意洗头时不要用刺激性强的洗发用品。洗头时，应选用婴儿专用洗发液，洗时轻轻按摩头发，不要用力揉搓头发，以防止头发纠结在一起。

◆ 预防疾病，提高宝宝免疫力。头发颜色有变化，除某些特殊疾病外，可去医院检查微量元素和全面营养状况。如果宝宝经体格检查患有营养不良，这时宝宝的头发多枯黄、无光泽、稀少，这时应在医生的指导下，服用多种维生素等药物进行治疗。

◆ 多晒太阳。适当的阳光照射和新鲜的空气对宝宝头发的生长是有好处的。紫外线的照射除了有杀菌的作用，还能够促进头皮的发育和头发的生长。

专家忠告：剃光头害处多

有些家长为了让宝宝头发长得浓密，刚一满月就剃光了宝宝的头发。这种做法是极为有害的，头发的好坏与剃头毫无关系，反而易造成外伤。宝宝头皮受伤后，由于对疾病抵抗力较低，容易使细菌侵入头皮，引起头皮炎或毛囊炎，从而影响头发的生长。

苯丙酮尿症是一种染色体隐性遗传病，同时又是先天性氨基酸代谢障碍病，在我国发病率为万分之一，生过一个病儿的母亲再次生育时发病率为25%，近亲婚配中发病率明显增高。患儿皮肤、毛发变黄变白，排出的尿和汗中有异常的臭味。严重时，苯丙氨酸堆积在脑组织中，使患儿智力低下、表情痴呆、惊厥等。如果宝宝头发突然变黄，皮肤变白，身体气味不好，应及时到小儿神经科就医。

要让宝宝的头发长得乌黑又浓密，就需要注意均衡营养，并在饮食中增加一些富含铁、钙、锌的食物。含钙量较高的食品有牛奶、豆类、蔬菜、虾皮等，肉类、鱼类、油菜、菠菜等含铁较多。

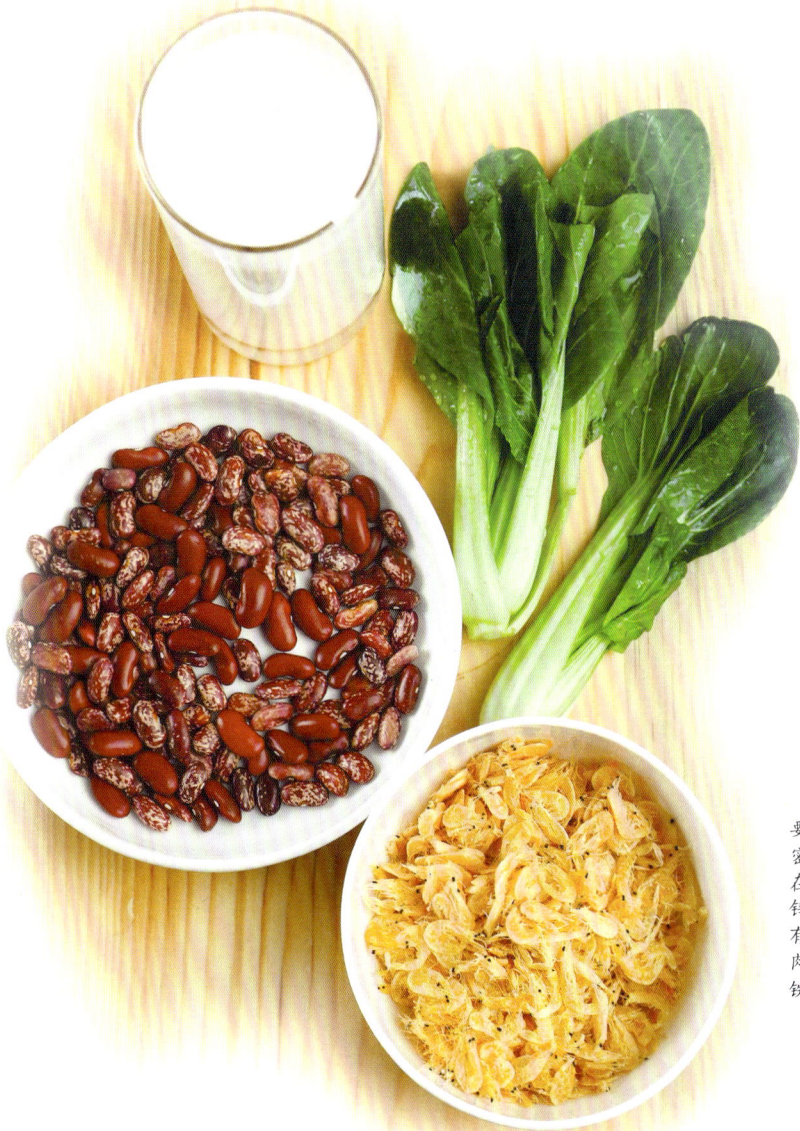

问题精选

18 宝宝生病了如何喂养?

宝宝从有生命开始到长大成人，始终处于生长发育的动态过程中，由于年龄小，生病的机会就多。宝宝生病了不爱吃饭是很正常的，这也是宝宝身体不适的表现之一。除积极治疗之外，爸爸妈妈为帮助宝宝早日康复，还要精心喂养，注意饮食的科学性。

发热

◆ 首先，及时给宝宝补充水分，这是非常重要的。

◆ 其次，若宝宝想吃东西，应喂母乳或米粉、粥等容易消化的食物，不可使宝宝过度饥饿。

呕吐

首先，及时去医院查明宝宝呕吐的原因。其次，间断地给宝宝喂点奶、米粉或粥。若是咳嗽引起的呕吐，宝宝想吃，可以继续喂。

腹泻

排除受细菌感染的可能，宝宝腹泻大多数都是因喂养不当引起的，常见于夏秋两季。

◆ 母乳喂养的宝宝，不必停止喂养，需适当减少喂奶量，延长2次喂奶的间隔时间，使宝宝胃肠得到休息。应停止添加辅食，随着病情的好转，再逐渐地小心恢复辅食。

◆ 牛奶喂养的宝宝，如果每日腹泻超过10次，并伴有呕吐，应禁食6~8小时，最长不超过12小时，使宝宝胃肠道得到充分休息。禁食时应保证对宝宝充足的水分供应。待情况好转，逐渐改喝米汤、冲淡的脱脂牛奶、稀释的牛奶等，至完全好转再恢复原来的饮食。切记无论病情轻重，辅食一律停止添加，至痊愈后再逐一恢复。

◆ 苹果泥、胡萝卜汤、红茶等食物虽然可以帮助治疗腹泻，但是，这些食物热能低、营养素含量少，不宜长期食用，以免影响宝宝的营养状况进而影响生长发育。

最好用勺子而不用奶瓶给宝宝喂药，以免使宝宝形成错觉，对吃药产生恐惧，以后可能会错将吃奶当做吃药而拒绝吃奶。

便秘

首先，特别注意给宝宝补充水分。其次，多给宝宝喂一些富含纤维素的水果及蔬菜，如苹果、南瓜、地瓜等食物。还应进行适当的运动，这样可以加快胃肠的蠕动，有利排便。

食欲不佳

宝宝生病食欲不佳属正常情况，不要强迫宝宝进食。可以少量多次喂给宝宝喜欢的食物。既要保证基本营养，又要饮食清淡易消化，目的是让宝宝渐渐恢复食欲。如果是缺乏微量元素(如锌)引起的厌食，本着"药补不如食补""缺什么补什么"的原则，安排合理饮食或在医生指导下进行补充。

宝宝生病没有食欲的时候，可少量多餐地给他喂一些清淡、易消化的食物。

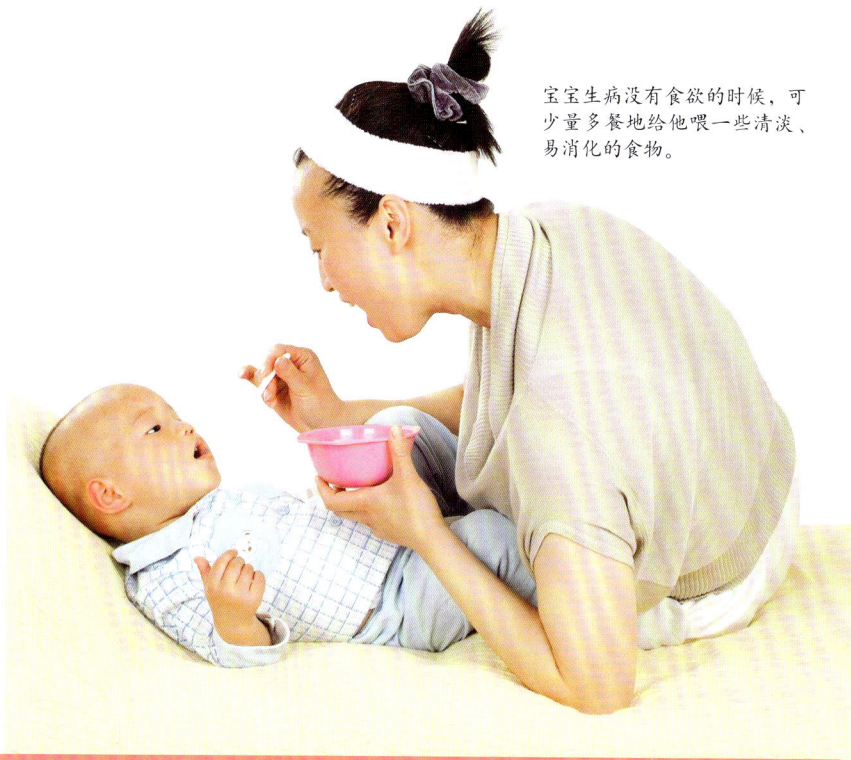

专家忠告

宝宝在感冒发热或腹泻期间，身体处在高致敏状态下，抵抗力低下，若这时再为宝宝加辅食，就会加重胃肠道负担，容易导致身体过敏或引发胃肠道疾病。可在痊愈后再逐一恢复。

如果宝宝咳嗽不止，喉咙中痰声不断、既吐不出又咽不下，可经常给宝宝翻身或拍背，这样可以促进肺部的血液循环，使支气管内的痰液松动而易于排出。拍背的方法如下：宝宝侧卧或抱起侧卧，宝宝五指微屈成半环状，即半握拳，轻拍宝宝的背部，两侧交替进行。拍击力量不宜过大，由上而下，从外向内，依次进行。每侧拍3~5分钟，每天2~3次。

如果宝宝在咳嗽的同时，伴有明显的炎症现象，如发热、痰色黄而黏稠、血常规白细胞增多等，则应及时在医生的指导下应用抗菌药物。

问题精选

19 宝宝不爱喝水怎么办？

人体缺水的信号是口渴，但对于宝宝而言，不能等到他喊口渴时再喝水。因为，宝宝爱玩，不会记得自己已经口渴了，等到要喝水时已经晚了，尤其是不会说话的宝宝，更需要妈妈及时给宝宝补充水。可有的宝宝从小吃母乳，很少额外补充水分，等到断了母乳后，就不那么爱喝水了，妈妈在喂宝宝喝水时往往会很费劲，又担心宝宝"上火"，不知如何是好？

喝水兴趣要培养

◆ 养成让宝宝多饮水的习惯。时常提醒宝宝喝水，积少成多，也可以达到补充水分的目的。

◆ 开始给宝宝喂水时可在水中添加一点点糖，浓度在5%~8%较合适，以此提高宝宝的兴致。

如果宝宝一时不接受白开水，可多给他吃一些多汁的水果，也可以给他喝新鲜自制的果汁。另外，还可以在每顿饭中都为宝宝制作一份可口的汤，多喝汤也一样可以补充水分，而且还富含营养。

◆ 用水果或蔬菜煮成果水或菜水来给宝宝补充水分。

◆ 或在水中加入一些口感好的补钙冲剂来提起宝宝喝水的兴趣。

◆ 可在每顿饭中都为宝宝制作一份可口的汤来补充水分，而且还富含营养。

◆ 让宝宝随身携带有卡通图案的水杯，提高宝宝对饮水的兴趣。

◆ 不要过分强迫宝宝喝水，以免引起他对水的反感。可以换一种形式或换一个时间再喂。

宝宝如何科学地饮水

1.宝宝饭前不宜大量饮水。因为饭前饮水冲淡胃液，不利消化，而且会扩张胃容积，增加胃的饱胀感，影响食欲。

2.宝宝饭后不宜大量饮水。因为胃内的食物很容易被水分浸胀，不易于消化，给宝宝带来不适感。

3.宝宝睡前1小时应停止饮水。因为睡前饮水后会产生大量的尿液，增加尿床次数，影响宝宝的睡眠质量。

4.4个月内母乳喂养的宝宝，不必强求喝水，因母乳中含有大量的水分，但天气炎热及出汗时，也应该适当补水。

5.户外活动后、洗澡后、游泳后以及夏天应适当给宝宝增加水量。感冒、发热、呕吐或腹泻脱水时更应饮水。

6.喝水温度要适宜。年龄小的宝宝消化道的黏膜相当脆嫩，经受不了过冷或过热的刺激，过热的水容易烫伤，过冷的水会损伤宝宝的消化道黏膜，影响消化能力，引起腹痛、食欲不振等，甚至会发展为胃炎。

7.父母要教育宝宝喝水不要暴饮，否则会造成急性胃扩张，有碍健康，可分时间段进行喂饮。

宝宝每日的正常饮水量

年龄（岁）	饮水量（毫升/千克体重）
0~1	120~160
1~2	120~150
2~3	110~140

注：此饮水量包含饮食中的水分。

带有卡通图案的水杯，可以提高宝宝对饮水的兴趣哦！

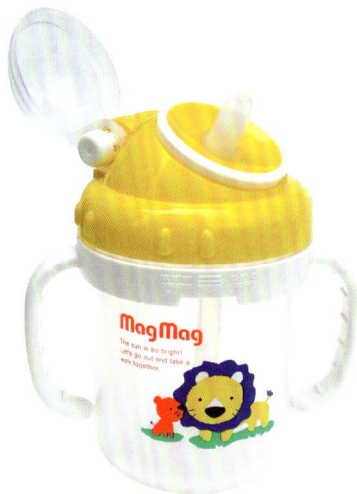

MagMag
The sun is so bright
Let's go out and take a
walk together

专家忠告：软饮料不能代替水

宝宝最好的饮料是白开水。不少父母用各种新奇昂贵的甜果汁、汽水或其他饮料代替白开水给宝宝解渴，这不妥当。饮料里面含有大量的糖分和较多的电解质，喝下去后不像白开水那样很快就离开胃部，而会长时间滞留，对胃部产生不良刺激。宝宝口渴了，只要给他们喝些白开水就行，偶尔尝尝饮料之类，也最好用白开水冲淡再喝。

问题精选

20 宝宝6个月后容易贫血怎么办?

缺铁性贫血是宝宝常见的疾病，其中以6月龄~3岁的宝宝多见，可严重影响宝宝生长，甚至妨碍智力发育。我国最新调查结果显示，学龄前宝宝的患病率约为23.35%，应引起父母的高度重视。

宝宝缺铁，贫血找上门

◆ 先天储铁不足，如低出生体重儿、早产儿或双胞胎等。

◆ 后天铁摄入不足，主要原因有：过多延长哺乳期，未及时添加辅食，动物性食品添加不足等。

◆ 铁吸收障碍，如食物搭配不合理、长期腹泻等。铁丢失过多，如罹患失血性疾病、寄生虫病、消化道畸形等。

◆ 缺叶酸，不少宝宝的蛋白质和脂肪摄入量都不少，却因为新鲜蔬菜和水果吃得不够而缺少叶酸。叶酸缺乏会造成骨髓里的红细胞发育不成熟，导致释放到血液中的红细胞存活寿命短，因而发生营养性贫血。

专家忠告：保证饮食的多样性

预防贫血，首先为宝宝提供的食物应注意多样化，保证宝宝营养的全面性。对于缺铁的宝宝，多给宝宝补充一些富含铁质的食物，如黑木耳、海带、紫菜、桂圆、银耳、番茄、黑豆、芹菜、荠菜、油菜、苋菜、豆腐干、豇豆等。

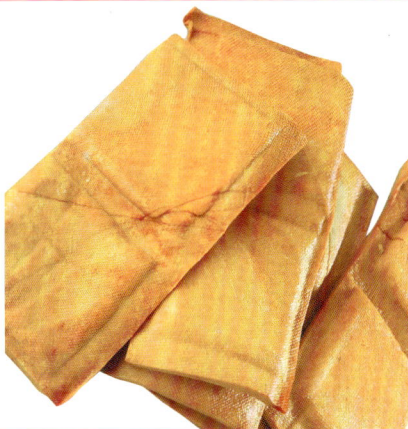

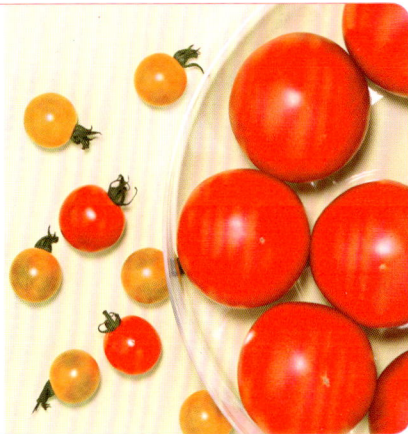

多发月龄 1 2 3 4 5 6 7 8 9 10 11 12 13 14 15 16 17 18 19 20 21 22 23 24 25 26 27 28 29 30 31 32 33 34 35 36

及时发现贫血的蛛丝马迹

因为缺铁性贫血起病缓慢，不容易被父母发现和重视。慢慢地，宝宝会出现面色苍白、食欲减退、活动减少、生长发育迟缓等症状，而且因免疫力降低而易患各种感染性疾病。有些宝宝还可能出现呼吸暂停现象，俗称"背过气"，常在大哭时发生。较大的贫血儿可有多动、注意力不集中、理解力差等表现，少数还会有异食癖，如吃土、沙子、墙皮及纸等。

提倡母乳喂养，及时添加辅食

◆ 预防贫血，首先提倡母乳喂养。母乳中含铁质虽少一些，但人体吸收率高，可达50%~70%。同时还要给宝宝多喂一些含铁质多的食物。

◆ 早产宝宝、双胞胎宝宝以及人工喂养的宝宝，从第2个月起应适量增加富含维生素C的鲜果汁(开始要稀释)，以促进铁的吸收，尽量喂食铁强化牛奶和奶粉。

◆ 宝宝4个月后应循序渐进地添加泥糊状食品，如富含铁质的蛋黄、富含维生素C的果泥、菜泥等，不可只单纯喂乳类。

◆ 宝宝6个月后逐渐增加肉泥、鱼肉末、肝泥、鱼片粥、瘦肉粥、动物血、豆腐、面包片及饼干等，以提供丰富的血红素铁。

◆ 父母应重视培养宝宝从小吃蔬菜的习惯，蔬菜本身也含有大量的铁质。同时保证宝宝每天摄入一定量的新鲜水果，以获取足够的维生素C，增加食物中铁的吸收利用。

◆ 预防各种疾病，尤其是呼吸道和肠道疾病。

果汁中富含的维生素C不仅可以增加食物中铁的吸收利用，其中含有的大量果胶及天然矿物质还能增进宝宝的食欲，令宝宝胃口大开。

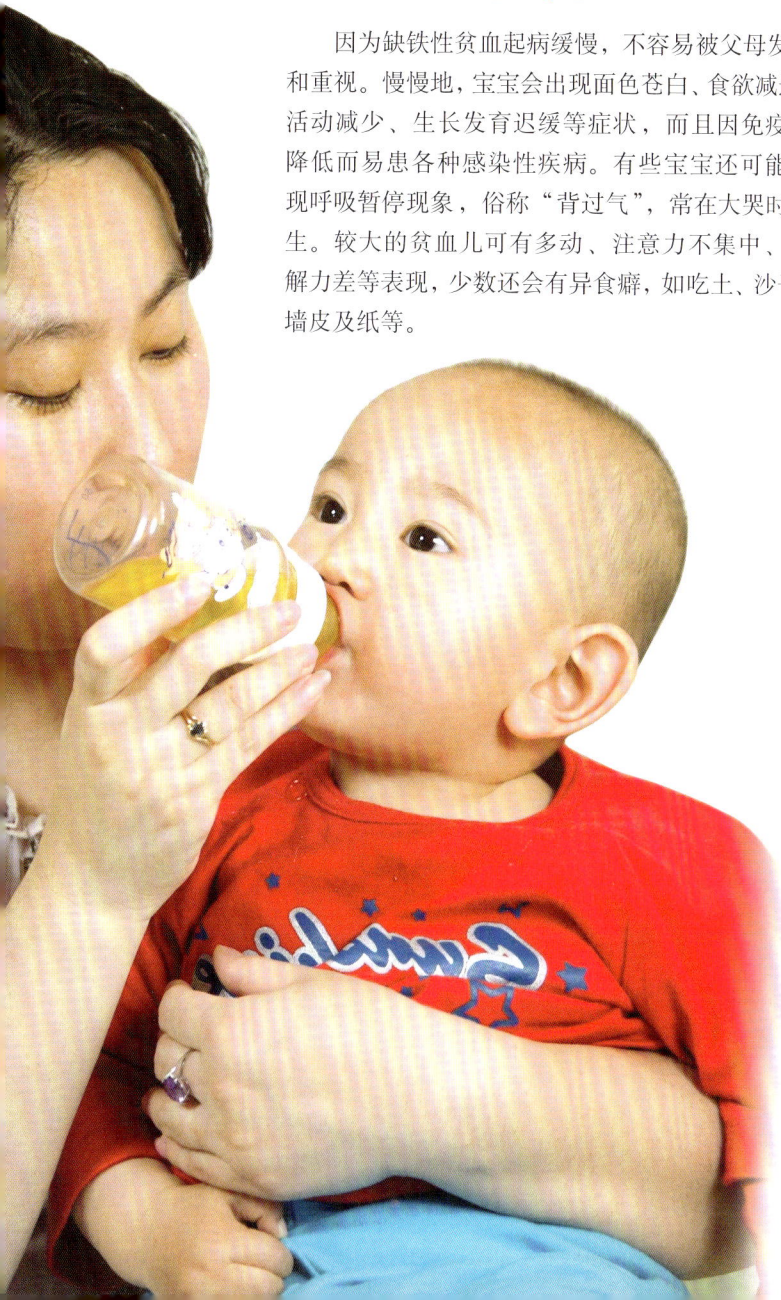

问题精选

21 宝宝何时断母乳最好？如何断母乳？

随着宝宝渐渐长大，需要更加丰富的营养了，如不及时断母乳，容易出现身体及心理等问题。同时，妈妈还会因睡眠不好、食欲不振、营养消耗过多造成体力透支。因此，适时给宝宝断母乳对宝宝和妈妈的健康非常重要。那么，宝宝何时断母乳好呢？

8~12个月是最佳时机

◆ 通常情况下，宝宝在8~12个月时断母乳最合适。因为此时宝宝已逐渐适应母乳以外的食品，加上宝宝牙齿的发育，胃内的消化酶增多，肠壁的肌肉也发育得比较成熟，是断母乳的最好时机。而且断母乳最好选择在春暖或秋凉的季节，这时，生活方式和习惯的改变对宝宝的健康冲击较小。

◆ 另外，必须选择宝宝身体状况良好时断母乳，否则会影响宝宝的健康，生病期间不宜断母乳。给宝宝断母乳前，最好带他去医院做一次全面的体格检查。

专家忠告：不要娇惯宝宝

断母乳前后，妈妈因为心理上的内疚，容易对宝宝纵容，要抱就抱，要啥给啥，不管宝宝的要求是否合理，但要知道妈妈越纵容宝宝，宝宝以后的脾气就会越大。在断母乳前后，妈妈适当多抱一抱宝宝，多给他一些爱抚是必要的，但是对于宝宝的无理要求，不要轻易迁就，不能因为断母乳而养成了宝宝的坏习惯。这时，需要爸爸的理智对妈妈的情感起一点平衡作用，当宝宝大哭大闹时，由爸爸出面来协调，宝宝比较容易听从。

值得注意的是，断母乳期间不要让宝宝养成不良的饮食习惯。要让宝宝学习用杯子喝水和果汁，学习自己用小勺吃东西，这能锻炼宝宝独立生活能力。

关注母子情绪变化

◆ 在断母乳期间，妈妈要格外关心和照顾宝宝，花较多的时间来陪伴他，以抚慰宝宝的不安情绪。不可采取粗暴的断母乳方式，这样容易造成宝宝情绪不稳、夜惊、拒食，甚至为日后患心理疾病留下隐患。

◆ 断母乳可能会引起妈妈体内的荷尔蒙发生变化，出现一些负面情绪，如沮丧、易怒等，同时还伴有乳房胀痛、滴奶之苦。此时，应采取科学的措施和保持快乐的情绪。

突然断母乳害处多

断母乳要循序渐进，具体做法是：从10个月起，每天先减去白天喂的1顿奶，过1周左右，如果妈妈感到乳房不太发胀，宝宝消化和吸收的情况也很好，可再减去1顿奶，并加大离乳食品的量，逐渐断母乳，直至过渡到完全断母乳。一般情况下，完全断母乳2~3天后，宝宝即可适应，最迟在1周左右也能完成。

断了母乳的宝宝，配方奶可不能断哦，它是断母乳后宝宝理想的蛋白质来源之一。

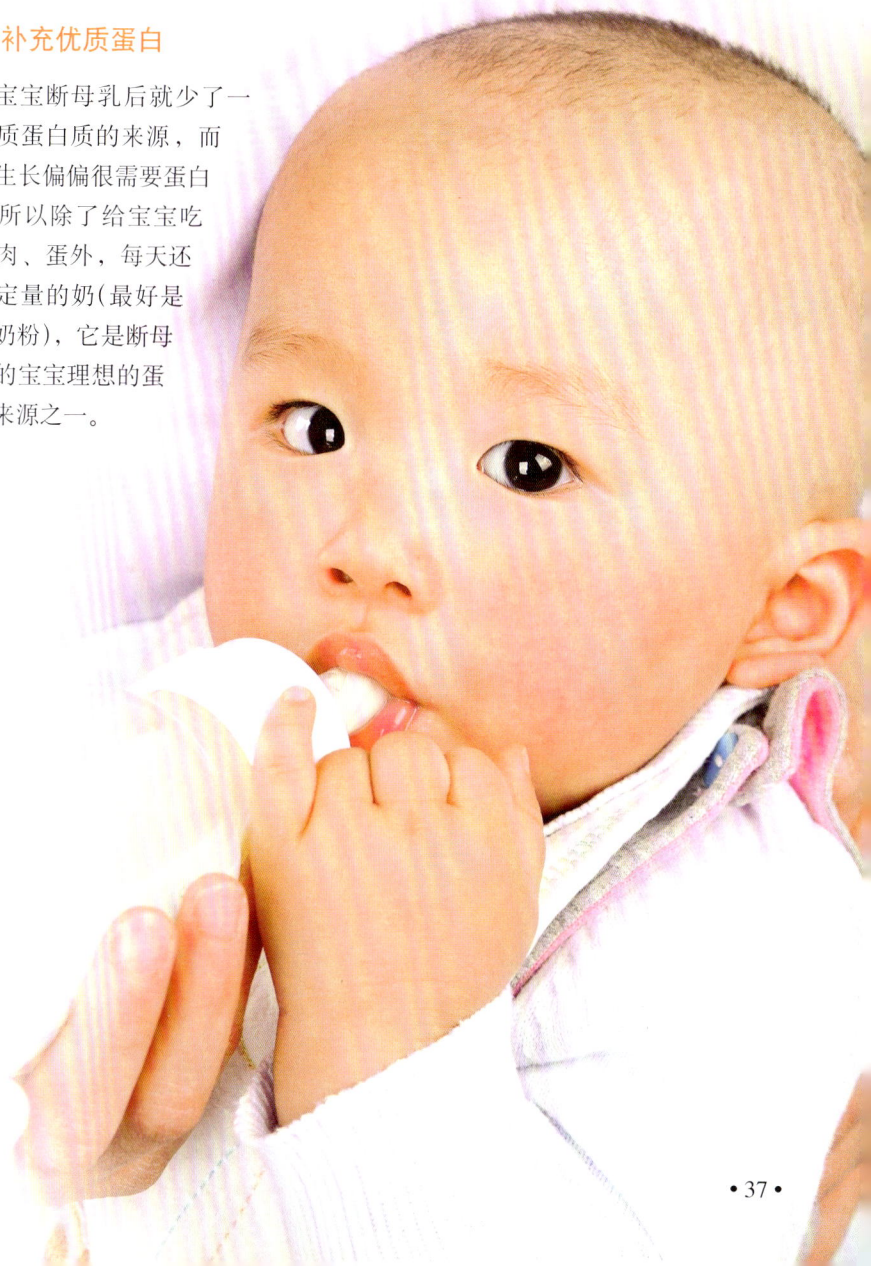

及时补充优质蛋白

宝宝断母乳后就少了一种优质蛋白质的来源，而宝宝生长偏偏很需要蛋白质，所以除了给宝宝吃鱼、肉、蛋外，每天还有一定量的奶(最好是配方奶粉)，它是断母乳后的宝宝理想的蛋白质来源之一。

问题精选

22 如何控制宝宝的零食？

宝宝非常好动，消耗热能较多，而零食又是宝宝的最爱之一。不少零食的确含有营养物质，可以补充主食的不足。但是，父母不能纵容宝宝任性吃零食，可采取引导的办法，有选择地补充一些零食，可更好地满足宝宝新陈代谢的需求。

适合宝宝的零食种类

◆ 奶制品

含有优质营养素的奶制品，如酸奶、纯牛奶、奶酪等。早上、睡前可选择牛奶；下午加餐可选择酸奶、奶酪。

◆ 水果

经常吃水果能促进食欲，帮助消化，对宝宝生长发育有益。最好在两餐中间吃适量水果。要选择新鲜熟透的、没有腐败变质的水果。

◆ 糕点

含丰富蛋白质、脂肪、糖的糕点，如饼干、蛋糕、面包等，可作为下午加餐补充热量。另外，富含维生素C的山楂制品，如山楂糕、山楂片、果丹皮等，不仅能帮助消化，适量进食还可促进食欲。

◆ 糖果

糖果含有大量的糖，能提供热能，但宝宝不宜多吃，尤其是饭前不宜吃糖果，因为糖果能使宝宝有饱腹感。

妈妈正确引导，宝宝吃得健康

◆ 首先掌握宝宝吃零食的时间。可在每天中、晚饭之间，给宝宝一些点心或水果。但量不要过多，约占总供热量的10%~15%左右。餐前1小时内不宜让宝宝吃零食，尤其是甜食，不然易患龋齿。

◆ 正餐为主，零食为辅。零食可选择各类水果、全麦饼干、面包等，但量要少，质要精，花样要经常变换。

◆ 太甜、油腻的糕点、糖果、水果罐头和巧克力不宜经常作为宝宝的零食。因为它们含糖量高、油脂多，不易被宝宝消化，且经常食用易引起肥胖。冷饮和汽水不宜作零食，更不能让宝宝多吃，以免消化系统紊乱。

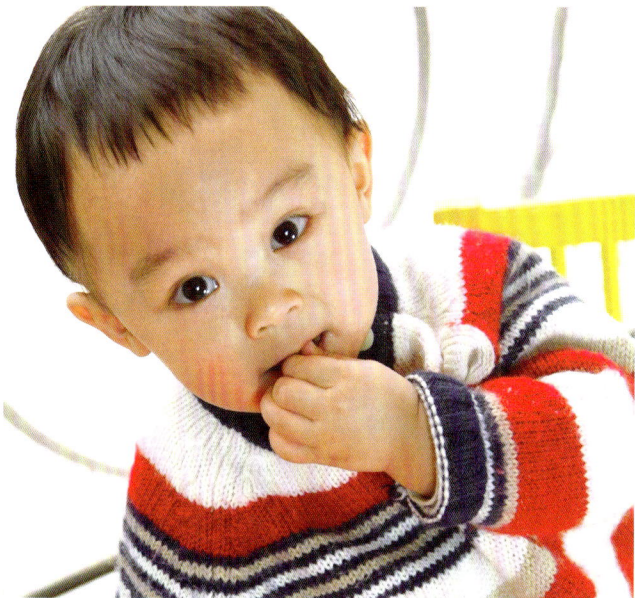

◆ 可针对宝宝生长发育情况，选择强化食品作为孩子的零食，如缺钙的宝宝可选用钙质饼干；缺铁的加补血酥糖；对缺锌、铜的可选用锌、铜含量高的食品。但对强化食品的选择要慎重，最好在医生的指导下进行，否则短时间内大量进食某种强化食品可能会引起中毒。

◆ 每天的饮食安排以三餐二点心或三餐一点心为宜，在数量上控制宝宝饮食，不能吃得过多，以免影响食欲。

◆ 家长和宝宝双方最好定一个吃零食"协议"，规定每天吃的零食种类、数量及安排两餐之间的时间。

◆ 总之，父母一定要有计划、有控制。不可用零食来逗哄宝宝，不能宝宝喜欢什么便给买什么，不要养成宝宝无休止吃零食的坏习惯。

专家忠告：以下零食不宜吃

小宝宝不宜吃炒花生、豆子、瓜子、果冻等，以免误呛入气管内，造成宝宝呛咳、窒息。

油炸食品也不要吃，如快餐食品、油炸点心、油炸排骨等。

含糖饮料可抑制食欲，尽量不要喝。

不干净的零食一定不让宝宝吃，特别是街头路边小商小贩的食品。

睡觉前绝对禁止宝宝吃零食，尤其是甜食。喝奶后用温水清洁口腔。

问题精选

23 会走的宝宝喂饭难，如何解决？

当宝宝会走以后，自我意识也开始萌发，想自己动手吃饭、摆弄东西，到处试验自己的能力和体力，产生了特殊的饮食习惯，显示出一些新的独立性。所以，每次喂饭，大人追在后面，小心翼翼地央求，宝宝则坚决不吃，每喂进一口，就仿佛是天大的胜利。一顿饭有时会喂上一两个小时。宝宝对这种填鸭式的吃饭方法非常反感，甚至导致厌食，家长也会因此而苦恼。

遇到宝宝不愿吃时，妈妈应先尝一口，并做出这饭菜味道很鲜美的模样，让宝宝受到感染，然后让他也尝一口，再配合讲些与吃饭有关的宝宝感兴趣的故事，慢慢引导宝宝吃饭。

边走边吃害处多

宝宝看电视、玩玩具、看书时吃饭都会导致胃的血流供应量减少，消化功能减弱，食欲不振。宝宝吃几口，玩一阵子，使正常的进餐时间延长，饭菜变凉，还容易被污染，影响胃肠道的消化功能，会加重厌食。这不仅损害了宝宝的身体健康，也使宝宝从小养成做事不严肃、不认真的坏习惯，长大后往往学习不专心。

养成良好的饮食习惯

◆ 饭前1小时内不吃零食，平时零食不能吃得过多，热量不能过高。

◆ 让宝宝养成定时定点吃饭的饮食习惯，固定餐桌和餐位。

◆ 将宝宝的餐位放在最靠内侧的位置，不方便宝宝进出。

营造良好的进餐氛围

◆ 父母要精心营造舒适的饮食环境，创造开心、轻松、愉快的进餐气氛来引起宝宝的食欲。

◆ 重视食物品种的多样化，饭菜花样经常更新，引起宝宝食欲。

◆ 食物要软、易咀嚼、松脆，而不要干硬，应使宝宝吃起来方便。

◆ 色彩鲜艳的食品更受宝宝的青睐；食物的温度以不冷不热微温为合适。

◆ 饭前不要用激烈的言辞来训斥宝宝，若宝宝吃饭吵闹，应正确引导宝宝养成良好的按时吃饭的习惯。

◆ 不要强迫宝宝吃某种自己不喜欢的食物，应多劝导，若能少量进食，应及时给予鼓励。

吃多吃少因人而异

宝宝满周岁之后，饮食有较明显的变化，个体差异也越来越明显。宝宝的食量因人而异，每餐饭究竟该吃多少食物，父母要有正确的估计，而不是按你希望宝宝吃的量来强迫他吃。

自己动手吃得更香

尽量满足宝宝的愿望，让宝宝自己"吃"。正餐时，用安全的餐具盛上一点点饭，让宝宝自己拿勺吃(其实，宝宝不会自己盛饭，更不会把饭吃到口中)。趁宝宝不注意的时候，喂宝宝一勺饭，而宝宝呢，仿佛是自己吃到的食物，会很高兴。

专家忠告：强迫进食危害大

不能强迫宝宝进食。营养可以从别的食物中补充，但宝宝若是失去了对食物的兴趣则是无法再弥补的。如果长期饮食过少并失去平衡，应及时找医生做营养咨询。学习自己喂食时，宝宝往往一手拿勺，一手用手抓饭吃，这是宝宝很好的学习自理行为，不用怕弄脏衣服而干涉、代替宝宝。

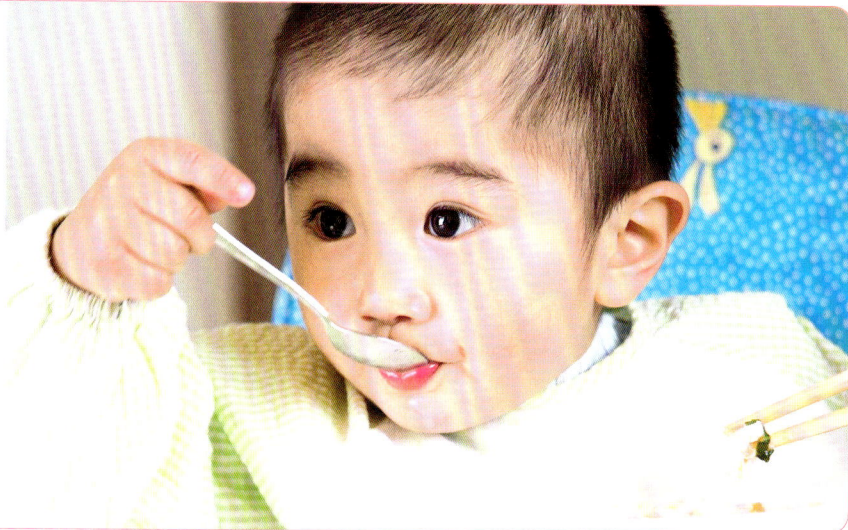

问题精选

24 宝宝挑食怎么办?

宝宝的生长发育需要各种营养物质,而一旦挑食的不良饮食习惯形成后,便会造成一种或多种营养素的缺乏,引起相应的营养缺乏性疾病,最终影响宝宝的生长发育和智力水平。一般宝宝最容易养成挑食习惯的年龄是一岁半到三四岁。防止和纠正挑食的不良饮食行为应从婴儿期开始,否则到2~3岁以后再纠正就很困难了。

好习惯从"小"培养

◆ 从婴儿期开始,就要注意培养宝宝良好的饮食习惯。应在宝宝4~6月龄时添加辅食,促进味觉的发展,使宝宝从小就具有正常良好的食欲。

◆ 选择正确时间断奶,有利于良好饮食习惯的培养。

◆ 少给宝宝吃零食、甜食及冷食,以免打乱宝宝的饱饿规律。同时增加宝宝的活动量,促进食欲。

◆ 重视食物品种的多样化。每种菜做得少一点儿,花样多一点儿,以此来增进宝宝的进食欲望。

◆ 注意烹调,强调色、香、味俱全,并适合宝宝口味。

◆ 避免进餐看电视,确保宝宝有固定的吃饭时间。

◆ 可在宝宝胃口好、食欲旺盛的情况下纠正挑食。

父母的作用很重要

◆ 首先父母不要挑食,而且应该努力为宝宝习惯吃各种食物创造条件,即使自己不吃的某种食物,也要给宝宝吃,并且尽量不表现出来,决不能因自己不吃而影响宝宝。

◆ 父母要精心营造饮食环境,创造开心、轻松、愉快的进餐气氛。

◆ 对于宝宝喜爱的食品,不能上顿接下顿地吃,在保证营养摄入量的基础上,合理安排宝宝的食谱。还要注意变换烹调方式,引起宝宝对食品的兴趣,以防"吃腻"了。

家长应该合理安排宝宝的食谱,在烹调的时候要强调色、香、味俱全,并适合宝宝的口味。

◆ 父母不能以某种食物(宝宝喜欢挑吃的食物)作为对宝宝的奖励，这样会助长宝宝挑食的毛病。

重视心理调适

◆ 不要当着宝宝面对别人说"他不爱吃这种菜"的话，以免使宝宝加深对某种食物的厌恶感。

◆ 不可娇惯宝宝，宝宝不吃某些食物就不买、不做。

◆ 向宝宝说明挑食的害处和各种食物中含有的人体最需要的营养成分。

◆ 凡对宝宝不吃的食物，经过劝导能少量进食时，应及时给予鼓励或奖励。

◆ 事前不让宝宝知道，在他最喜欢吃的食物中掺入少量不爱吃的食物，使他慢慢适应。

◆ 不要强迫宝宝吃某种不喜爱的食物，特别是辣味、苦味、味道怪的蔬菜，如茴香、胡萝卜、韭菜等，但也不能轻易妥协，可做带馅食品时加入一些，让宝宝慢慢适应。

专家忠告：鼓励和表扬很重要

当宝宝吃饭感觉香甜、不挑食时，你要有关心和高兴等积极反应，并给予表扬，以达到强化的目的。

给宝宝吃一种新的蔬菜、水果或其他食物时，应首先向宝宝介绍它们的名称、生长或制作的过程、营养价值等知识，这会激发孩子品尝新食物的欲望。

如果宝宝短时间内出现不吃饭、精神差以及其他全身不适症状时，应及早去医院诊治。

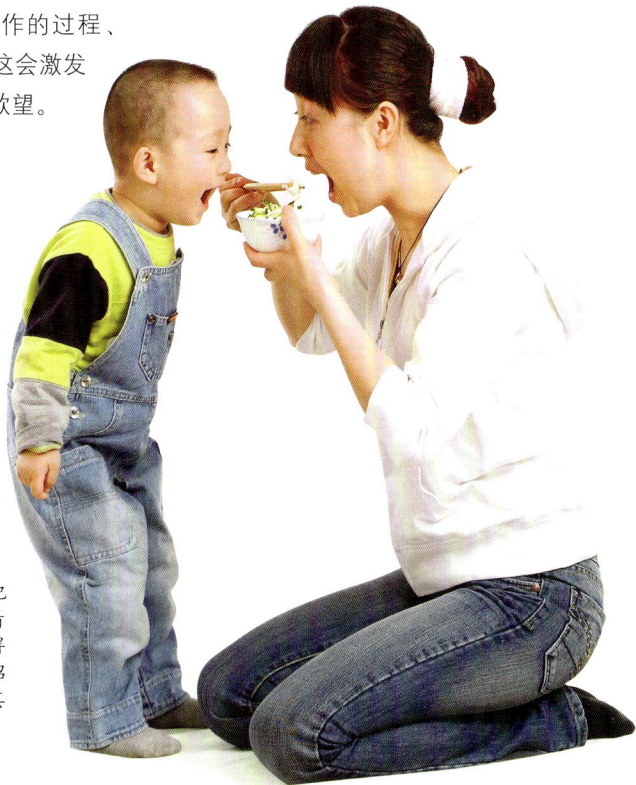

比一比看谁吃得快？把小饼咬成一个月牙，看谁盘子里的豆豆少得快，虽然都是常用的招数，可却很管用，尤其是对付3岁以下的宝宝，他们就吃这一套。

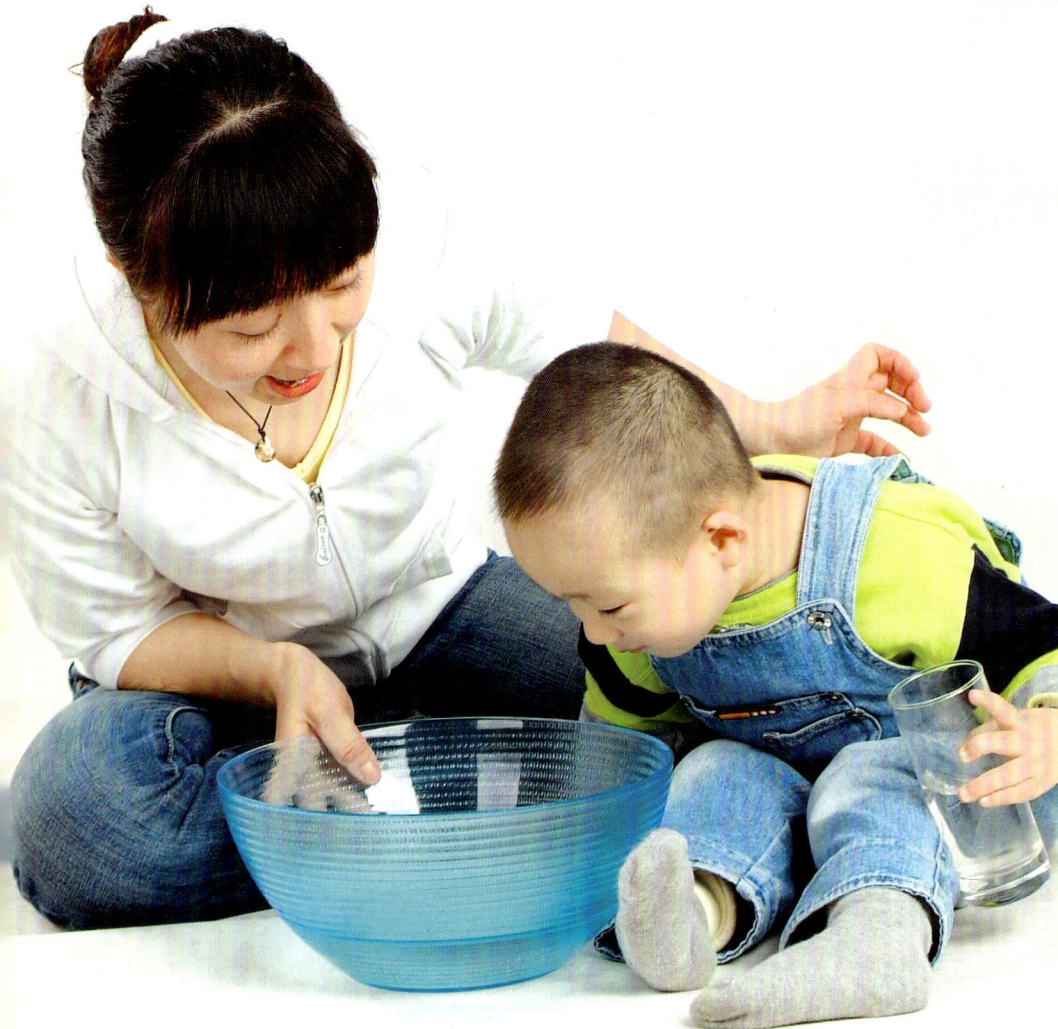

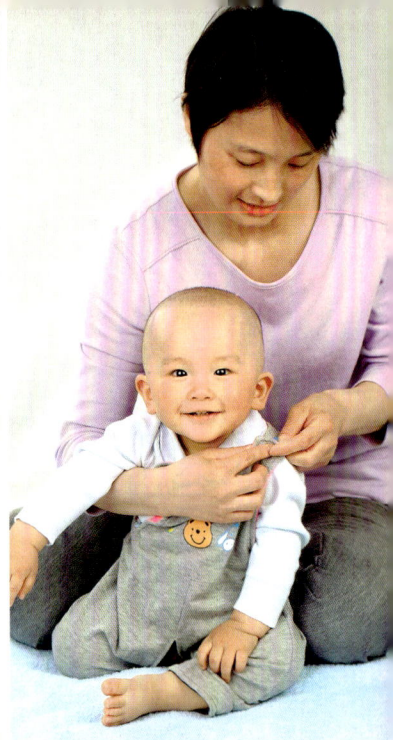

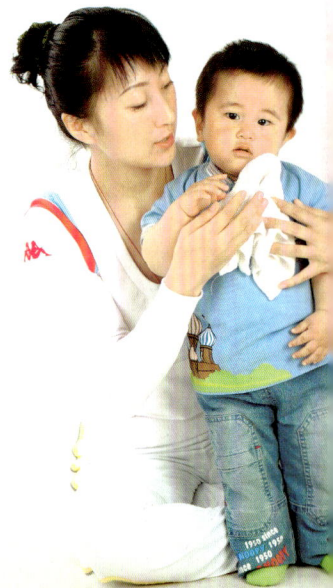

日常护理

问题精选

25 怎样辨别宝宝的哭声？

哭是宝宝表达感情的最直接最有效的方式，他正是通过哭这种语言向爸爸妈妈传递信息，提醒大人关注他的需要和情绪。只要细心观察，你很快就会从宝宝哭的声调和表情中得到启示，听懂他的各种哭声。

疾病因素引起的啼哭

1.哭声短促，单声而低调，伴有咳嗽或呼吸时的哮鸣声，鼻翼煽动，发热等，常为支气管炎或肺炎所致。

2.宝宝吮吸乳头时，突然把乳头吐出并放声大哭，需注意检查口腔是否有炎症或鹅口疮等。

3.平缓而持续的哭声或烦躁而经常的哭闹，可能是由身体某些部位的炎症引起的疼痛或不适所致。

4.阵发性剧烈的哭声，常常是各种肠道急性感染或消化不良导致肠道痉挛的外部表现。

5."夜啼"可能是因宝宝白天睡眠无规律，或衣被过厚等护理不当，或鼻子堵塞引起；稍大的宝宝可能是白天游戏过度或受惊吓所致。

宝宝也有心情不好的时候

哭声一般是在无声无息中开始的，常常是由几声缓慢而拖长的哭声打头阵，声音较低，发自喉咙。通常情况下，最好的方法是把宝宝抱起来，放在左胸处，以便让他能听到你的心跳。也可以在给宝宝洗澡、擦油时，轻轻地哼歌，抚摸他，给他以精神上的满足。

哭是宝宝的锻炼方法之一

有节律的安详而洪亮的哭声，面色红润、精神饱满，常表示宝宝感觉良好，正在锻炼身体。此时，确实没有引起啼哭的异常情况，可以放心让宝宝享受啼哭。

不舒服

◆ 宝宝明显感觉不舒服的是尿布湿了，此时宝宝情绪烦躁，显得有些不耐烦，换尿布后哭声即停止。

◆ 太冷或太热，也会使宝宝哭泣。这时，父母就要用手摸摸宝宝的腹部，如果其腹部发凉，说明宝宝感到冷了，要赶紧添加衣服；如果宝宝面色发红，烦躁不安，则表明宝宝太热了，应采取相应的措施，如用温水给宝宝洗浴等。

如果

宝宝不明原因哭闹不止，各种方法都不奏效，需要考虑是不是生病了，应及时就诊。

切忌用力摇晃宝宝。有时候，父母被宝宝的哭闹弄得精疲力竭了，会抱着宝宝来回摇，试图让他安静下来。如果过于用力，容易使宝宝的大脑受到震荡，对神经系统发育不利。

妈妈，好疼啊

爆发性高而尖的哭声，往往是说："妈妈，我痛呀！"这种疼痛常因突发的打击、针刺或烧灼等外部强刺激引起。如果觉得宝宝有健康问题，应该及时就医。

妈妈，我饿了

饥饿，是宝宝哭的最主要原因。这种哭声短而有力，比较有规律，中间有换气的间隔时间，渐渐急促，有时伴有小嘴作觅食或寻找奶头的动作。当宝宝感到饥饿时，应适时喂奶，消除他的饥饿感，使宝宝不再啼哭。

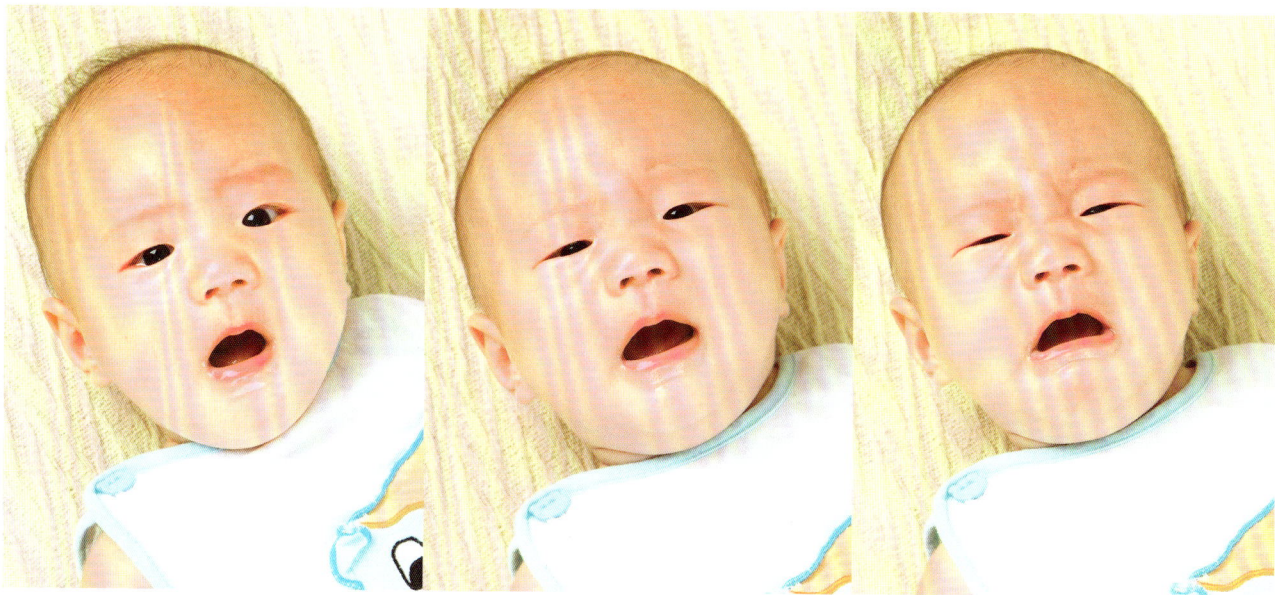

问题精选

26 怎样护理宝宝的脐部?

新生儿脐带脱落的时间，会依宝宝情况而有所不同，一般在出生后1~2周脱落。因脐带残端是和血管相通的，若护理不好，细菌可能侵入，轻者引起脐周发炎，重者会造成败血症而危及新生儿的生命。

脐带护理的三大原则

◆ 保持干燥

在宝宝脐带脱落前应保持干燥，如果洗澡时不慎将脐带根部弄湿，可先以干净小棉棒擦拭干净，再用75%的酒精擦拭脐带根部及脐带周围。

◆ 避免摩擦

纸尿裤大小要适当，勿使尿裤的腰际刚好在脐带根部，这样在宝宝活动时易摩擦到脐带根部，导致破皮发红，甚至出血。

◆ 避免闷热

禁用面霜、乳液及油类涂抹脐带根部，以免脐带不易干燥甚至导致感染。

当宝宝脐部潮湿或有分泌物时，每天可用75%的医用酒精为他消毒。

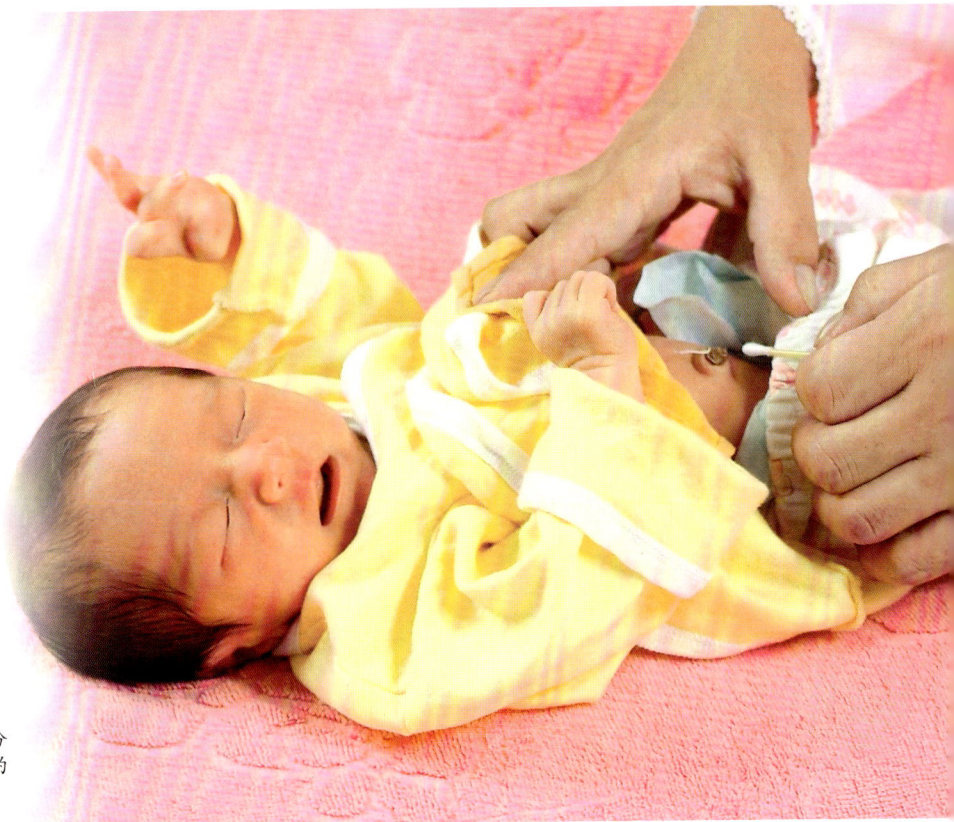

脐带未脱落前的护理

◆ 每天要观察脐部有无渗血、渗液。父母如果给宝宝洗澡，不要把宝宝放在水中浸泡。

◆ 父母需要在宝宝洗澡后用消毒棉签蘸上75%的酒精，以左手拇指及食指将脐带周围的皮肤撑开，由根部往脐带面方向顺时针擦拭即可，每天1~2次。

◆ 不必在脐带部位包裹纱布，更不要用厚塑料布盖，再用胶布粘上，这样很容易滋生细菌。

◆ 更不可在脐带部位涂龙胆紫，因龙胆紫可使脐部表面结痂，内部分泌物排不出去，以致感染加重。

◆ 一般来说，宝宝脐带应在3~7天脱落，若10天还不脱落，用棉签蘸75%的酒精擦拭根部即可脱落，或请医生处理。超过2周不脱落，容易长出肉芽。

脐带脱落后的护理

◆ 如发现宝宝的脐带已脱落，可给宝宝用75%的酒精消毒，并且应保持局部干燥。

◆ 如遇到脐带脱落后，脐部总不干燥，观察呈粉红色，如绿豆大小新生物，尤如葡萄串，表面常有渗液，甚至有脓液这种情况，应当尽快请医生诊治。

专家忠告：男婴的脐部护理小窍门

给男婴包尿布时，应将阴茎朝下，以防撒尿时脐部被尿液浸湿，造成脐带发炎。

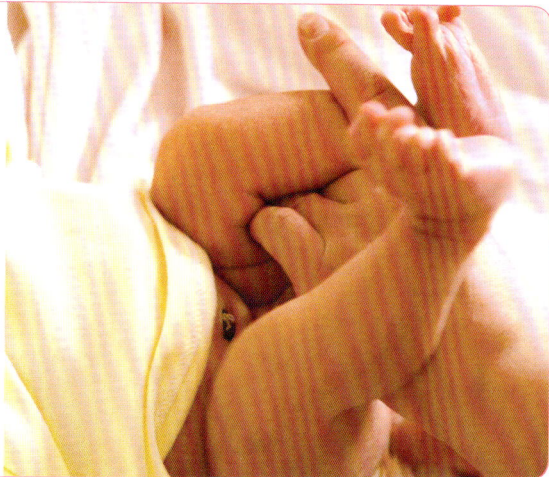

宝宝脐疝

"肚脐眼"突出，医学上称为"脐疝"，是一种较常见的先天性发育缺陷。婴儿出生后，脐部是一个先天性薄弱点，凡是使腹腔内压力增高的原因都能导致脐疝，例如咳嗽、打喷嚏、哭闹等。小儿安静或平卧时，突出的肠子返回腹腔，肿块消失。随着年龄的增长，腹肌发育，疝孔逐渐缩小，最后闭合，脐疝消失。一般在1~2岁以上，小脐疝(直径在2厘米以下者)，可请小儿外科采用保守疗法，用胶布粘贴，每1~2周更换一次。此法的缺点是胶布容易刺激皮肤，应仔细观察贴胶布处有无皮炎，绝不可在家自行乱贴。若经保守治疗无效或脐疝孔较大，则应去医院手术治疗，其效果甚好。

脐疝宝宝一般并无痛苦，并不引起胃肠功能紊乱，仅极少数发生肠子嵌顿。个别宝宝可能因局部膨胀而有不适感觉。有些父母为了不使其脐疝膨出，使小儿尽量少哭或不哭，对小儿百依百顺，日久后会造成心理发育障碍，必须注意这一点。

问题精选

27 该不该给宝宝"挑马牙"?

大多数宝宝在出生后4~6周内，口腔上腭中线两侧和齿龈边缘黏膜上出现一些黄白色的米粒大小或绿豆大小的白色突起物，很像是长出来的牙齿，它就是人们常说的"马牙"或"板牙"，医学上称"上皮珠"。这是怎么回事呢？对宝宝吃奶有影响吗？需不需要挑掉呢？

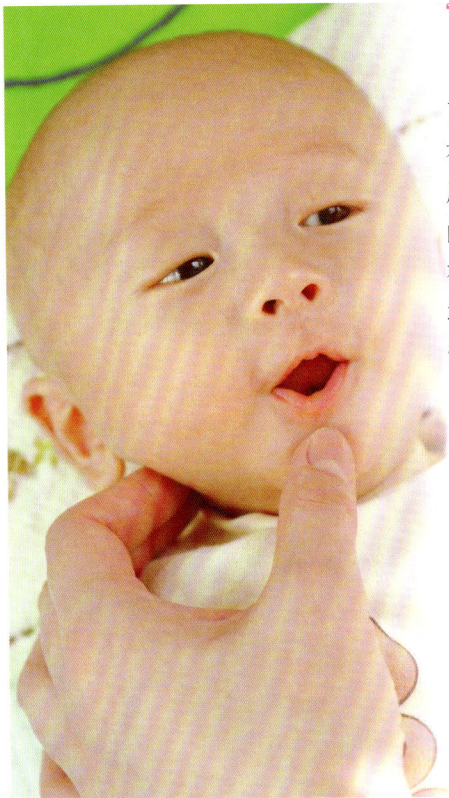

从宝宝张开的小嘴里可以看到一些小小的白点，它就是人们常说的"马牙"，千万不要觉得那是脏东西而非要用外力将它弄掉，这样会使宝宝的口腔感染。

"马牙"是怎么回事？

在胎儿期，宝宝的乳牙就开始发育了，而乳牙的前身就是上、下颌牙板。在胎儿出生前，牙胚已形成到一定程度，牙板就会退化吸收了。但有的胎儿的一部分牙板角化形成"上皮珠"，存在于牙龈的黏膜上，这是由于上皮细胞堆积或由于黏液腺潴留肿胀而引起的，俗称"马牙"，这属正常现象。

"马牙"不能随便挑

◆ 马牙的出现属于正常生理现象，它的存在对宝宝来说没有什么痛苦，不会影响宝宝吃奶，更不会影响将来乳牙的萌出，无须处理，几个星期后会自行消失。

◆ 有些人不知道"马牙"的来历，以为是一种疾病而采用了一些无知的手段处理，例如拿针去挑，或用粗布去擦，这都是很危险的，会使宝宝口腔感染，反而影响了正常的喂养。因为宝宝口腔黏膜非常薄嫩，黏膜下血管丰富，而宝宝本身的抵抗力很弱，针挑和布擦极易损伤口腔黏膜，引起细菌感染，发生口腔炎或者骨髓炎，甚至发生败血症，危及宝宝生命，其后果是极其严重的。如果宝宝"马牙"较大，可请儿科医生诊治，不可自行处理。

28 新生儿乳房肿胀怎么办?

新生儿脱离母体后，出现了许多这个时期特有的生理现象，往往引起年轻父母的焦虑和恐慌。例如，新生儿不论男女，在出生后的3~5天内都可能出现乳房胀大，民间称为"奶核"，并可能伴有黄色乳汁流出。出现这种情况时，父母该如何应对呢?

乳房肿胀的原因

在宝宝刚出生时，体内会有一定数量来自于母体的雌激素、孕激素和催乳激素。而雌激素和孕激素在一定程度上起着抑制催乳激素的作用。母亲在妊娠末期，雌激素和孕激素可通过胎盘传给胎儿，使之乳腺肿大。新生儿在离开母体后，体内的雌激素和孕激素很快消失，但催乳激素却能维持较长时间，且又失去了被抑制的因素，于是就促使新生儿乳腺肿大，甚至分泌出一些奶汁来，这属于一种常见的生理现象。

切勿给宝宝挤"奶核"

以前有些人认为新生儿生理性乳腺肿大是一种不好的现象，应把"奶核"挤出来，这是一种很危险的做法。家长千万不要挤压新生儿的乳房，因为挤压后，能引起皮肤破损，皮肤上的细菌便可乘机侵入乳腺，引起乳腺发炎化脓，严重时可导致败血症，其结果非常严重。即使不发生细菌感染，用力挤压，也有可能损害乳房的生理结构和功能，这会贻误孩子的一生。其实，新生儿乳腺肿大称为"生理性乳腺肿大"，不需要任何治疗。在一般情况下，乳房增大在出生后8~18天最明显，2~3周后自然消失。但个别新生儿的时间要长一些，可达3个月之久，有些宝宝还会分泌乳汁，乳量数滴至2毫升不等，这些都属于正常的生理现象。

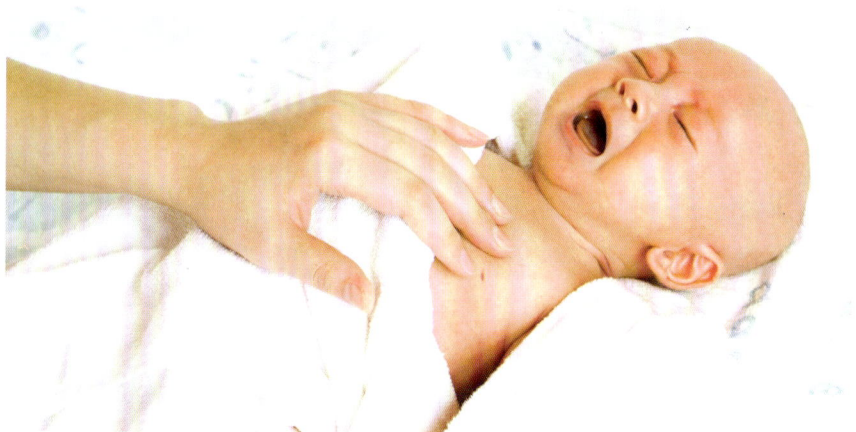

一般说来，新生儿乳房肿胀属于正常现象，几周后就会好，不需要进行任何治疗，父母不必过分担心。

问题精选

29 如何给宝宝剪指甲？

宝宝出生后指甲就比手指长出一段。宝宝的手脚还会经常不受控制地乱舞乱抓，长长的指甲里面更容易藏污纳垢，不小心抓破面部或其他部位的皮肤则会造成感染，尤其是患有湿疹发痒时，更容易被抓破。宝宝常将小手放进嘴里吸吮，很容易将指甲的污垢吃进去，引起胃肠道疾病。因此，需要经常给宝宝剪指甲。

修剪指甲"五步走"

◆ 选择钝头的小剪刀或前部呈弧形的指甲刀。

◆ 剪时，父母一定要做到"稳""准"。一手的拇指和食指牢固地握住宝宝的手指，另一手持剪刀从甲缘的一端沿着指甲的自然弯曲轻轻地转动剪刀，将指甲剪下。

小宝宝的指甲长得特别快，1~2个月宝宝的指甲以每天0.1毫米的速度生长，所以间隔1周左右就要给宝宝剪1次。

◆ 一定要先将宝宝的指甲与指甲下面的软组织分开，才能下手剪。切不可使剪刀紧贴到指甲尖外，以防剪掉指甲下的嫩肉。

◆ 应按宝宝的指甲或手指的形状来剪，不要剪得太短，以免损伤甲床，与手指端平齐即可。

◆ 剪好后检查一下指甲缘处有无方角或尖刺，尽量将指甲边缘磨平滑，以避免宝宝划伤自己的皮肤。

几个不能忽视的细节

◆ 最好在宝宝不乱动的时候剪，可选择在喂奶过程中或者等宝宝熟睡时。

◆ 指甲浸泡过热水会容易剪，因此，洗澡后是给宝宝剪指甲的最佳时机。

◆ 根据宝宝指甲的长短来决定剪指甲的次数，一般每周1~2次。

◆ 如果指甲下方有污垢，不可用锉刀尖或其他锐利的东西清除，应在剪完指甲后用水洗干净，以防被感染。

◆ 如果不慎误伤了宝宝的手指，应尽快用消毒纱布或棉球压迫伤口，直到流血停止，再涂一些抗生素软膏。

◆ 替宝宝剪指(趾)甲后，特别是给熟睡的宝宝剪后，必须将床单上剪下的指甲屑清理干净，否则会弄痛宝宝娇嫩的皮肤。

有的家长不敢也不会给新生儿剪指甲，就将两只小手包起来或戴上手套或缝一个小口袋将整个小手包起来。这种做法是不可取的，理由是：

1.使手指活动受到限制，阻碍宝宝的精细运动发展。

2.此时的宝宝对自己的手开始有一些控制能力了，手指比以前更灵活了，而且会用眼睛注视自己的手指。用手套包起宝宝的手指，会限制宝宝的手眼协调能力的发展。

3.毛巾手套或用其他棉织品做的手套，如果里面的线头脱落，很容易缠住宝宝的手指，影响手指局部血液循环，如果发现不及时，有可能引起新生儿手指坏死而造成严重后果。

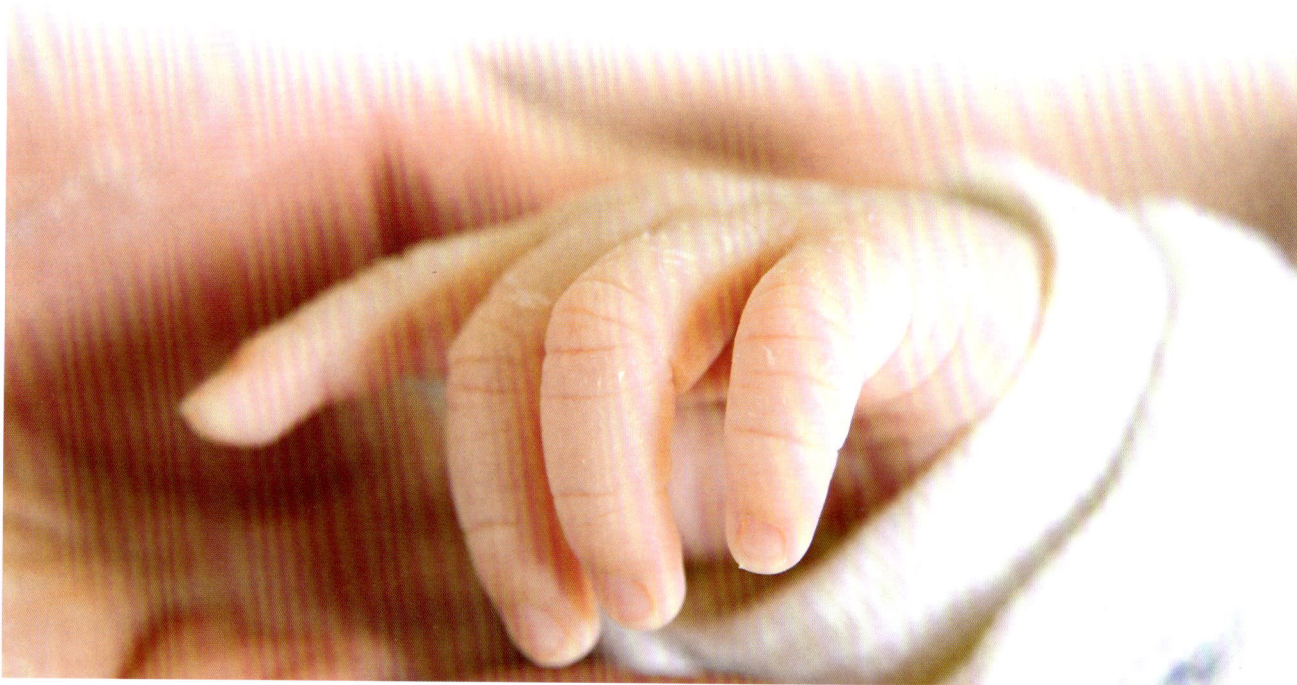

给宝宝剪指甲的时候应按宝宝的指甲或手指的形状来剪，不要剪得太短，以免损伤宝宝的甲床。

问题精选

30 宝宝发生红屁股怎么办?

"红屁股"医学上称为红臀或尿布性皮炎,是3个月以内婴儿最常见的皮肤病。宝宝会因疼痛而哭闹、睡眠不佳、不肯吃奶、消化不良。有时即使父母细心地照顾宝宝,仍然会出现"红屁股",这究竟是什么原因呢?

"红屁股"多源于护理不当

◆ 绝大部分"红屁股"是由于护理不当造成的。由于宝宝大小便次数比较多,如不及时更换尿布,粪便中的脂肪酸、尿中的尿酸等就会经常刺激臀部皮肤。

◆ 使用橡皮尿布、塑料尿布,致使尿液不能蒸发。

◆ 使用肥皂或洗衣粉未洗净的尿布,致使其与皮肤摩擦刺激。

◆ 与宝宝自身体质有关。有的宝宝尿布换得很勤,但是偶尔换晚了一些还有可能出现红臀。

多发月龄 | 1 | 2 | 3 | 4 | 5 | 6 | 7 | 8 | 9 | 10 | 11 | 12 | 13 | 14 | 15 | 16 | 17 | 18 | 19 | 20 | 21 | 22 | 23 | 24 | 25 | 26 | 27 | 28 | 29 | 30 | 31 | 32 | 33 | 34 | 35 | 36

预防"红屁股"的方法

◆ 首先要注意保持臀部干燥，发现尿布湿后要及时更换。

◆ 新生儿的尿布要选用细软、吸水性强的旧棉布或棉织品，如旧被单、棉毛衣裤等制作，这不仅柔软，不损伤新生儿的皮肤，而且透气性好，新生儿会感到很舒适。

◆ 尿布外面不能包裹塑料布，因密闭不利湿热散发，极易发生红臀。若想防止尿布浸湿被褥，尿布下面可垫小棉垫或小布垫。

◆ 在炎热的夏季，室温较高时可将臀部完全裸露，使新生儿臀部经常保持干燥状态。

◆ 要注意尿布的清洁卫生。换下来的尿布一定要清洗干净。

◆ 若尿布上有污物，需选用碱性小的肥皂或洗衣粉清洗，然后要用清水多洗几遍，要将碱性痕迹完全去掉，否则会刺激宝宝臀部的皮肤。

◆ 清洗完后要将尿布用开水烫一下，拧干后放在阳光下晾晒干，以达到消毒灭菌的目的。

◆ 每次大便后，要用清水洗净臀部，保持局部的清洁。当皮肤发红，特别是破溃时，不要用肥皂清洗，以避免刺激局部。

出现"红屁股"时怎么办

◆ 首先要去掉尿布外层的橡皮布和塑料布，切勿再使用有问题的尿布，以免病情加重。使宝宝的会阴部及臀部通风透气。

◆ 让宝宝采取俯卧位，并露出臀部，在宝宝吃奶后半小时至1小时进行，每次5~10分钟，一日数次，以保持局部皮肤干燥。

◆ 如果有轻微的发红或皮疹，除了及时更换尿布外，要保持局部清洁干燥。

◆ 每次大小便后应清洗臀部，用软布把水搌干，再涂以3%鞣酸软膏或烧热后放凉保存待用的植物油。

◆ 重症宝宝多继发细菌感染，应选择抗生素治疗，必要时请儿科医生处理。

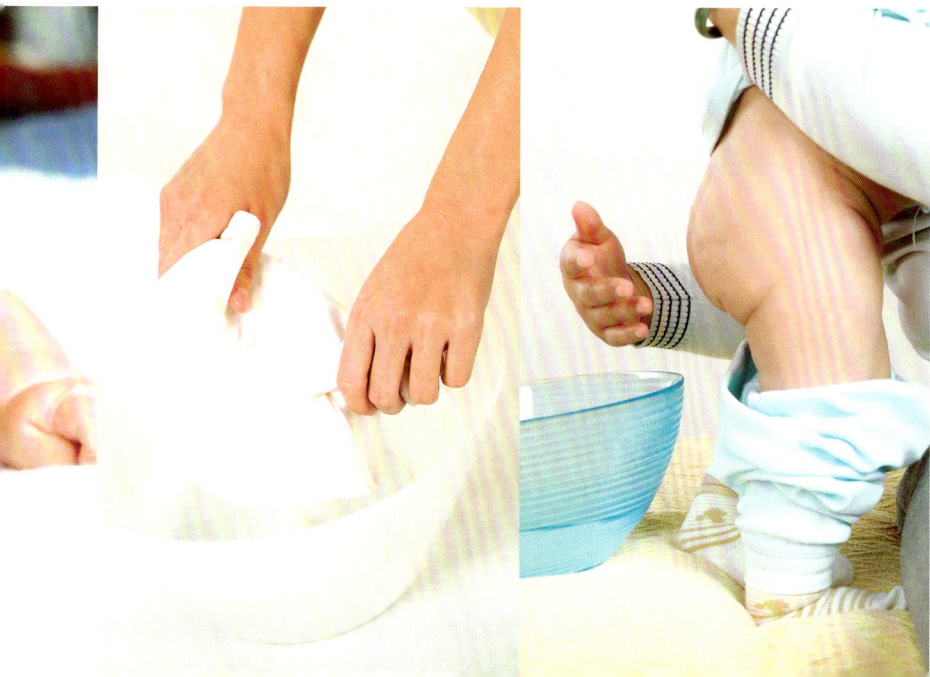

问题精选

31 如何辨别宝宝大便的性状?

宝宝大便的次数和性质常反映胃肠道的功能情况。通过对大便的观察，可初步了解宝宝的消化情况，尤其是大便出现异常时，常常预示着某些疾病的发生，所以更值得家长的注意。

宝宝由于年龄、饮食、排便习惯等的不同，每天排便次数、性质也不尽相同。

正常宝宝的大便

◆ 正常新生儿在出生后2~3天内排泄黑绿色大便，即胎便，3~4天后逐渐变为黄色便。

◆ 纯母乳喂养的宝宝，大便为稠度均匀的黄色或金黄色稀糊糊软便，有时稍带绿色，有时有小米样的颗粒，是正常现象。每天排便2~4次，如果经常4~5次，甚至7~8次，但宝宝食欲正常，体重按规律增长，则属生理性腹泻，不要任意停喂母乳和乱用药品。

◆ 添加辅食后，宝宝大便的颜色可随之稍有改变或有少量的菜末。这是宝宝添加食物时的常见现象，不要误认为是消化不良，宝宝渐渐习惯后排便就会恢复正常。

◆ 人工喂养的宝宝，大便为淡黄或土灰色，较硬较干，一般每天1~2次，可在奶内稍加些糖，大便会变得柔软，次数也会增多。鲜牛羊奶喂养的宝宝，大便中会有奶瓣，这是未消化吸收的脂肪与钙或镁化合成的皂块，如量不多，可不用处理。

专家忠告：提前留取大便样

如果需带宝宝去医院就诊，应在家提前留取宝宝的大便样，以便到医院能够及时进行化验，尽早得到诊治。

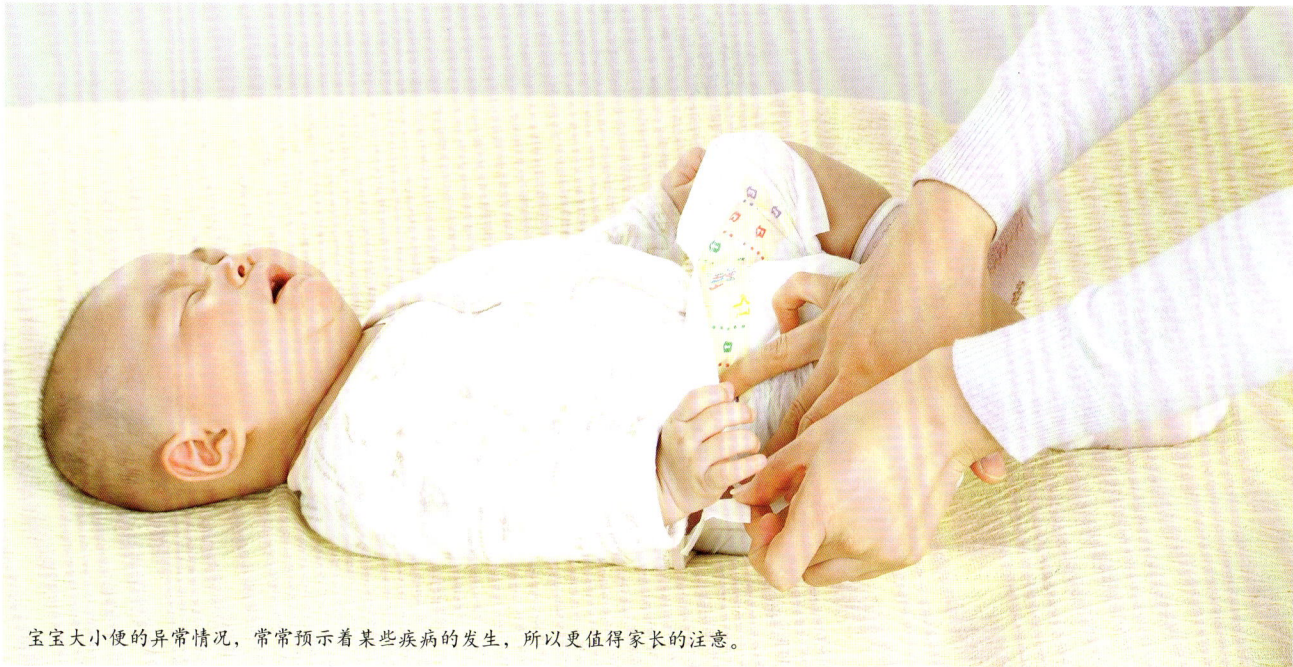

宝宝大小便的异常情况，常常预示着某些疾病的发生，所以更值得家长的注意。

大便异常可反映疾病

◆ 大便呈绿色，表明肠蠕动过快或说明肠道有炎症，要注意调整饮食，定时、定量，避免过量喂食。

◆ 大便为果酱样，警惕肠套叠的发生。

◆ 大便为赤豆汤样，可能为出血性小肠炎，这种情况多发生于早产儿。

◆ 大便黑色，可能是胃或肠道上部出血或服用治疗贫血的铁剂药物所致。

◆ 大便带有鲜红的血丝，可能是大便干燥而致使肛门周围皮肤破裂造成的。

◆ 大便呈黄褐色稀水样，带有奶瓣，有刺鼻的臭鸡蛋味，为蛋白质消化不良。

◆ 大便蛋花汤样，常见于秋季腹泻，是由轮状病毒感染引起的肠道疾病，并多伴有呕吐。

◆ 大便呈灰白色，同时宝宝有白眼珠、皮肤呈黄色，有可能为胆道梗阻或胆汁黏稠或肝炎。

◆ 脓血样大便，多见于痢疾，患儿常伴有发热、恶心、呕吐、不愿进食、全身无力、阵发性腹痛等症状。

◆ 大便次数多，量少，呈绿色或黄绿色，含有胆汁，带有透明丝状黏液，宝宝有饥饿表现，为奶量不足、饥饿所致腹泻。

◆ 大便淡黄色，呈糊状，外观油润，内含较多的奶瓣和脂肪小滴，且漂在水面上，大便量和排便次数都比较多，可能是脂肪消化不良。

问题精选

32 宝宝四肢屈曲正常吗?

细心的父母都会发现,宝宝从一出生到满月,总是四肢屈曲,有的家长担心宝宝日后会"罗圈腿",干脆将宝宝的四肢捆绑起来,认为这样能起到预防作用。其实,这种观念是不科学的。

四肢屈曲不是病

◆ 四肢屈曲是新生儿的正常姿势,你知道胎儿在妈妈肚子里怎么呆着吗?让他以伸直的姿势呆在子宫里,可能吗?正常新生儿的姿势都是呈英文字母"W"和"M"状,即双上肢屈曲呈"W"状,双下肢屈曲呈"M"状,这是健康新生儿肌张力正常的表现。

◆ 随着月龄的增长,宝宝四肢逐渐伸展。6个月以内的宝宝双下肢的胫骨(膝关节以下的长骨)朝外侧弯曲是正常生理现象,6个月到1岁时就会逐渐变直。

◆ 正常的宝宝不会因自己自愿地反复站立而出现腿弯。8~9个月以后的宝宝都喜欢扶着床或小车的栏杆站立,让他坐下都不愿意。所以,只要宝宝无佝偻病,父母就不必担心宝宝经常这样站着,会长成"罗圈腿"。

专家忠告:捆绑影响宝宝发育

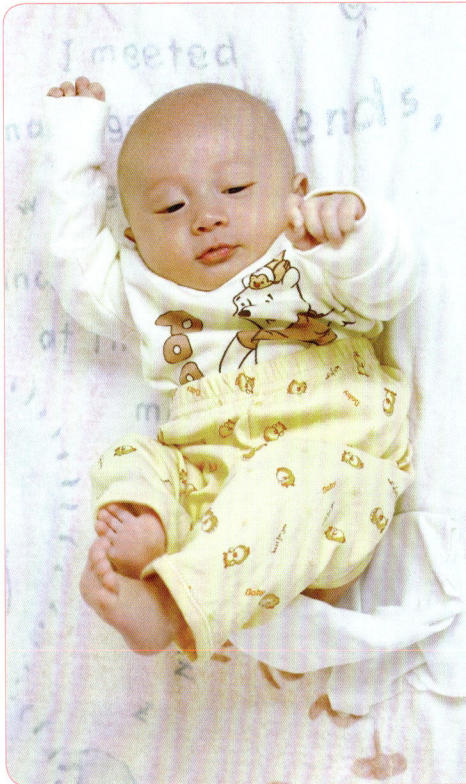

不能捆绑宝宝。捆绑宝宝四肢不仅限制了宝宝的自由伸展活动,严重者还可以造成髋关节脱位,而且会因宝宝的活动不足,造成动作不协调、注意力分散、语言发展障碍等,还可能影响日后心理行为健康发展,甚至造成人格偏异。

应当提倡宝宝尽早穿上小衣裤,让四肢处于自然放松的体位,任其自由活动。

出生前由于子宫内的空间限制,胎儿的动作大都是头向胸,双手紧抱于胸前,腿蜷曲、手掌紧握的姿势。出生后头、颈、躯干及四肢会逐渐伸展开来,所以宝宝出生后常有小腿轻度弯曲、双足内翻、两臂轻度外转、双手握拳,或四肢屈曲等状态,这些都是正常的。

如何预防宝宝"罗圈腿"

"罗圈腿",即"O"形腿,是由于佝偻病所致的骨骼变形,与新生儿四肢屈曲状态毫无关系。造成宝宝"罗圈腿"的原因很多,如软骨营养障碍等,但以维生素D缺乏性佝偻病为多,早期以多汗、易惊为主要症状,若不及时纠正,会影响骨骼发育。

预防佝偻病首先要从胎儿期抓起,母亲在孕末期就要注意营养,多吃蛋类、动物肝脏等含维生素D及蛋白质多的食物,经常晒太阳,并在医生的指导下服用维生素D和钙剂。

合理喂养对预防佝偻病是十分重要的。宝宝出生后应尽量采用母乳喂养,因为母乳中维生素D以及其他营养物质易于吸收。4个月的宝宝开始添加辅食时,不要以谷类食品为主,否则会影响膳食中钙盐的吸收,应逐步添加蛋、肝等含维生素D多的食物。

处于身体发育阶段的宝宝,腿部力量尚不能过度承受身体重量,容易引起腿的变形,因此家长不要人为地过早、过久地让宝宝站立和学步,少用学步车。不要过早穿较硬的皮鞋,因为宝宝腿部力量较弱,学行走时穿硬质的鞋,会影响下肢正常发育。

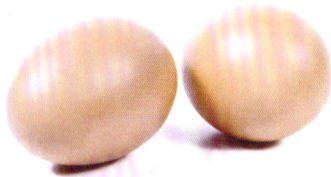

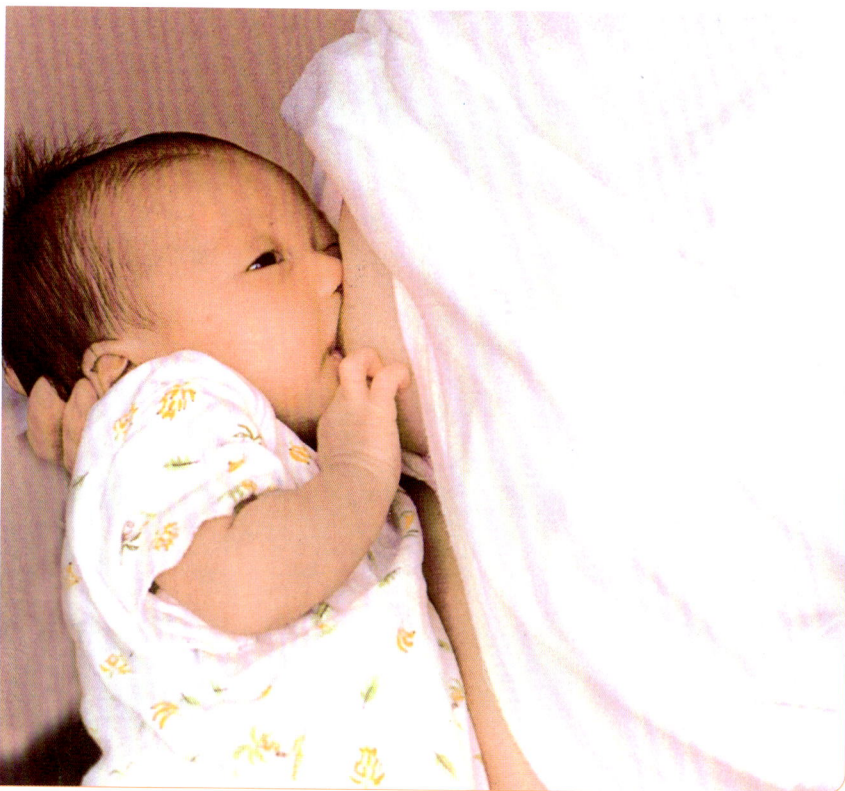

问题精选

33 宝宝皮肤褶皱糜烂怎么办？

宝宝新陈代谢快，皮肤排汗及油脂较多，皮肤细嫩，血管丰富，有较强的吸收和通透能力，并且颈部、耳朵、腋下、腹股沟、臀部等皮肤褶皱处通风有限，一旦被湿热所刺激，相贴的皮肤相互摩擦时容易造成局部先出现充血性红斑，以后表皮糜烂，甚至出现渗液或化脓，有臭味，宝宝常因此哭闹不安。

褶皱糜烂的常见症状

常于生后第2周在腋窝、腹股沟、臀缝、四肢关节屈面，肥胖儿的会阴部、颈部等褶皱处皮肤发红、糜烂，表皮剥脱，边缘清楚，病变处皮肤温度较高，缝中积液因起化学变化而发生臭味，有时可继发细菌感染。

保持皮肤清洁干爽

◆ 选用软布做尿布，如果用纸尿裤，包裹不宜太紧。

◆ 每天洗澡时，将皮肤褶皱扒开，清洗干净，特别是对肥胖、皮肤褶皱深的宝宝。应彻底洗净腋窝、颈部、腹股沟等处的胎脂，减少对皮肤的刺激。

◆ 洗澡后更应注意，用柔软的干毛巾将水分吸干，只要保持通风、干燥，很快会痊愈。

◆ 每次大小便后都要清洗宝宝的臀部和外阴。并保持皮肤干爽，减少感染机会。

◆ 为防止损伤皮肤，宝宝的衣着应选择平整、柔软、透气性好的棉织品，要宽松、易于穿脱，方便及时更换。

选用合适的护肤品

◆ 沐浴品的选择：应使用刺激性小的婴儿皂、沐浴液。

◆ 护肤油：皮肤褶皱处发红或患有尿布皮炎的新生儿应用紫草油[1]或其他消毒植物油、抗菌软膏等涂患处。

◆ 爽身粉：可以扑些婴儿专用的爽身粉，但注意不宜扑得太多，否则遇湿结块，更刺激皮肤，而且扑粉过多皮肤易吸收过多，有损健康。

专家忠告：及时检查褶皱处

当宝宝啼哭而找不到确切原因时，父母应仔细检查一下宝宝的全身，如颈下、腋下、腹股沟等部位，以了解有无皮肤糜烂、溃疡或炎症，尤其是体重较重的新生儿。还要注意观察一下脐部或腹股沟处，看看是否发生了疝气。

一旦皮肤糜烂后形成痂皮，妈妈切不可用手将痂皮撕下来，以免造成损伤。应尽快找医生处理。

[1]由紫草和纯植物油制成，温和，对宝宝没有刺激。

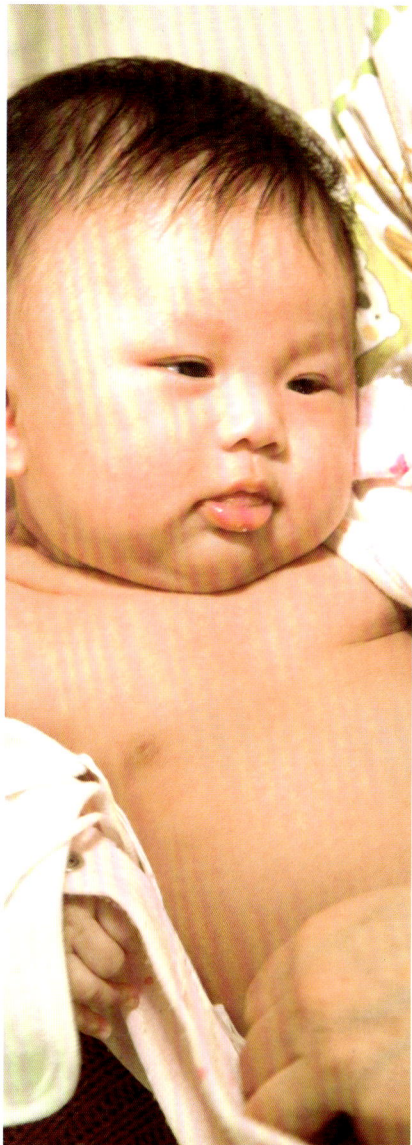

洗澡时，应将宝宝皮肤的褶皱扒开，并清洗干净，特别是对肥胖、皮肤褶皱深的宝宝。

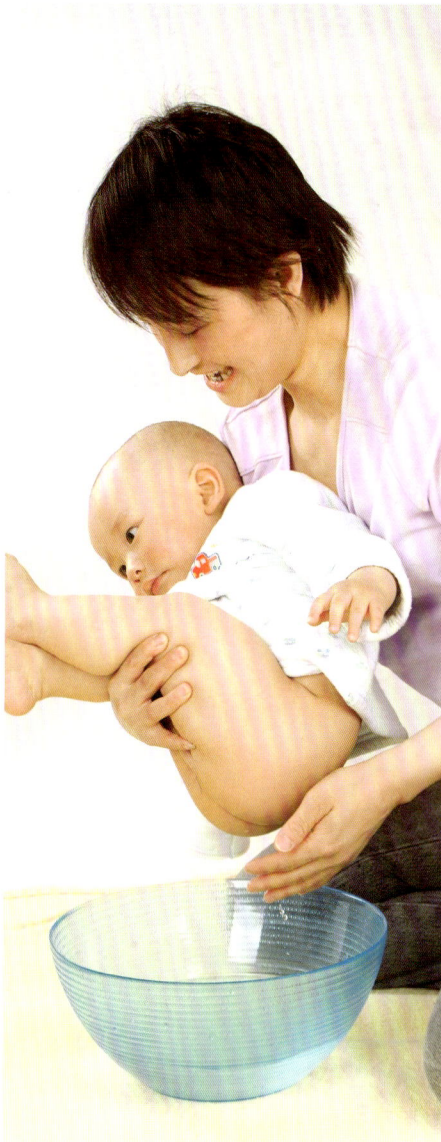

为了保持宝宝皮肤的清洁和干爽，每次大小便后都要清洗宝宝的臀部和外阴。

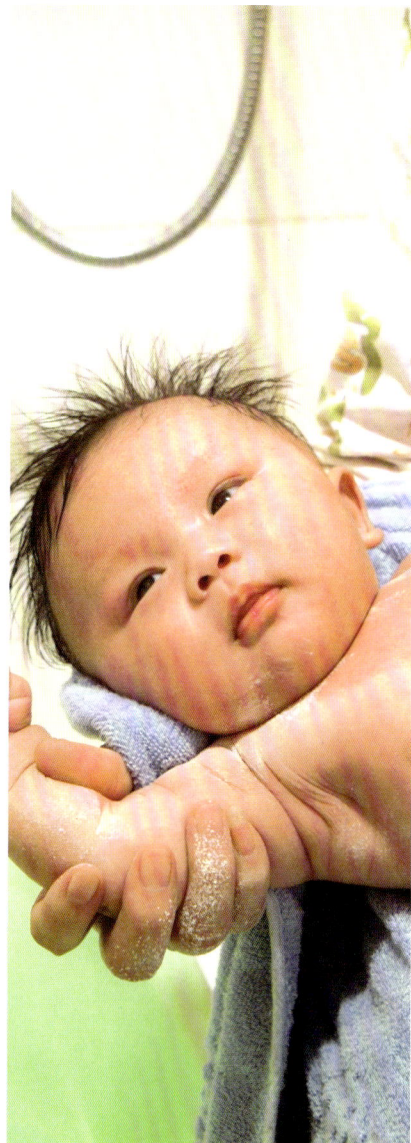

涂抹时要先远离宝宝，将粉倒在手上或粉扑上，然后再小心涂抹在宝宝身上，勿使爽身粉乱飞。

问题精选

34 凉席、电风扇、空调适用于宝宝吗？

在酷暑盛夏季节，宝宝特别容易出现痱子和水疱疹，并且食欲不佳，那可不可以给宝宝使用凉席、电风扇、空调呢？回答是可以用，但使用时必须要注意以下事项。

选择合适的凉席

◆ 凉席大致分三种——竹皮凉席、高粱秸皮凉席和麦秸凉席。竹皮凉席光滑耐用，十分凉爽；高粱秸皮凉席虽然较凉，但是较粗糙，易划伤宝宝的皮肤；麦秸凉席质地松软，吸水性较好，凉爽程度适中，是比较理想的宝宝凉席。注意不要让宝宝直接睡在凉席上，可铺上毛巾或床单，以防过凉。

合理使用电风扇

◆ 电风扇应安置在离宝宝远一些的地方，不能直接对着宝宝吹，也不要固定向一个方向吹。

◆ 吹电风扇的时间不要太长，风速不要太大。最好让电风扇摇头旋转，形成柔和的自然风。

◆ 在宝宝吃饭、睡觉、大小便、换衣服时，不宜直接吹电风扇。

合理使用空调

◆ 空调开启的时间不宜过长，并随时观察室内温度的变化。

◆ 空调制冷的温度控制在28℃左右，室内与室外温差最好不超过5℃。

◆ 宝宝睡着时，体温调节功能减弱，夜间睡眠时最好不开冷气，或只开最轻微的弱风。

◆ 使用空调时，室内要经常开窗换气，保证空气流通。

◆ 晚上睡觉时要给宝宝穿长衣裤，最好不用竹席。

◆ 定期清洗空调器的过滤膜。

专家忠告：谨防降温措施不当引发疾病

无论冬天还是夏天，最适合宝宝的室温是20℃左右(18℃~22℃)。宝宝对外界环境的适应能力较弱，如果凉席、电风扇、空调使用不当，容易引起腹泻、感冒等，因此，使用时应特别注意。

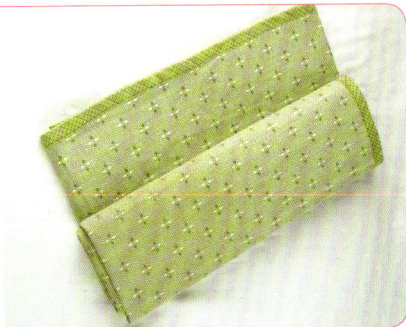

问题精选

35 宝宝长痱子怎么办？

天气热了宝宝容易流汗，穿太多就容易长痱子，看他常常睡不好因热醒而哭闹，真是让妈妈心疼。如何对付折磨人的痱子，又怎么样防止它的出现呢，看看下面的事项对妈妈们有没有帮助。

解决方案

◆ 由于宝宝的皮肤细致敏感，选择的衣服应当是吸汗、透气好的材质，如棉、麻类的衣服。

◆ 室内要通风，不要让风口直接吹到宝宝身上。

◆ 室内的温度应该保持在24℃~26℃左右。

◆ 多给宝宝洗温水澡，并在洗澡后搽上含有蛇胆成分的痱子粉，保持宝宝皮肤的干燥与清洁。

◆ 让宝宝多喝水，并且在水里放些黄连。如果宝宝怕苦不爱喝，可以冲淡些。

◆ 应当避免宝宝背部流汗不透气，需勤给宝宝翻身。

◆ 避免在烈日下直晒。强烈的紫外线照射会给宝宝稚嫩的皮肤带来伤害。

专家忠告：胖宝宝宜多洗澡

如果自己的宝宝长得比较胖，家长更要多注意。肥胖的宝宝皮下脂肪较多，本身就容易出汗，并且他们的毛孔一般相对闭塞。从中医角度来说，这属于痰湿体质，就是容易长热痱的类型。因此，家长为预防肥胖宝宝的热痱，在夏日里，需要每日给宝宝洗澡2次以上，并在抹干宝宝的身体以后扑上痱子粉作为预防。

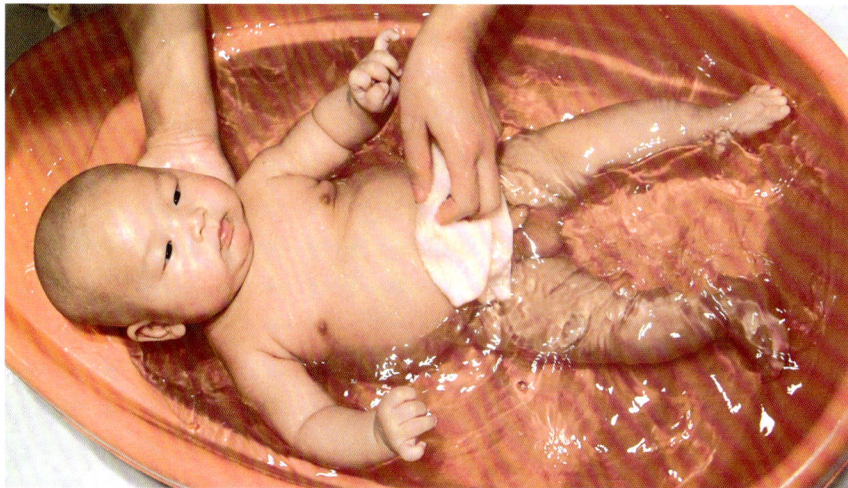

在夏天，尤其对于肥胖的宝宝，家长可每天给宝宝洗澡2次以上，以避免宝宝长痱子。

问题精选

36 如何清理宝宝的耳朵?

每个父母都希望帮助宝宝养成良好的卫生习惯，这是应该鼓励的，但是，85%以上的父母都有给宝宝挖耳屎的习惯，认为耳屎是耳内的废物，要及时清理才对。其实这种做法是不恰当的，为什么呢?

什么是耳屎?

◆ 耳屎在医学上称为"耵聍"，是外耳道耵聍腺分泌的黏液状物质，它可黏附进入外耳道的灰尘和局部皮肤代谢产生的脱落细胞等。

◆ 耵聍对人的耳朵有一定的保护作用，它可以覆盖在外耳道皮肤表面，防止皮肤干裂和黏附灰尘，预防感染，而且万一耳道进水，它还可以起到防止作用。因此，一般而言，耳屎不必人工清除，它会在说话、吃饭、打呵欠时，随着下颌运动，借助皮肤上汗毛的推动作用，自动被排出。

给宝宝挖耳屎害处多

经常掏耳朵对健康是有害的，具体表现在:

◆ 容易损伤外耳道皮肤。有些家长看到宝宝耳朵里有耳屎，就用手指、发夹、挖耳器或火柴梗给他挖。掏耳朵时如果耳屎坚硬或比较多，宝宝因怕痛而不愿合作、哭喊不止，所以容易把宝宝的外耳道皮肤挖破，受损处则容易发生细菌感染，引起外耳道炎、耳疖。更严重的是挖破鼓膜，导致中耳炎，及宝宝的听力下降。

◆ 由于经常刺激外耳道皮肤，使皮肤淤血，造成耳屎分泌增多，堆积严重。也就是说，耳屎越掏越多。

◆ 经常掏耳朵会刺激鼓膜发生慢性炎症，鼓膜发红、变厚，外耳道也会流出少量脓液。在给宝宝掏耳朵时，如果宝宝突然挣扎就会刺激外耳道出现咳嗽反射，这种意外就更难免。

宝宝有耳屎怎么办?

◆ 其实对于耳屎不多的宝宝，一般不需处理，也可用棉签在外耳道入口处轻轻清理一下即可。

◆ 平时每星期要用涂有金霉素眼药膏的小棉签，在外耳道卷一下，一则可以帮助杀菌，二则能湿润外耳道的皮肤，从而使耳屎自然脱落，不会形成大块。

◆ 如果宝宝耳屎结成硬块，或误进杂物，造成外耳道阻塞，那就应去医院请五官科医生处理，切勿在家强行给宝宝挖耳屎。

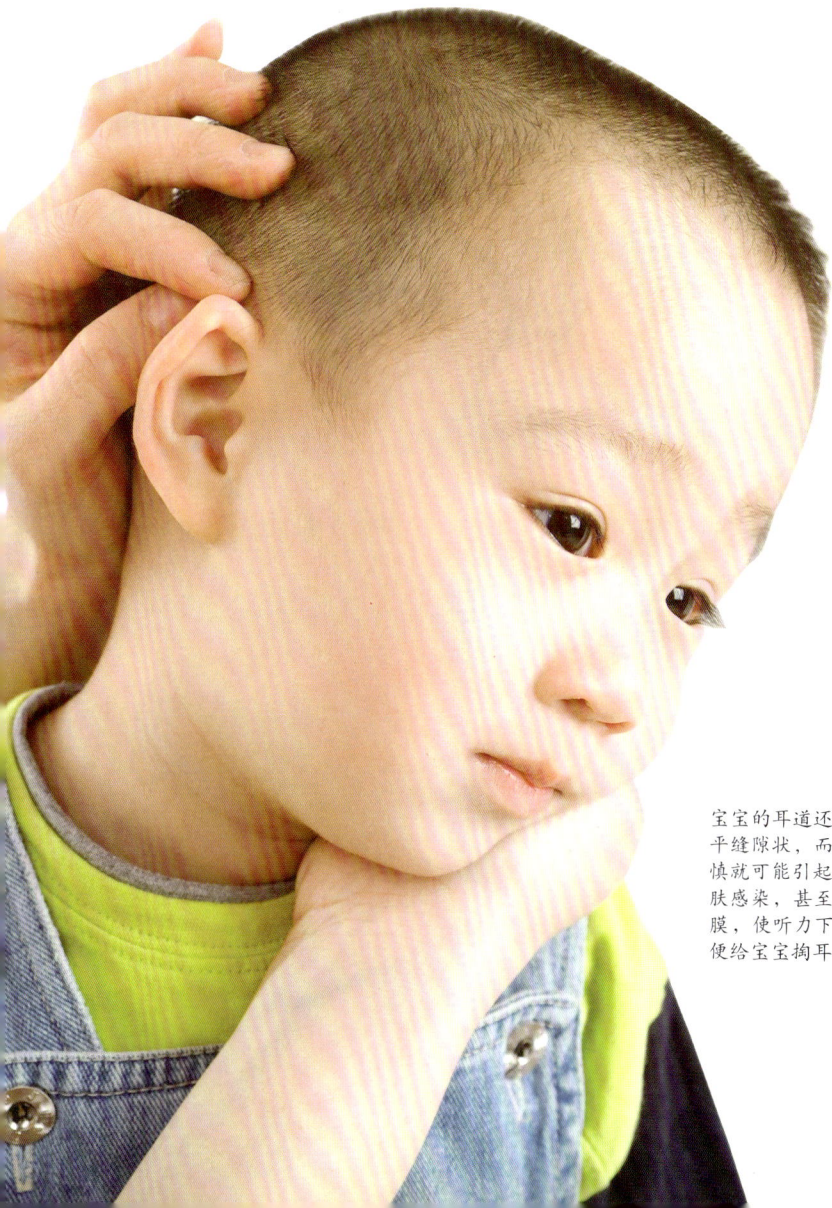

应改变宝宝平躺喂奶或喂水的不正确喂养姿势，以免奶汁或水通过咽鼓管流进中耳腔，引起渗出性中耳炎。

注意宝宝的体格锻炼，预防和治疗上呼吸道感染，保持鼻腔、咽鼓管通畅。定期进行预防接种等，预防上呼吸道感染。

不要给宝宝玩噪声大的玩具，有些儿童玩具的噪声也会影响宝宝听力。

如果想为宝宝清洁耳朵，可用湿毛巾简单地给宝宝擦拭外耳。正常情况下，耳垢会自行脱落出来。如果宝宝的耳垢实在太多，使宝宝感到不舒服，影响了听力，还是带宝宝去医院请医生处理最为安全。

宝宝的耳道还没发育成熟，大多呈扁平缝隙状，而且皮肤很娇嫩，稍有不慎就可能引起损伤，轻者导致耳道皮肤感染，甚至引起疖肿，重者掏破鼓膜，使听力下降。因此妈妈们不要随便给宝宝掏耳朵。

问题精选

37 如何观察宝宝的囟门是否正常？

囟门发育变化是宝宝颅骨发育过程中的一个阶段。回答这个问题之前，我们先了解一下囟门是什么。人的头骨是由两块顶骨、两块额骨、两块颞骨及枕骨等组成。宝宝出生时，这些骨骼还没有发育好，骨缝还没有完全闭合，在头顶前会有一个菱形空隙，称为前囟门，又称大囟门。在头顶后面还有一个"人"字形的空隙，称为后囟门，又称小囟门。前囟门的变化可以提示有关疾病，而后囟门因闭合较早，不能提供有关疾病的线索。

正常的囟门是什么样的？

宝宝出生时，前囟门约为成人拇指头大小（1.5~2厘米，对边中点连线的距离）。由于生后的最初几个月，大脑的生长速度较颅骨的生长速度相对要稍快些，故在这一阶段，正常宝宝的前囟门可随着头围的增加而略变大，但一般不超过3厘米，也不向外突出。随着宝宝的生长，一般在1~1.5岁时完全闭合。后囟门在头顶后部正中，呈三角形，一般在生后2~3个月时闭合。

宝宝头顶前的菱形空隙就是囟门，前囟门也可以称为大囟门。

多发月龄 | 1 | 2 | 3 | 4 | 5 | 6 | 7 | 8 | 9 | 10 | 11 | 12 | 13 | 14 | 15 | 16 | 17 | 18 | 19 | 20 | 21 | 22 | 23 | 24 | 25 | 26 | 27 | 28 | 29 | 30 | 31 | 32 | 33 | 34 | 35 | 36

摸了前囟门宝宝会变哑吗?

有人说摸了前囟门宝宝会变哑,这种说法到底是否正确呢?其实,这是没有科学依据的。囟门是人体生长过程中的正常现象,用手触摸前囟门时有时会触到如脉搏一样的脉动感,这是由于皮下血管搏动引起的,没有什么可以紧张的,未触及搏动也是正常的。囟门同时又是一个观察疾病的窗口,如果囟门饱满或隆起时,则表示宝宝有颅内高压的疾病,如脑膜炎、颅内出血、脑瘤等;如果囟门过度凹陷,可能是由于进食不足或长期呕吐、腹泻所造成的脱水引起的。医护人员在检查宝宝时常常会摸摸囟门的情况来判断一些疾病。所以说摸了囟门宝宝就会变哑,纯属无稽之谈。

前囟门的各种形态变化不仅会给儿科及保健医生提供诊断的条件与线索,而且还会给宝宝的父母一些提示,因此,学会观察宝宝前囟门的变化,对护理宝宝很有帮助。

前囟门变化提示病变

◆ 早闭:因脑发育不良使前囟门缩小或提前闭合而出现小头畸形,可能与染色体异常、代谢性疾病、宫内感染、宫内营养不良等因素有关。

◆ 迟闭:前囟门迟闭可能是维生素D缺乏性佝偻病、呆小病(亦称克汀病)或者脑积水(亦称脑室积水)。

◆ 膨隆:前囟门膨隆可能是化脓性脑膜炎、病毒性脑炎或者颅内出血。

◆ 凹陷:前囟门凹陷可能是因宝宝频繁呕吐、腹泻而造成的脱水或重度营养不良。

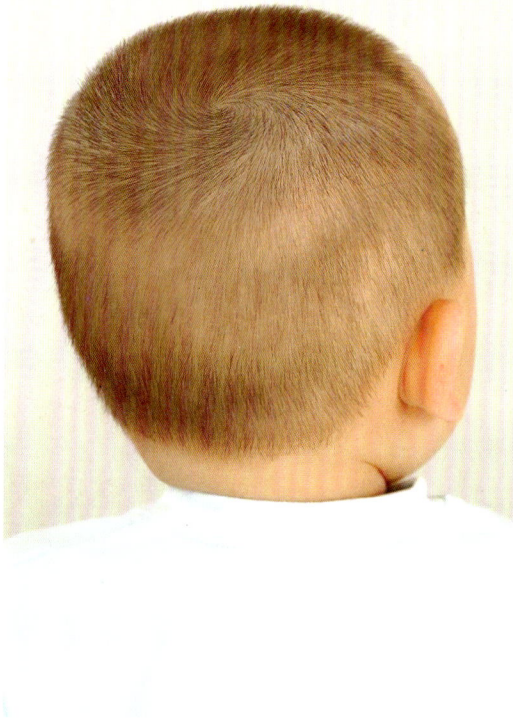

后囟门在头顶后部正中,呈三角形,一般会在宝宝出生后2~3个月时闭合。

38 宝宝爱吮吸手指怎么办?

吮吸手指是大多数宝宝生长发育过程中常见的心理现象,是宝宝的随意运动,有28%的宝宝可持续这种行为直至3岁。当手指放在嘴里时宝宝会感到愉快,达到自我宽慰的目的。那么,宝宝为什么这么喜欢吮吸自己的小手指呢?

父母应多关注宝宝的心理需求,从百忙的工作、家务中抽出时间,多与宝宝在一起,交流感情,陪他做游戏,使宝宝有充足的幸福感和满意感。

宝宝吮吸手指的原因

◆ 喂养方式不当:当宝宝感到饥饿时,往往以吸吮手指作为抑制饥饿和得到满足的一种方式,如果宝宝经常处于饥饿状态,久而久之,就会养成吮吸手指的行为。

◆ 睡眠习惯不良:宝宝在没有睡意的情况下,让其躺在床上待睡,他会把手指放在嘴里吮吸,或抓住被角或枕巾含在嘴里玩,久而久之,便形成固定的习惯。

◆ 周围环境单调:有的宝宝吮吸手指是由于周围环境太单调,没有玩具,没有成人陪伴等,他们把吮吸手指作为自我娱乐的一种方式。

◆ 宝宝小手接触刺激面颊,无意中开始吮吸,渐渐成了习惯。

◆ 较大宝宝遇突然的精神刺激和情绪创伤,如父母离异、教育方式不当,有可能以此来获得精神安慰。

如何正确疏导的方法

当宝宝6~7个月以后，如果缺乏关爱、不被关注、受到挫折、内心矛盾或恐惧不安，吮吸手指的现象就会延续，或出现咬被角、咬毛巾等类似行为。4岁后仍吮吸手指，则属行为问题，还会造成吮吸局部软组织增生、下颌发育不良、牙齿畸形，甚至增加有毒物质的摄入，如铅中毒。家长应重视预防并予以纠正。

◆ 经常和宝宝说笑逗趣，激发欢乐情绪，创造各种游戏活动的条件，可准备发展视、听、触觉和想象力的玩具及锻炼动作发育的器械。

◆ 不要提早上床，宝宝困到一定程度时，躺下便睡，不好的习惯自然就没了。父母也可在旁陪宝宝一会儿，把小手掖在被窝或睡袋里，等他入睡后再离开。

◆ 转移注意，正面教育。宝宝3岁以前自我控制能力差，可在他吮吸手指时，把手拿出并给他玩具或提示他去做其他感兴趣的游戏。随着宝宝自我控制能力的增长，可给他讲吮吸手指的危害性，培养其自觉克制能力。

◆ 母乳喂养的宝宝，应根据需要随时哺喂，每次不要匆忙结束，也不必过于强调定时，以满足宝宝吮吸本能的需要，并保证让他吃饱。

◆ 在宝宝因饥饿而哭闹时，要及时喂奶或者给予喜欢的食物，不可以用各种理由来忽视宝宝的生理需求。

专家忠告：父母反应不宜过激

宝宝是通过嘴开始认识这个世界的，感知觉十分敏感。吮吸手指能促进大脑、手和眼的协调能力。如果偶然发生这种行为，或持续时间不长，则属于正常现象，随着年龄的增长会逐渐消失，父母不用过度担心。对于已养成吮指癖的宝宝，父母应耐心予以纠正，不能把小手绑起来，也不能用打骂、恐吓、手指抹辣椒、抹黄连等办法来阻止，这样会严重影响到宝宝的身心健康和发展，宝宝长大后容易焦虑、发脾气，对别人缺乏基本的信任和安全感。

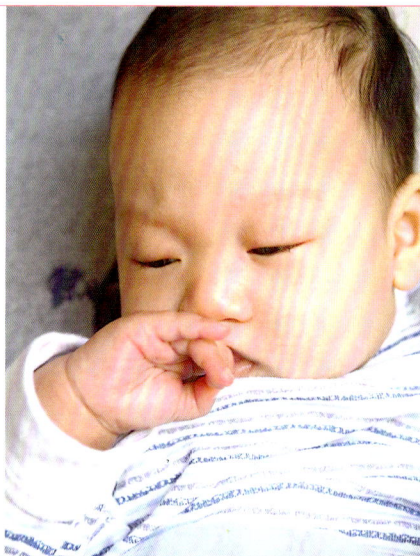

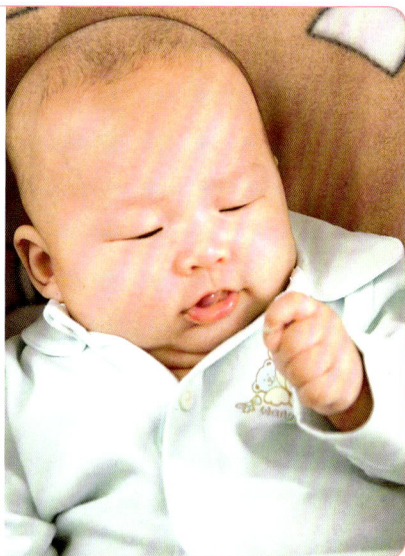

问题精选

39 男宝宝的小鸡鸡发红怎么处理?

男宝宝的小鸡鸡发红，很有可能是患了感染性包皮龟头炎。这时宝宝会哭闹不已，较大的宝宝会不时抓小鸡鸡，以致上厕所或者因为包皮肿大而不敢尿尿，时间久了，包皮与龟头间产生粘连，还可发生嵌顿等严重后果。

看看男宝宝的"烦恼"

◆ 几乎所有的男宝宝出生时都有包皮过长或包茎的现象，被称为生理性包茎。这种现象在3岁前会逐渐消失，一旦过了3岁而包皮仍无法回缩时，就是"包茎"了。

◆ 随着男宝宝渐渐的成长，包皮慢慢与龟头分离，龟头直接与外界接触的机会增加，容易感染细菌，通常引起感染的致病原有细菌、霉菌或寄生虫等。

◆ 男宝宝长期使用纸尿裤，透气性差，易受细菌、包皮垢及尿液粪便的相互作用而发生包皮炎。

◆ 男宝宝好动，如衣裤过紧，不断摩擦，可使小鸡鸡的皮肤受损而感染。

◆ 清洗不到位。男宝宝的包皮垢都会混合一些很有害的细菌，这对生殖器的发育和健康是不利的，若不及时清理会导致龟头或冠状沟发炎。

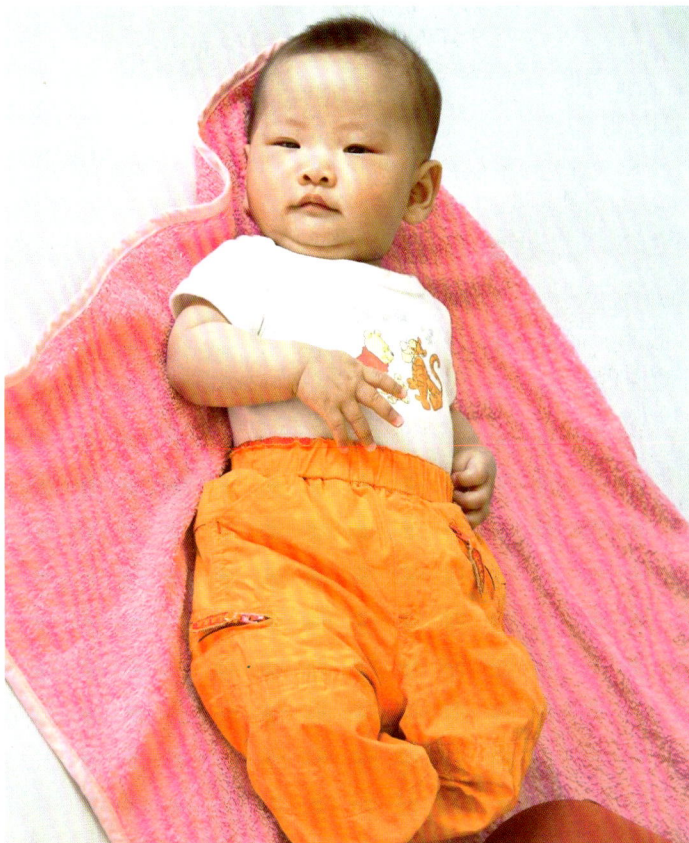

男宝宝的衣裤穿得过紧，不断地摩擦，也可能会导致宝宝的小鸡鸡发红哦。

做好清洁，预防感染

◆ 如果小鸡鸡发红，早期可用淡盐水或硼酸水清洗，若效果不好，应及时就医。

◆ 如果宝宝小鸡鸡发红是由于用尿布的话，建议先停用几天，或者换纱布的尿布，并注意清洗宝宝的小鸡鸡。小鸡鸡发红有可能是宝宝爱动，小鸡鸡与尿片摩擦过多引起的。也有可能是尿道口发炎的症状，主要是由于没做好这个部位的清洁卫生引起的。

◆ 父母应经常给宝宝清洗外生殖器。清洗时，妈妈用手的拇指和食指轻捏阴茎中段，朝宝宝腹壁方向轻柔地向后推包皮，让龟头和冠状沟完全露出来，再轻轻地用温水清洗。由于龟头平时都被包皮遮盖，所以龟头的黏膜很娇嫩，对外界触觉非常敏感，因此要用毛巾浸着温水轻轻地洗，水温不能太高，手法不能太重，否则会产生不适感。洗后要注意把包皮回复原位。

◆ 避免过度刺激生殖器。用温水冲洗生殖器时，生殖器受到刺激而勃起、跳动，宝宝会愉悦发笑，家长切不可因此而故意延长冲洗时间。生殖器受热膨胀、尿道张开，会增加泌尿系统感染的机会。更为严重的是，过度刺激生殖器，会激惹宝宝性倾向的活跃，导致性早熟。

◆ 平日应给宝宝穿较宽松的裤子，能自行活动的宝宝应及早给穿封裆裤。

◆ 如果反复感染，应该考虑手术切除过长的包皮。一般来讲，宝宝4~5岁时做手术较为适宜。

如果宝宝的小鸡鸡发红，妈妈需经常用温水清洗宝宝的小鸡鸡，洗时水温不能太高，动作应该轻柔。

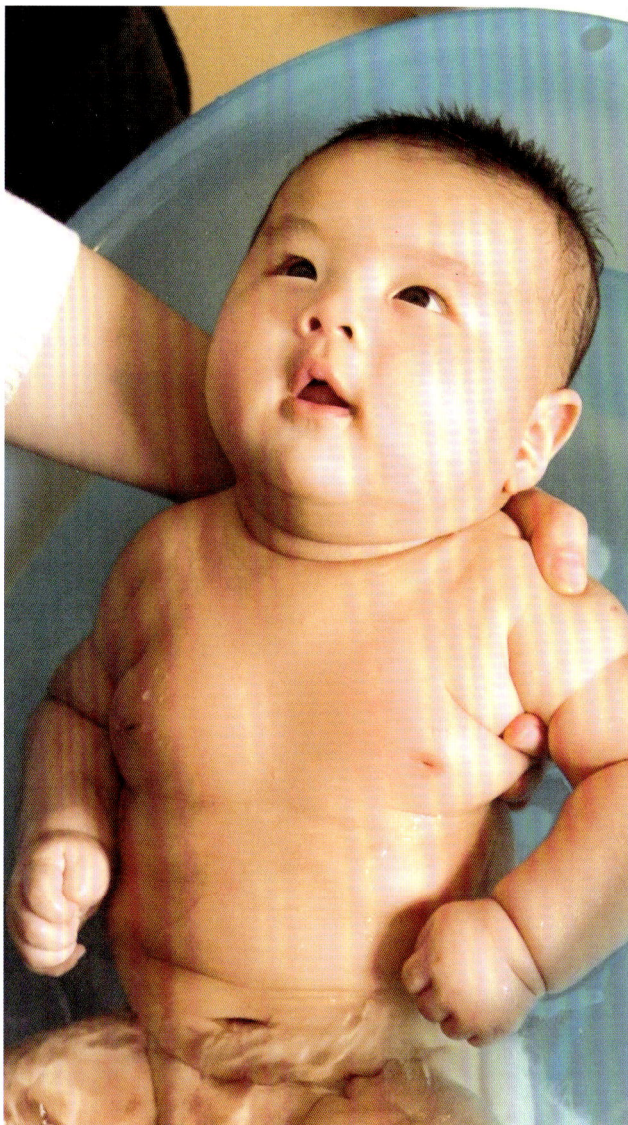

问题精选

40 宝宝何时可以擦润肤霜?

新生儿的皮肤需要3年时间才能发育至与成人基本相同，尚未成熟的肌肤显得特别娇气敏感。尤其是新生儿的皮肤角化层较薄，表面又缺乏溶菌素、皮下血管丰富、汗腺分泌旺盛，如果不经常洗澡护肤，极易受到刺激而感染。所以妈妈们应从宝宝出生后就要常给宝宝洗澡并涂抹润肤霜。

选购适合宝宝的润肤霜

◆ 一定要选用宝宝专用的护肤品。注意选择那些不含香料、酒精、无刺激、能很好保护皮肤水分平衡的润肤霜。

◆ 因为妈妈和宝宝时常接触，建议母子使用同一种润肤霜比较好。

◆ 护肤品的牌子不宜经常更换，这样宝宝的皮肤便不用对不同的护肤品反复做调整。

如何正确使用润肤霜

◆ 使用润肤霜要根据季节。寒冷的秋冬季节空气干燥，加之要带宝宝到户外晒太阳，所以，洗澡后和外出前一定要及时涂抹护肤霜或润肤油。

◆ 若已出现皮肤干燥、脱屑、发皱等现象，可用甘油、凡士林软膏涂抹。

◆ 若宝宝发生了轻微奶癣，洗脸后可以擦一点润肤霜，尽量不要用药，因大多数的外用药含有激素。但奶癣比较严重时，就要请医生治疗了。

◆ 宝宝的手足部由于没有毛发保暖，皮脂腺未发育，易发生皲裂。使用润肤油前可先用温水泡手足，若效果不佳，可涂尿素软膏或水杨酸软膏进行治疗。

专家忠告：给宝宝护肤讲究多

绝对不能给宝宝用成人护肤品。

不要追求名牌或价格昂贵的产品，只要适合宝宝的皮肤就行。

不用成人痱子粉。成人痱子粉与小儿痱子粉所含的药物、剂量都不相同，会损害宝宝健康。

不给宝宝化妆。化妆品中一般都会含有铅，铅对宝宝的最大危害是对大脑的毒害，长期接触会影响宝宝的记忆力、语言、运动能力和学习能力。

少戴饰物。当宝宝皮肤接触了带有镀镍和其他金属的饰物时，这些物品不仅对宝贝皮肤有较强的刺激，而且易引起接触性皮炎。

当宝宝皮肤干燥、脱屑、发皱时，应选择不含香料、酒精且没有刺激的宝宝专用护肤品给宝宝使用。

宝宝皮肤与成人皮肤的区别

1.宝宝的皮肤比成人皮肤薄而细嫩。宝宝的表皮细胞角化层薄、不耐摩擦和碰撞，容易损伤和破溃。

2.宝宝的皮肤防护功能差，容易受到细菌感染和汗水、污物浸渍，容易发生各种损害，如容易发生湿疹、皮炎和其他小毛病。

3.宝宝的皮肤薄而吸收能力强，容易吸收体外的各种化学毒物和药物，因此皮肤沾染有害物质时容易发生中毒或引起其他危害。

4.宝宝的皮肤排汗和排二氧化碳功能比成人明显。皮肤褶皱处细嫩，容易发生浸渍和糜烂，所以宝宝不宜穿贴身或橡皮、塑料的衣服，要穿透气性好的衣服，皮肤褶皱处经常搽一些粉剂，防止发生皮肤损伤。

5.宝宝皮下脂肪组织比较丰满，所以皮肤褶皱少或完全无皱纹。

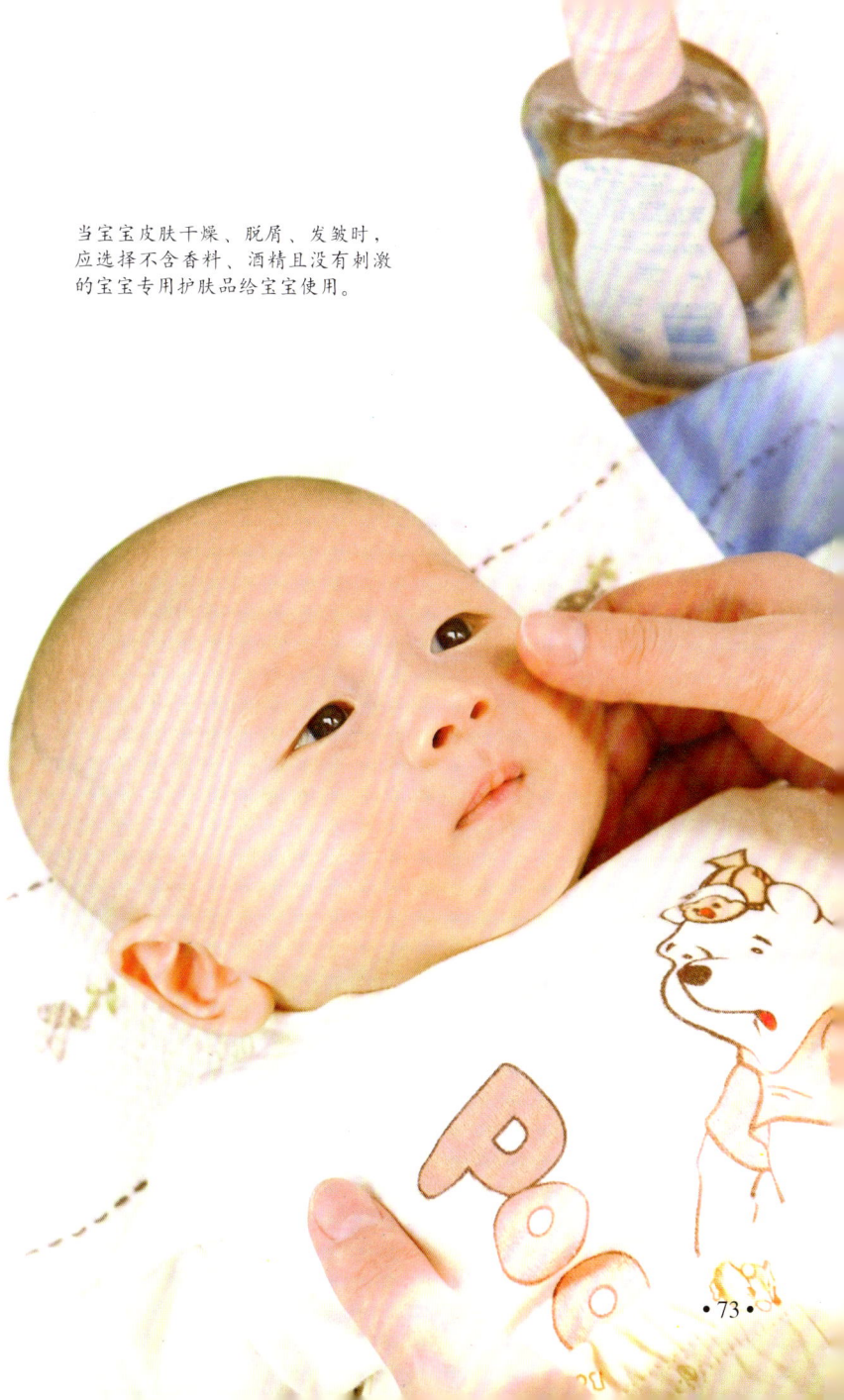

41 春秋两季宝宝怎么穿衣服？

春秋两季，气温时高时低，很不稳定。因此，大部分家长总是怕宝宝受凉，对宝宝该穿多少衣服这个问题十分困惑。

宝宝穿衣原则——不宜过多

◆ 自古有句话"若要小儿安，三分饥与寒"。宝宝的穿衣法则基本上参照父母，而不是祖父母，因为老人都会穿得多一些。大人穿几件，宝宝就穿几件，平时多摸摸宝宝的手心和后背，只要这两个地方温热就行。因此宝宝穿多少衣服，应根据季节和个体差异而定，总的原则是不宜穿得过多，以锻炼宝宝的耐寒能力。体质较差和病后恢复期的宝宝可比成人穿得适当多1~2件。

◆ 特别提醒的是，在宝宝的衣着方面，其中最重要的一项就是——帽子。帽子的功能很多，白天可以遮阳、天凉了可以保暖，保护头皮。保护好宝宝的小脑袋瓜，宝宝受凉的概率便会大大降低。

宝宝穿衣过多反而易感冒

人的机体对天气冷暖变化有一定适应能力。宝宝适应能力差，需要逐步锻炼以适应自然环境。若从小衣着过多，只适应暖和环境，耐寒能力必然越来越差，对外界天气冷暖变化缺乏应变能力，因此偶然吹到冷风，就容易感冒。一般来说，穿衣少的比穿衣多的宝宝对冷空气的适应能力强些，抵抗力也强些。

宝宝喜欢活动，衣服穿得一多，一活动就是一身大汗，出汗时所散发的体温为不出汗时的好多倍，所以反而容易着凉感冒。

妈妈可以根据天气预报、实际的气温变化和感觉，有计划地给宝宝增加衣服，以宝宝不出汗、手脚不凉为标准。

多发月龄 | 1 2 3 4 5 6 7 8 9 10 11 12 | 13 14 15 16 17 18 19 20 21 22 23 24 | 25 26 27 28 29 30 31 32 33 34 35 36

穿衣看年龄

◆ 刚出生不久的宝宝对冷热比较敏感，由于皮下脂肪薄，皮下血管丰富，大脑负责调节体温的中枢尚未发育完成，因此，宝宝的体温容易受外界环境温度的影响。为了维持宝宝正常的体温，春秋季节，宝宝要比成人多穿一件衣服。

◆ 2个月以上的宝宝所穿的衣服基本跟成人大体一样多。由于宝宝看上去还很小很弱，很容易给他多穿，其实宝宝的新陈代谢十分旺盛，比大人更怕热，除非特别冷，否则要注意给他穿少些。

穿衣看气候

◆ 大部分父母总是怕宝宝受凉，其实宝宝穿衣的多少也跟成人一样。冷了多穿，热了少穿，对宝宝来讲，衣服的增减就要更勤快些，春秋两季气候变化多，要随气候变化而增减衣服。满月之后还要多带宝宝到户外走走，晒晒太阳，既呼吸新鲜的空气又预防佝偻病。晒太阳后，身体的热量增加，这时若穿得过多，宝宝出汗后，遇风或到阴凉处易受凉感冒。因此尽量避免穿得太多。

◆ 聪明的爸爸妈妈基本上遵守"天热时，宝宝比妈妈少穿一件，天冷时，宝宝比妈妈多穿一件"这样一个原则就可以了。

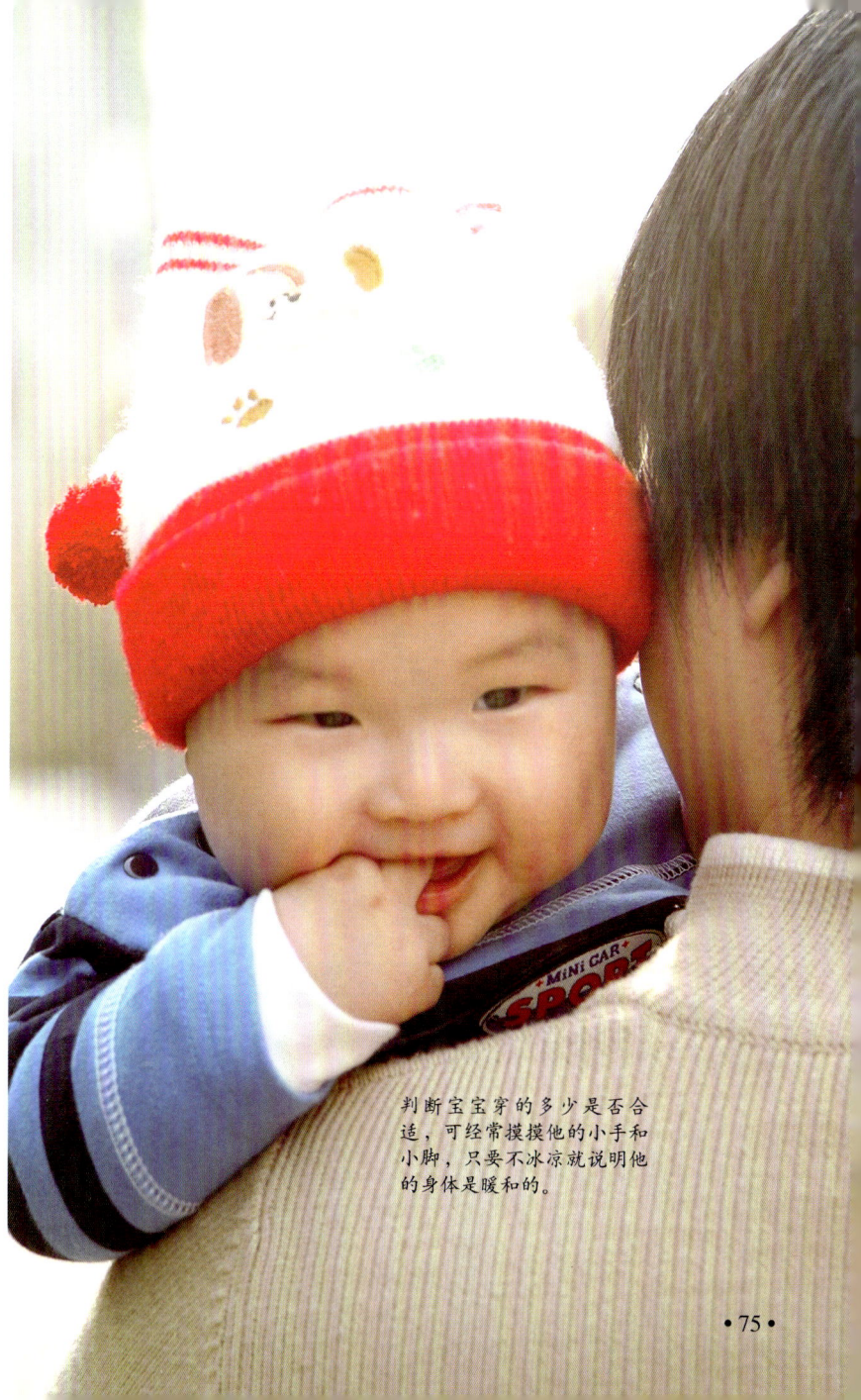

判断宝宝穿的多少是否合适，可经常摸摸他的小手和小脚，只要不冰凉就说明他的身体是暖和的。

问题精选

42 宝宝不愿意洗澡怎么办?

　　洗澡既可以保持皮肤清洁，加速血液循环，增强机体抵抗力，还可以通过水浴训练宝宝全身皮肤触觉、温度觉、压觉等感知觉能力，有利于宝宝心理、行为的健康发展。可是对一些宝宝来说，洗澡简直就是一种受罪，每次洗澡哭闹，妈妈感觉像打仗一样。

"不愉快"让宝宝抵触洗澡

　　宝宝不爱洗澡一般都有原因，很可能有过不愉快的洗澡经历。如洗澡时气氛不佳，室温、水温不适，被抱得过紧，洗澡水或沐浴露溅到五官，玩得正高兴时被洗澡干扰，父母动作过重弄痛宝宝等。不管什么原因，父母要帮助孩子享受到洗澡的乐趣，做到不用强迫就能让宝宝去洗澡。要尽量使宝宝在洗澡时感到舒适愉快，并把洗澡当做每天必做的事情。

专家忠告：洗澡可促进亲子交流

多数儿科医生都认为宝宝不必每天洗澡，但宝宝确实每天都需要爸爸妈妈和其他喜爱他的人的爱抚和逗弄，而洗澡就是时机之一。同时，洗澡还可以帮助宝宝养成很重要的卫生习惯。洗澡是每个人都要定期进行的一项活动。

让宝宝享受洗澡的乐趣

◆ 尽量创造愉快轻松的氛围。洗澡前拿宝宝的手先在水中玩一会儿。洗澡时，要和他说笑玩耍，告诉他"要舒舒服服地洗个痛快澡"，可在澡盆里放些干净的橡皮鸭子之类的玩具。播放轻音乐或宝宝喜欢的歌曲或歌谣，妈妈也可以为宝宝哼唱。

◆ 添加辅食之前的宝宝只用清水洗澡即可；较大的宝宝要选用无泪配方的沐浴露，以防止刺激宝宝的眼睛。

◆ 让宝宝完全舒服。新生儿喜欢在小澡盆中洗澡，因为他们觉得在大澡盆中洗澡会沉下去。可以把手巾铺在澡盆边上，用一只手扶住宝宝，用另一只手为宝宝洗澡。用无刺激性的肥皂、香波和柔软的毛巾为宝宝洗澡。把水龙头的安全阀关上以防宝宝把水龙头拧开。把宝宝抱出澡盆后，要用一块大的干毛巾把他裹好。

◆ 保证合适的室温和水温。洗澡时室内温度在24℃左右，水温在38℃~40℃左右，可以用肘部试一下水温，只要稍高于人体温度即可。

◆ 手法要轻柔而敏捷。新生儿洗澡的时间不宜过长，一般3~5分钟，时间过长宝宝易疲倦，也易着凉。

◆ 尊重宝宝逐渐发展的自我意识和独立性。如果大宝宝对隐私看得很重，要尊重他的想法。

◆ 尽量鼓励宝宝自己洗澡。2~3岁的宝宝洗澡时，父母可在一旁给他念故事听。尽管4~5岁以前的宝宝还不能自己洗澡，但在宝宝何时能安全地洗澡的问题上并不存在年龄界限。

◆ 培养宝宝自觉洗澡的习惯。宝宝玩得正高兴时往往不愿意去洗澡，如果每天洗澡成为一个雷打不动的规矩，宝宝就会意识到即使拼命哭闹也别想把洗澡时间往后拖。

◆ 定好洗澡时间。选择一个适当的时间让宝宝洗澡，这样，洗澡就不会与其他活动冲突。

宝宝洗澡时的注意事项

◆ 一般洗澡可在喂奶前30分钟进行，洗澡之前最好先行排便，并在清理好后再洗。

◆ 洗澡过程中，应始终注意用手掌托住宝宝头部，防止发生颈椎意外。

◆ 许多宝宝都护头，可以在洗头时给他戴上洗发帽或专用的头圈，防止洗发精流入眼睛及耳朵里。

◆ 避免淋浴。3岁以下的小宝宝并不能自行控制水温，为避免宝宝因过冷或过烫的水受到伤害，父母替宝宝准备盆浴较为适合。

◆ 洗澡最好在10分钟内完成，否则宝宝会因体力消耗而感到疲倦。

◆ 2周以内的新生儿洗澡时，浴水不要浸湿脐部，浴后可用棉签蘸75%的酒精清洁脐孔，预防脐部感染。

◆ 通常上午10:00至下午3:00间为一天最温暖的时间，在这段时间之内最适合替宝宝沐浴。

◆ 时时注意宝宝，洗澡的过程中温柔地跟宝宝说说话，千万不要单独让宝宝一个人在浴室中，以免发生溺水、跌倒或者烫伤的意外。

问题精选

43 宝宝出现预防接种反应怎么办?

个别宝宝在预防接种后会出现烦躁、接种局部红肿、全身发热等反应,这是比较常见的副反应,但是父母往往很担心。那么,家长应怎样观察和处理呢?

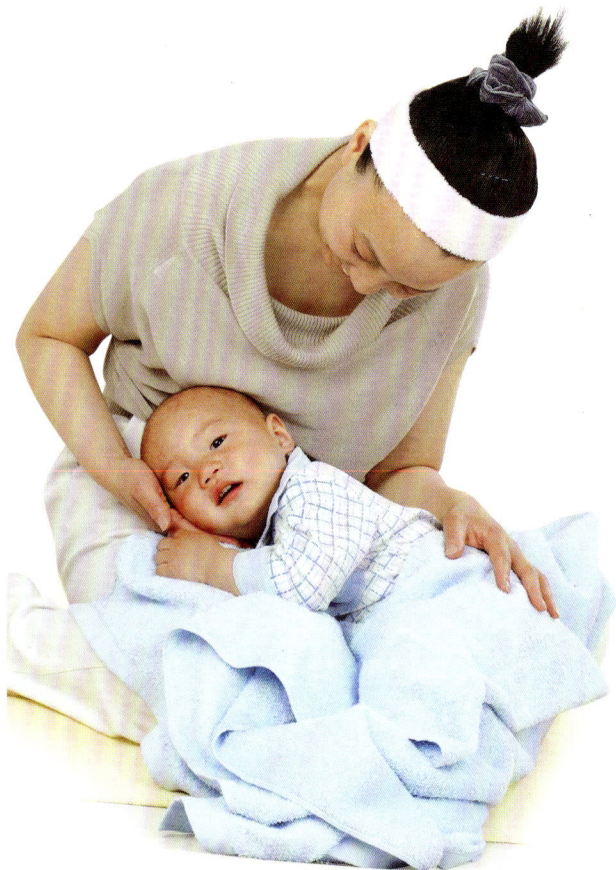

正常反应

◆ 精神情绪

接种当天或延续至次日,宝宝表现为烦躁、食欲差,此时要让宝宝吃清淡易于消化的食物,不要强制吃饭。

◆ 局部反应

接种部位局部皮肤表现为红肿并伴有疼痛,多在接种后12~24小时内发生,持续2~3天后可自行消退,不需特殊处理;如局部红肿继续扩大(范围超过5厘米×5厘米),可于接种后48小时做局部热敷,每日3次以上,每次至少15分钟,或请保健医生指导。

全身反应

接种疫苗后出现发热、烦躁、恶心、腹痛、腹泻等症状。多在接种后1~2天出现,持续1~2天可自行消退,发热多不超过38.5℃;若出现38.5℃以上高热,可给予退热及相应的对症处理,同时应去医院诊治。

异常反应

异常反应(又称预防接种合并症),表现为局部化脓性感染、变态反应性脑膜炎、精神性反应、过敏性休克、过敏性皮疹等。发生了异常反应要及时去医院诊治,以免延误时机,造成严重后果。

多发月龄 1 2 3 4 5 6 7 8 9 10 11 12 13 14 15 16 17 18 19 20 21 22 23 24 25 26 27 28 29 30 31 32 33 34 35 36

打防疫针前，应给宝宝洗澡并换件干净衣服。

向医生说清宝宝的健康状况，对发热、早产儿、营养不良、体重在2.5千克以下，患各种急慢性传染病及恢复期、器质性疾病的宝宝应暂缓接种，等以后补种。

宝宝打过防疫针后，要在接种场所休息15~30分钟，接种后如出现高热或其他接种反应，要请医生及时诊治。

回家后要避免剧烈活动，对宝宝细心照料，注意观察，多喂些温开水。如宝宝有轻微发热，精神不振，不想吃东西，哭闹等，一般在1~2天就会好的。如反应加重，应立即请医生诊治。

有些疫苗需按一定的间隔时间连续接种多次才有效，所以一定要按照规定的免疫程序、接种日期进行预防接种，不要半途而废。

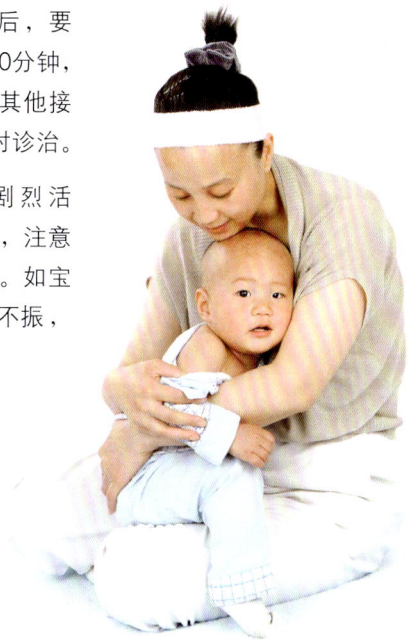

接种疫苗前父母要向医生讲清宝宝近期的健康状况，如有下述情况不能进行预防接种：

1.过敏史：如经常患荨麻疹、哮喘等过敏性疾病，在急性发病期间宜暂缓接种；对某一抗生素过敏的，应核实疫苗中确不含此种抗生素。

2.免疫缺陷或进行免疫抑制剂（如肾上腺皮质激素、放射疗法）治疗时。

3.罹患慢性心、肾、肝病的宝宝。

4.脑发育不全或有惊厥史的宝宝，接种疫苗可能引起严重的神经系统反应。

5.严重营养不良与佝偻病活动期的宝宝。

6.一日腹泻超过4次的宝宝，不宜服用小儿麻痹糖丸，待腹泻恢复后可补服。

7.接种百白破制剂后出现严重的反应，高热、休克、抽搐或其他神经系统症状后，应停用百白破制剂，而只注射白喉及破伤风类毒素（二联制剂）。

8.最近注射过免疫球蛋白者（如γ-球蛋白），在6周内不应接种麻疹疫苗。

9.感冒、轻度低热等一般性疾病视情况可暂缓接种。

问题精选

44 宝宝如何晒太阳?

"万物生长靠太阳",阳光、空气和水是大自然赋予人类维持生命、促进健康的三件宝物,对于正处于生长发育阶段的宝宝来说尤为重要。适当地晒太阳可以让宝宝长得更强壮,反之,也可使宝宝的身体或皮肤受到伤害。因此,晒太阳是一门学问,要选择恰当的时间和方式。

多晒太阳好处多

阳光中含有两种特殊的光线,即红外线和紫外线,照在身上可以使血流量增加,增进血液循环,促进新陈代谢;宝宝身体正在迅猛生长,骨骼和肌肉的建造需要大量的钙,晒太阳会使皮肤中的7-脱氢胆固醇转化为维生素D,帮助吸收钙和磷,促进骨骼的生长,预防和治疗佝偻病;紫外线还有强力的杀菌力,可提高机体免疫力以及刺激骨髓制造红细胞,预防贫血。

选择适当的时间

宝宝满月以后,即可常抱出户外晒太阳。在晒太阳之前,应该有一个阶段(5~7天)的空气锻炼,即家长可以带着宝宝到室外接触新鲜空气。比如,夏季抱宝宝到室外阴凉处,冬季抱宝宝到室外避风处活动。开始10分钟左右,以后逐渐延长。当宝宝基本适应室内外环境温度差异后,就可以开始晒太阳了。冬季一般在中午11~12点左右;春、秋季节一般在10~11点;夏季一般在9~10点。晒太阳时间长短应由少到多,随宝宝年龄大小而定,要循序渐进,可由十几分钟逐渐增加至1~2小时。或每次15~30分钟,每天数次。

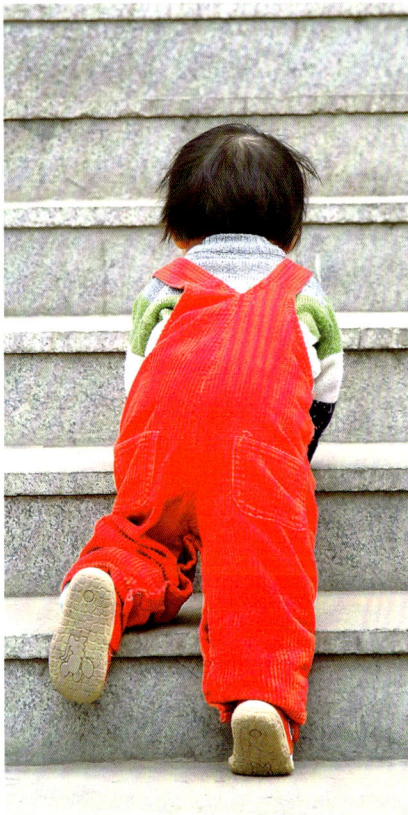

选择合适的环境

首先父母应选择清洁、绿化较好的环境,尽量选择空气流畅、平坦、干燥但又避开强风的地方。日光照射时,宝宝会受到直射、散射以及反射光的共同作用。夏季,对宝宝较为适用的是散射或反射光,应该避免宝宝长时间在炎炎烈日下直射,最好带宝宝在树荫下玩耍;而冬季则相反,应选择在日光直射下玩耍。

穿衣要适当

紫外线要透过衣物再到达皮肤很难。给宝宝晒太阳应根据当时的气温条件，尽可能地少穿衣服。另外，衣着过厚在阳光下活动容易出汗，出汗后受风易感冒。尤其是夏季给宝宝实施日光浴时，应尽量在裸体或半裸体(仅穿小背心、短裤或尿不湿)的状态下进行，让日光均匀地洒在宝宝的周身。

注意照射部位

头部应避免直接对着太阳照射，其余部位可多暴露一些。

晒太阳前不洗澡

晒太阳时不宜空腹，也最好不给宝宝洗澡。因为洗澡时可将人体皮肤中的合成活性维生素D的材料"7-脱氢胆固醇"洗去，降低了促进人体钙吸收的作用。

宝宝的皮肤很娇嫩，容易受到伤害，带宝宝晒太阳时不要在太阳下暴晒，让宝宝在树荫下就可以了。如果找不到树荫，可以给宝宝戴上帽子或用遮阳伞。

专家忠告：晒太阳需注意

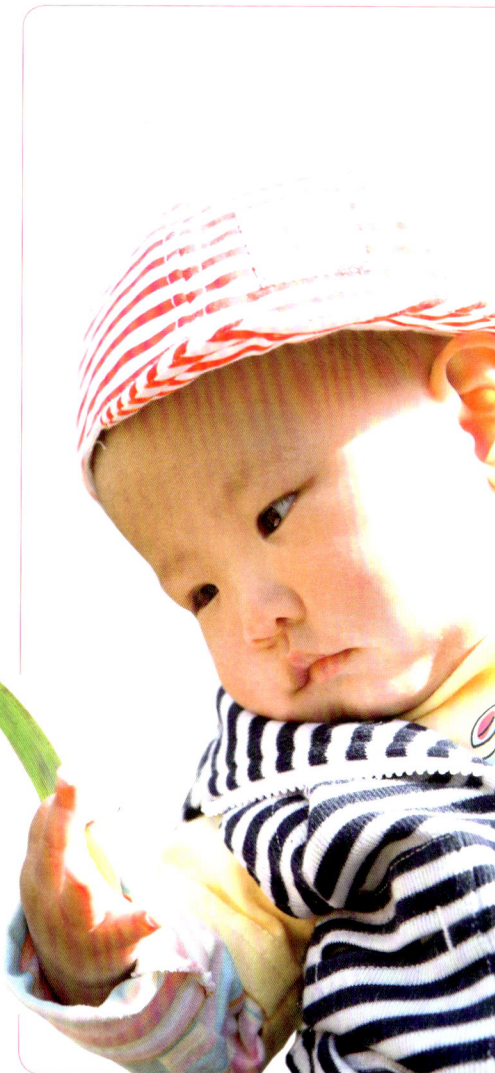

不要隔着玻璃晒太阳。因为紫外线穿透玻璃的能力较弱，故而降低了阳光的功效。

在户外，不要让宝宝吹风太久，不然容易感冒，应随季节增减衣服和佩戴帽子。

晒太阳时，如果出现头痛、头晕、心慌、皮肤潮红或灼痛等反应，应立即到阴凉处休息。并给予清凉饮料或淡盐水，或用温水给宝宝擦身。

夏天阳光过强，不可让宝宝在太阳下暴晒。宝宝的皮肤是"小一号"的成人皮肤，其厚度明显低于成人，胶原、弹性蛋白之间的交联尚未形成，皮肤薄且柔嫩，易受损伤；维持酸碱平衡的能力较弱，容易干燥；抗紫外线能力差，更容易受紫外线伤害。可在树荫下利用太阳的一些散射光线照射即可，亦可采用散步、做游戏的方式晒太阳。晒后注意补水。

问题精选

45 如何训练宝宝爬行？

爬行是目前国际公认的预防感觉统合失调的最佳手段。爬行时，宝宝必须用四肢支撑身体重量，这就使其手、脚、胸、腹及背部肌肉逐渐地发达起来，为站立和行走打下基础。因此，一定要让宝宝及早练习爬行。

边爬边玩，寓教于乐

◆ 宝宝出生3个月后，头能直立了，可以经常让他趴着玩，开始每次3~5分钟，随月龄增长而增加时间。

◆ 7~9月龄的宝宝是模仿能力的形成期，父母可以先做示范，如爬行追逐滚动的球，拿到后放在宝宝面前，让其模仿爬行。

◆ 先让宝宝趴下，把头仰起，父母轻轻把宝宝的腿放在他的肚子下，在宝宝的面前放些会动的、有趣的玩具，如不倒翁、会唱歌的娃娃、电动汽车等，以提高宝宝的兴趣，启发、引逗他爬行。

◆ 父母可以用手指轻轻捅宝宝的臀部，或用手掌抵住他的小脚掌，这样宝宝常常会

在宝宝面前放些会动的玩具可以提高宝宝对爬行的兴趣。

　多发月龄 | 1 2 3 4 5 **6 7 8 9 10 11 12** | 13 14 15 16 17 18 19 20 21 22 23 24 | 25 26 27 28 29 30 31 32 33 34 35 36

向前扑，慢慢就可以爬行了。

◆ 如果宝宝俯卧时只会把头仰起，上肢的力量不能使腹部离床时，父母可以将毛巾放在他的胸腹部，使宝宝的胸腹部离开床面，全身重量落在手和膝上。反复练习，待宝宝小腿的肌肉结实，能支撑身体重量时，就渐渐地会爬了。

◆ 爬行训练循序渐进，每天训练4次，每次10~20分钟左右，可以一边训练一边游戏。

◆ 父母配合效果好。妈妈拉着宝宝的双手，爸爸推宝宝的双脚，拉左手的时候推右脚，拉右手的时候推左脚，让宝宝的四肢被动协调起来。经过这样几次练习后，宝宝就能够向前爬了。

做好防护，谨防意外

为了预防危险的发生，父母必须注意以下几个要点：

◆ 宝宝学习爬行时，可预先在硬地板上铺设软垫。

◆ 尖锐的桌角或柜子角，最好套上护套，就算宝宝不慎撞到，也能将伤害降到最低。

◆ 宝宝可能会爬到插座附近，父母应及时给插座加防护盖，或者使用安全插座。

◆ 屋子各个角落都要打扫干净，注意不要把钮扣、硬币、别针、耳钉、小豆豆等小物品遗落地面上。

◆ 药、香烟、化妆品等都要放在宝宝爬不到、摸不着的地方。

◆ 宝宝也可能将塑料口袋套在头上导致窒息，因此要妥善安放塑料口袋。

◆ 放在桌上的热水瓶、茶具、花盆、热的饭菜等，也是潜在的危险因素。因此，桌面上不要铺设桌布，以免宝宝将上面的物品拉下来而发生砸伤或烫伤。

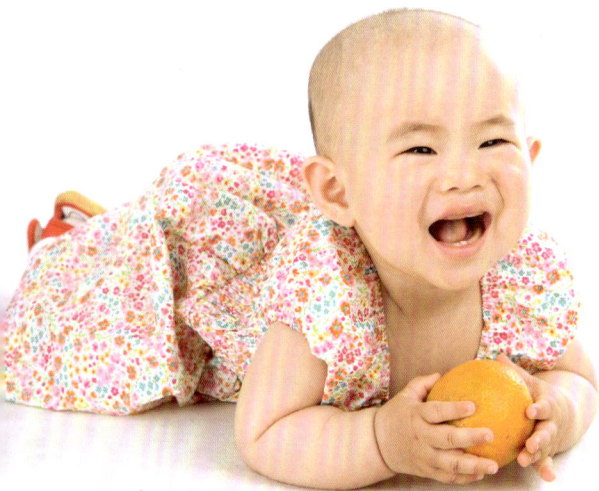

专家忠告：越爬越聪明

有一些妈妈认为，宝宝在地上爬来爬去的太脏，应该学走路。还有的妈妈说宝宝不会爬就已经走了不是也很好吗？其实不然。俗话说，三翻六坐八爬，宝宝从会翻身到会坐会爬会行走，是一个自然的过程，而爬行会在这个过程中，起到一个很重要的作用。而没有经过爬行的宝宝会有什么不同呢？

不经过爬行的宝宝，他会烦躁不安，喜欢黏人，注意力会不集中，怕高怕水，身体的协调性会不好，在平地上走路也容易摔跤、容易磕碰，走平衡木也不敢走。经过爬行训练的宝宝，他的身体协调能力就会很好，没经过爬行训练的宝宝会花费好几倍的时间才能够达到经过爬行训练宝宝相同的程度，所以爬行对宝宝非常重要。

46 宝宝总流口水怎么办?

宝宝流口水虽然是正常现象,但常常一天要换几次衣服,用几条手帕,更由于唾液偏酸性,里面含有消化酶和其他物质,口水外流到皮肤时,易腐蚀皮肤的角质层,引发湿疹等小儿皮肤病,令父母十分头痛。那么,宝宝为什么流口水呢?又如何护理呢?

可爱的口水从哪里来?

新生儿由于唾液腺分泌功能不够完善,唾液分泌量少,所以一般不会流口水。4个月后,由于开始添加辅食,宝宝唾液分泌增加;6个月后,乳牙开始萌出,刺激牙龈上神经,使唾液腺分泌反射性地增加,而此时宝宝吞咽口水的能力尚未形成,过多的唾液就会不自主地从口角边流出。这是一种正常的生理现象,尤以1~2岁的宝宝多见,父母不必为此担心。2岁以后,宝宝吞咽口水的功能逐渐健全起来,这种现象就会自然消失。

保护颈部皮肤

宝宝现在还处在流口水的阶段,家长不用担心。不过由于唾液偏酸性,里面含有消化酶和其他物质,因口腔内有黏膜保护,不致侵犯到深层。但当口水外流到皮肤上时,则易腐蚀皮肤最外的角质层,导致皮肤发炎,引发湿疹等小儿皮肤病。所以宝宝流口水时,应随时为宝宝擦去口水,擦时不可用力,轻轻将口水拭干即可,以免损伤局部皮肤。然后涂上油脂,以保护下巴和颈部的皮肤。给宝宝擦口水的手帕,要求质地柔软,以棉布质地为宜,要经常洗烫。最好给宝宝围上围嘴,经常更换,保证宝宝颈部皮肤干燥。

使用磨牙饼干或磨牙棒

◆ 可给宝宝买些磨牙饼干或磨牙棒,帮助宝宝牙齿长出,还可以减少唾液外溢。

◆ 宝宝趴着睡觉,流口水时不会给他带来什么影响,但枕头要勤洗勤晒,以防滋生细菌。

出现以下情况需要就医

◆ 如果宝宝口水流得特别严重,就要去医院检查,看看宝宝口腔内有无异常病症、吞咽功能是否正常。

◆ 如果宝宝是新生儿,口中的唾液量很明显比其他新生儿多,常常以口水吹泡泡,而且喂养也很困难,这种情况就要及时去看医生了。

◆ 宝宝平常显得全身软弱无力,喝水或吃奶时吮吸力较差,容易呛咳;口水似乎是

口水的功能

1. 帮助淀粉类食物进行消化和分解。

2. 保护宝宝的口腔黏膜免遭病菌侵犯，防止蛀牙。

3. 刺激味蕾发育，提高宝宝食欲。

4. 有利于嘴唇和舌头的运动，有助于发音、说话等语言功能的发育。

5. 有利于宝宝吞咽功能的完善。

持续而不间断地流；运动发育比其他宝宝慢。此时应怀疑宝宝是不是有先天性脑部疾病或后发性脑部伤害，例如脑性麻痹、智能不足或新生儿窒息等等。

◆ 宝宝几乎天天有持续性的不明原因发烧，体温超过38℃，除口水很多以外，也很容易流汗，但泪水很少或完全没有，皮肤也会出现一些斑点，表示宝宝可能罹患一种先天性自律神经功能障碍的疾病。

◆ 当宝宝患咽峡疱疹、牙龈炎、扁桃体炎时，由于疼痛而不敢吞咽，导致流口水，而且有臭味，同时伴有发烧、拒食等其他症状，此种情况不难判断。随着原发疾病的恢复，流口水即会停止。

◆ 有些宝宝患染色体病也会常流口水，但同时伴有特殊面容及智力发育障碍和动作发育落后，很容易鉴别。

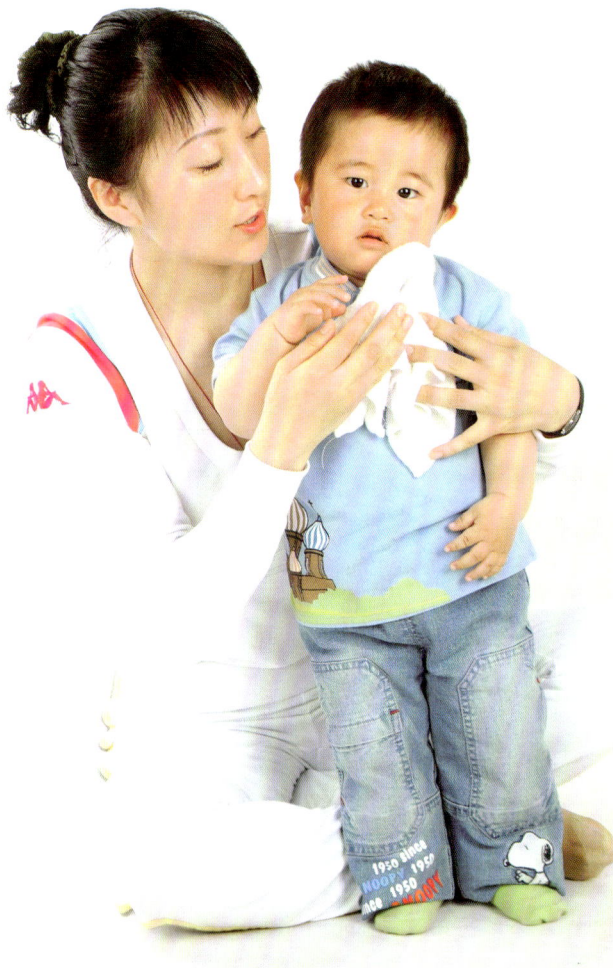

"十个娃娃十个流"，各种各样的原因都会使宝宝不由自主地"垂涎三尺"，妈妈不必为此而担心。

问题精选

47 如何给宝宝挑选鞋子?

一般来说，穿鞋除了美观之外，最主要的功能是保护脚。宝宝的脚长得很快，特别是会站会走以后，就需要穿鞋了。选择一双大小合适的鞋子，对宝宝来说很重要。因为宝宝还小，即便鞋子不舒服也表达不清，所以给宝宝挑选合适的鞋子，是妈妈们要掌握的重要一课。

根据不同时期选择鞋子

◆ 7~8个月前穿鞋的主要目的是保暖，最好穿软底布鞋。

◆ 当宝宝开始学爬、扶站、练习行走时，也就是需要用脚支撑身体重量时，穿鞋的主要目的是使足部关节受压均匀，保护足弓，需穿硬底布鞋。

鞋子要合脚

◆ 宝宝生性好动，所以鞋子不能过挤也不能过松，要根据脚形选鞋，即鞋的大小、肥瘦及足背高低等。一般选择比宝宝的脚宽出约1厘米的鞋子。

◆ 及时更换新鞋。宝宝的脚长得特别快，平均每月增长1毫米，2~3个月就要更换一双新鞋。

选择舒适的鞋子

◆ 鞋面要轻便、柔软，透气性要好。

◆ 鞋底应有一定硬度，不宜太软，最好鞋的前1/3可弯曲，后2/3稍硬不易弯折；鞋跟比足弓部应略高，以适应自然的姿势；鞋底要宽大，并且分左右。

怎样保护宝宝的脚

鞋子要合脚，妈妈最好是每隔大约2星期，就要注意宝宝的鞋是不是太小了。可以让小宝宝坐下来，摸摸看大趾头离鞋面是否还有半厘米到1厘米的距离，这样小宝宝每次迈开步伐向前走时，大趾头往前伸展才有足够的空间。而太大的鞋子容易绊脚。

同成年人相比，宝宝的脚更爱出汗，潮湿的环境利于真菌生存。所以，宝宝每天至少洗1次脚，之后让脚彻底晾干；在运动和远足等活动之后用温水洗脚；每天清晨或洗脚之后，换上清洁的棉袜；经常更换鞋子，以便让潮湿的鞋垫和内衬能充分晾干。

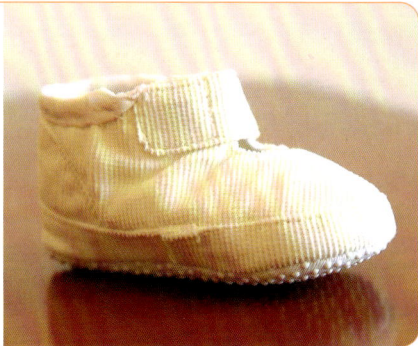

注意鞋子的安全性

◆ 宝宝骨骼软，发育不成熟，鞋帮要稍高一些，后部紧贴脚，使踝部不左右摆动为宜。

◆ 鞋子应有质量合格证，表明无有毒物质(如甲醛、苯、铅等)污染。

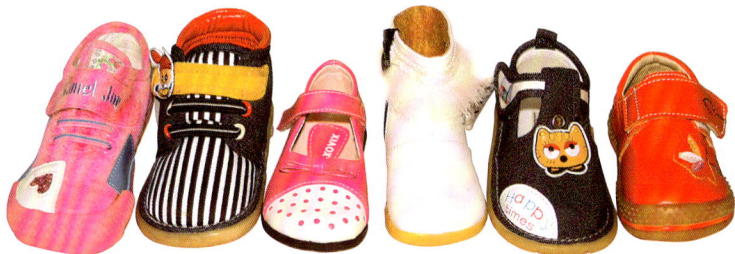

给宝宝选鞋子，一定要选择舒适的透气材料，比如羊皮、牛皮、帆布、绒布。最好不要穿人造革或塑料制成的鞋子，因为宝宝新陈代谢快，脚丫流汗多，长时间穿不透气的鞋子，容易让细菌粘上小脚丫。

专家忠告：给宝宝挑选鞋子有窍门

在宝宝刚学会走路时，如果地面太粗糙，可以为宝宝穿上一双袜子来代替鞋子，或者用袜子制作成软布鞋，最好是摸起来袜底有防滑橡胶的小点，可以防止宝宝滑倒。

在宝宝走路时，最好给他穿上会发出响声的鞋。因为鞋底会响或挂有铃铛的鞋子一方面可以让宝宝注意自己在用脚走路，另一方面可以训练宝宝的听觉。学步宝宝走路还不稳，走路发出的声响能帮助爸妈注意到他，知道他在哪儿。

"旧衣服能穿，旧鞋子不可穿"，因为每个宝宝足部的特点、走路的姿势各不相同。

鉴于宝宝鞋子经常更换，所以不必买昂贵的鞋子，但要买合脚的，否则会影响宝宝的发育。

如果宝宝不肯穿鞋，也不用担心，宝宝可以通过自己的脚更好地接触地面，来促进感觉器官的发育，还有助于宝宝站立，更快地学会走路。

幼儿的脚趾还未定型，不宜穿拖鞋走路，因为常穿拖鞋走路脚趾要用力，容易长成八字脚，影响走路的姿势。

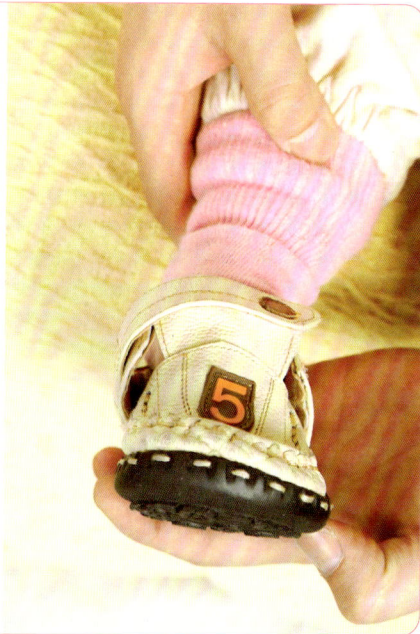

问题精选

48 宝宝断母乳时哭闹怎么办?

正常情况下，10~12个月的宝宝已经具备了断母乳的基本条件。可给宝宝断母乳是妈妈们颇感棘手的一件事，有些宝宝只恋母乳不吃饭，天天吵闹不休，心理学家称之为"第二次母婴分离"。妈妈和家人应认识到断母乳是一个自然过程，只要共同努力，宝宝一定能顺利度过断乳期。

断母乳时妈妈应该多花些时间来陪伴宝宝，和她做做游戏，抚慰宝宝的不安情绪。

断母乳时宝宝需要格外关照

◆ 为断母乳提前做准备。在宝宝4~6个月以后每天增加一定量的配方奶，减少宝宝吃母乳的次数，保证营养供给，按时添加辅食。

◆ 断母乳的过程中，妈妈要采取果断的态度，不要因宝宝一时哭闹就下不了决心，从而拖延断母乳时间。也不可突然断一次或几天未断成，又突然断一次，接二连三地给宝宝不良情绪刺激。这样有害宝宝的心理健康，容易造成情绪不稳、夜惊、拒食及心理疾患。

◆ 不能养成大人抱着入睡或含着母亲乳头入睡的坏习惯。宝宝入睡时，母亲可以守候在他的床边，以减少其与母亲分离的担心，使宝宝安稳入睡，逐渐淡化对母乳的依恋。

◆ 任何简单、粗暴的断母乳方法，都会让宝宝不悦，引起身体和心理上的不适应，造成日后喂养困难、营养不良、情绪不佳、抗病能力下降等后遗症。如果妈妈突然和宝宝分开，或者一下子断母乳，以及在乳头上涂抹苦、辣等东西，宝宝会因缺乏安全感而大哭大闹。

◆ 断母乳期间，妈妈要对宝宝格外关心和照料，并花一些时间来陪伴他，和他多做游戏，抚慰宝宝的不安情绪，可大大改善宝宝的哭闹行为。

断母乳后合理安排饮食

宝宝断母乳后，其食物构成发生了变化，要注意科学喂养。食物的营养应全面和充分，除了瘦肉、蛋、鱼、奶、豆浆外，还要有蔬菜和水果。而且断母乳要与辅食添加平行进行。不是因为断母乳才开始吃辅食，而是在断母乳前辅食已经吃得很好了，所以断母乳前后辅食添加并没有明显变化，断母乳也不会影响宝宝正常的辅食。

配方奶必不可少

配方奶是宝宝断母乳后每天的必需食物，因为它不仅易消化，而且有着极为丰富的营养，能提供给宝宝身体发育所需要的各种营养素。

避免吃刺激性的食物

刚断母乳的宝宝在味觉上还不能适应刺激性的食品，其消化道对刺激性强的食物也很难适应，因此，不宜吃辛辣食物。

确保营养

吃营养丰富、细软、容易消化的食物。1岁的宝宝咀嚼能力和消化能力都很弱，吃粗糙的食品不易消化，易导致腹泻。所以，要给宝宝吃一些软、烂的食品。一般来讲，主食可吃软饭、烂面条、米粥、小馄饨等，副食可吃肉末、碎菜及蛋羹等。

补充水分

和平时一样，白天除了给宝宝喝奶外，可以给宝宝喝少量1:1的稀释鲜果汁和白开水。如果是在1岁以前断母乳，应当喝配方奶粉，1岁以后的宝宝喝母乳的量逐渐减少，要逐渐增加喝牛奶的量，但每天的总量基本不变（1~2岁宝宝应当每日500毫升左右）。

一日五餐

1岁宝宝全天的饮食安排为：一日五餐，早、中、晚三顿正餐，二顿点心，强调平衡膳食和粗细、米面、荤素搭配，以碎、软、烂为原则。

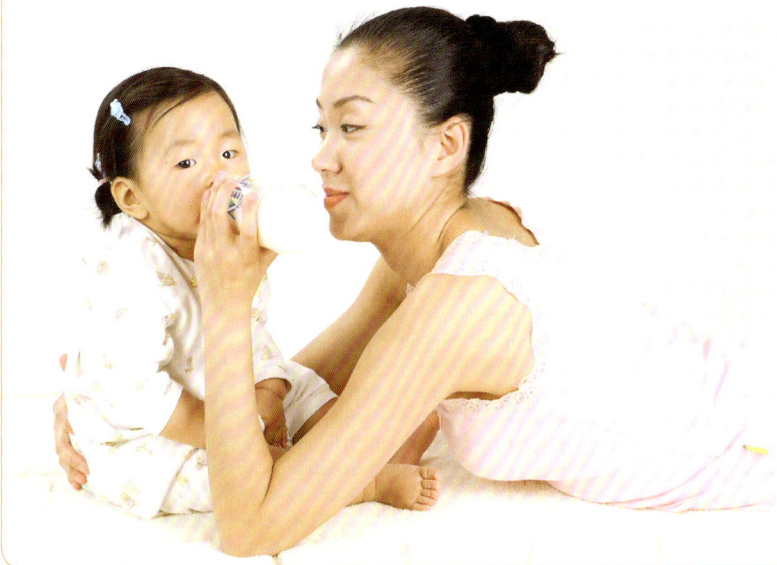

问题精选

49 如何训练宝宝自理大小便？

大小便训练是宝宝成长过程中的必经之路，训练不得法，宝宝和父母都痛苦。现代幼儿教育认为，大小便训练要充分尊重宝宝，更确切地说法应该是大小便学习。学习过程中强调宝宝自身的主动性，让宝宝通过学习体会到独立的重要性。

1岁之前：训练宝宝的条件反射

◆ 新生儿排尿无条件反射，次数多且不规律。2~3个月后即可开始训练。宝宝在睡前、醒后、喂完奶和睡后15分钟可能有尿，这时给宝宝"把尿"，并把排尿的无条件反射同一些条件刺激联系，如发"嘘——嘘——"声。经过一段时间的训练，当宝宝一解开尿布并听见"嘘——嘘——"声后，即使膀胱内有尿但未胀满，也会排尿。

◆ 一般宝宝出生后3~4个月大便时间就比较固定了。宝宝大便时一般表现为，停止其他动作，安静下来，脸上有"一本正经"的样子，并且涨得发红。一遇到这种情况就要及时把宝宝大便。把的时候一定要让宝宝感觉很舒适，同时发出"嗯——嗯——"的声音。

◆ 每次把便时间不要过长，免得宝宝过于疲劳，甚至厌恶这种方式。

1岁半以后：训练宝宝适应便盆

◆ 绝大多数宝宝1岁半左右都可以独立行走了，这时可以让他们自己寻找便盆来训练大小便了。但需要注意，便盆要放在固定的地方，让宝宝知道并随时可以自己找出来使用，免得想要排便时找不到便盆；便盆口径要与宝宝臀部合适，不要让他因坐盆不舒服而产生反感。

◆ 每次坐盆时间不要太长，5~6分钟即可，否则易使宝宝脱肛。坐盆时不要玩玩具或吃东西，让宝宝知道坐盆是为了排便，不能坐在这里玩耍。

◆ 虽然宝宝这时已可以独立坐盆排便，但家长也要密切观察动向，看是否需要帮助，或者是否宝宝坐在便盆上玩耍，随时纠正，排便后教他将手洗干净，养成良好的卫生习惯。

◆ 年龄大一点的宝宝，要定时排便，最好在早餐后。只要坚持训练，一般1岁半左右的孩子就能有控制大便的能力，2岁左右就能完全控制大便，3~4岁时就能独立去厕所了。

专家忠告：父母心态要宽容

在整个训练过程中，父母应该保持轻松宽容的心态，既关注也要有分寸。训练过程应循序渐进，不要和其他宝宝相比，更不能因为宝宝出了"事故"，呵斥或者打骂。

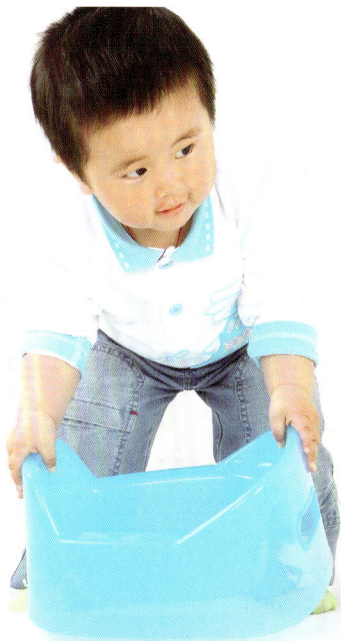

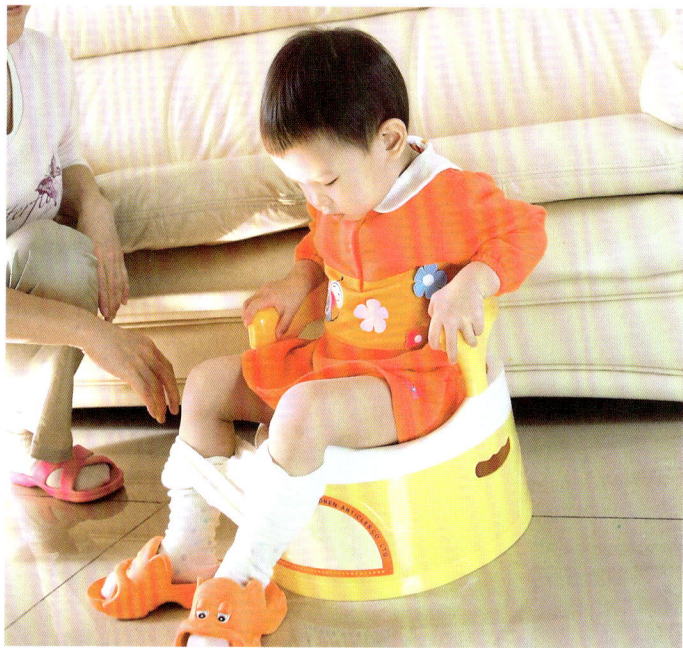

宝宝坐盆的时间为5~6分钟即可，不要让他在坐盆时玩玩具或吃东西，要让宝宝知道坐盆是为了排便，而不是玩耍。

宝宝愿意接受大小便训练的信号

宝宝通常在2~3岁的时候才能学会正确使用儿童便盆，无论提前还是推后这种训练，其结果都是一样的。出于某种未知的原因，男宝宝通常比女宝宝要晚一些才能掌握这种能力。随着宝宝一天天地长大，父母们应该注意到他们愿意接受大小便训练的信号：

1.玩的时候突然停下来。

2.白天1~2小时内，纸尿裤都是干的。

3.睡觉醒来的时候，尿裤是干的。

4.告诉你他要大小便了。

5.有了爱清洁的行为，希望自己长大。

6.模仿大人的动作。

7.知道如何脱衣服。

8.能理解并按照一些简单的指令去做。

当然，并非在每个孩子身上都能表现出上面所说的全部信号，不过，只要出现其中几个信号，你就可以给他训练自己大小便了。

问题精选

50 宝宝不爱刷牙怎么办?

要使宝宝的牙齿发育良好，应当重视口腔卫生。刷牙是预防牙病最行之有效、方便易行的方法。宝宝2岁以后，牙齿已基本长齐，该开始学刷牙了，可是宝宝不爱刷牙，一让刷牙就要赖，道理讲了一箩筐，就是无济于事，让家长很头疼。如何使宝宝从小养成良好的口腔卫生习惯呢?

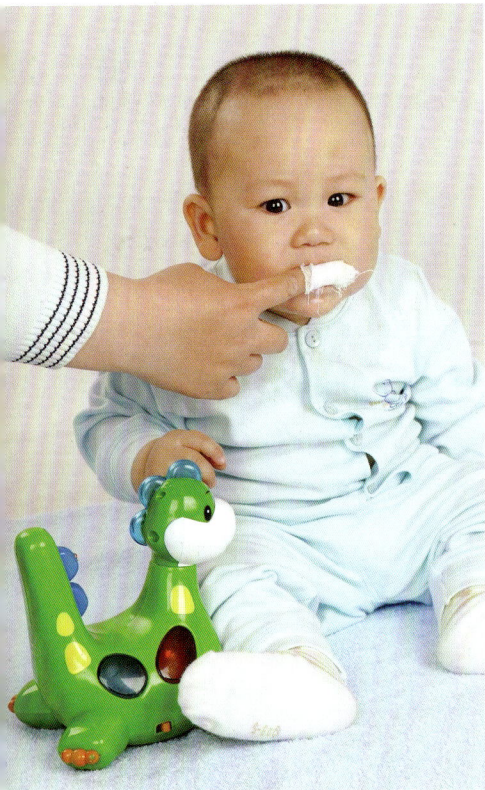

刷牙习惯尽早培养

◆ 及早培养宝宝的刷牙习惯。从宝宝5~6个月第一颗乳牙萌出开始，父母就要用干净的纱布包着自己的食指并蘸干净的水清洗宝宝的牙齿，洗去牙床、口腔内奶块及其他添加的辅食品附着物，每天坚持擦洗直到2岁半左右。千万不要等宝宝能自己刷牙时才开始培养刷牙的习惯。

◆ 先让宝宝学会漱口。宝宝在学会使用牙刷之前，可以先让他学会漱口。漱口能够漱掉口腔中部分食物残渣，是保持口腔清洁的简便易行的方法之一。可以先做给宝宝看，让宝宝边学边漱，逐步掌握。宝宝用清水或淡盐水漱口为宜。

◆ 宝宝从2岁半开始，父母应给宝宝使用专用的牙刷，手把手教他们掌握正确的刷牙方法。每日早晚2次，耐心地指导。过了3岁，孩子就会独立完成刷牙动作了。

◆ 指导宝宝刷牙的同时，应督促宝宝养成早晚刷牙，饭后漱口，临睡前不吃糖果、糕点的良好卫生习惯，并且按时进行，不允许任意中断。

◆ 提高刷牙的乐趣:

● 讲故事。家长编一些有关保护牙齿的小故事，提升宝宝对刷牙的兴趣，让宝宝逐渐养成主动刷牙的习惯。

● 家长的榜样。为了提升宝宝的兴趣，每天早上和晚上临睡前开展家庭刷牙大赛，比谁刷牙最积极、最认真、最彻底，可给予奖励或表扬。

● "角色扮演"。家长可扮成龋齿患者，生动地进行教育，更便于宝宝接受。

正确的刷牙方法

◆ 三个"3"，即宝宝3岁开始独立刷牙，每天刷牙2~3次，每次刷牙至少3分钟。

◆ 竖刷法：使刷毛与牙面成斜角转动刷头，上牙从上往下刷，下牙从下向上刷，上下牙咬面来回刷。

◆ 刷牙顺序：刷牙顺序为先刷外面，再刷咬合面，最后刷里面；先左后右、先上后下、先外后里；牙缝牙龈都刷到，每个部位重复刷8~10次。

◆ 刷完后用清水漱口多次，连牙膏泡沫均吐出，一般宝宝自己刷牙不会把牙膏泡沫吞入胃中，即使吃了一点也无所谓。

要训练宝宝养成刷牙的习惯，家长首先要以身作则，让孩子经常模仿大人的动作，同时给宝宝讲些刷牙的简单道理。

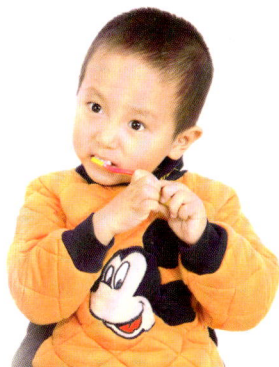

宝宝牙齿的综合保健

1.孕期及婴儿期的宝宝注意多补充营养物质，如蛋白质、钙、磷、维生素D和维生素C等。

2.及时给宝宝添加帮助乳牙发育的辅食，如饼干、烤馒头片等，以锻炼乳牙的咀嚼能力。

3.加强锻炼，多晒太阳，多接触大自然中的空气和水，以增强体质，预防疾病。

4.宝宝的牙刷，其刷头要适合宝宝的口腔大小，宜用软毛、弹性好的牙刷，便于按摩牙龈，宝宝不要使用大头硬毛牙刷。

5.纠正宝宝不良的卫生习惯，如吸吮手指等。

6.定期进行口腔检查，以便早发现、早治疗。

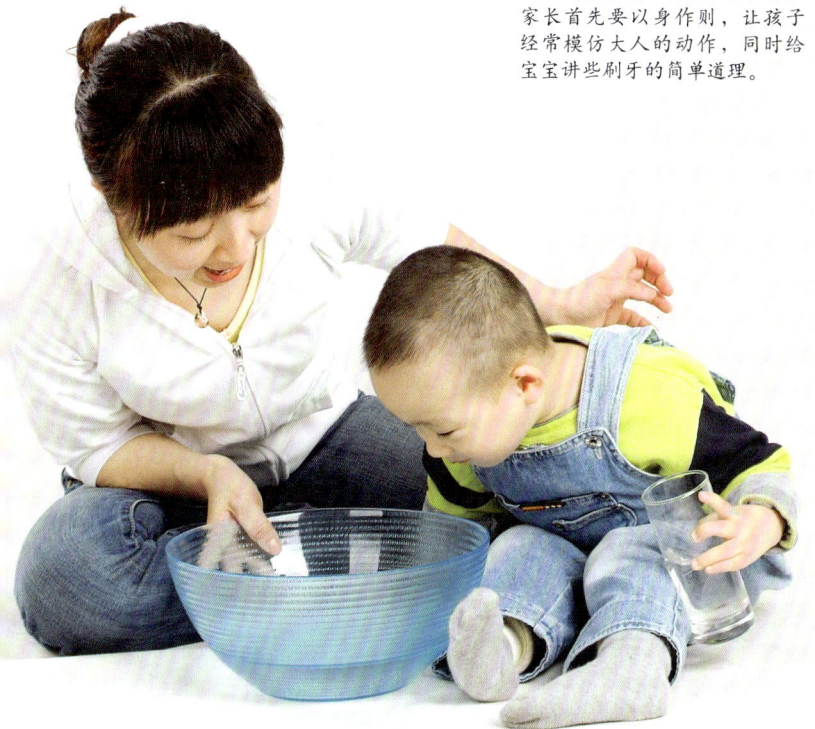

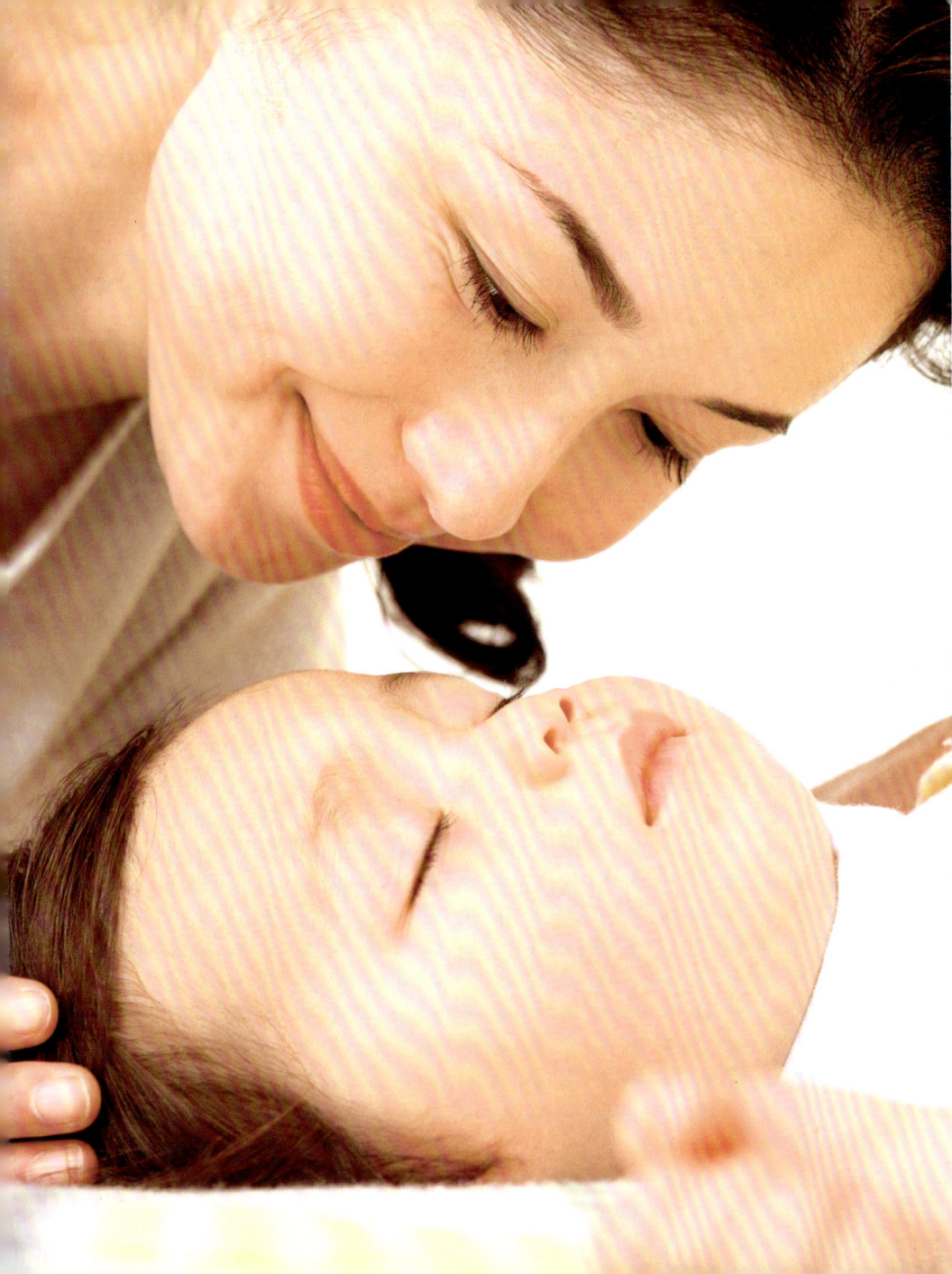

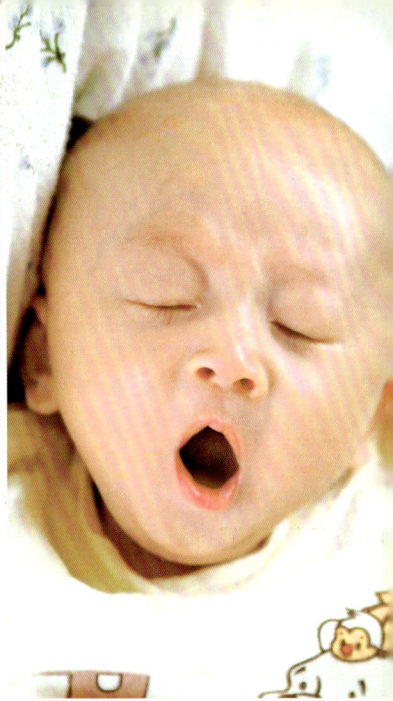

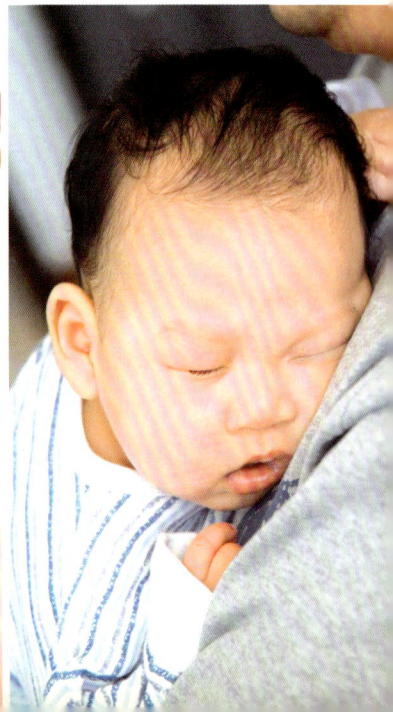

睡眠问题

问题精选

51 哪种睡姿对宝宝最有益?

由于刚出生的宝宝大部分时间都是在睡眠中度过的, 睡眠看似简单, 可是许多父母在哄宝宝入睡和纠正宝宝的睡姿上犯过不少错误。其实宝宝睡姿有许多讲究, 下面就来分析宝宝的一些错误睡姿和纠正方法。

7 种不良睡姿

◆ 摇睡

当宝宝哭闹时, 一些父母将其抱在怀中或放入摇篮里摇晃, 宝宝哭得越凶, 摇晃得越猛烈。摇晃动作会使大脑在颅骨腔内不断晃荡, 未发育成熟的大脑会与较硬的颅骨相撞, 造成脑小血管破裂, 引起"脑轻微震伤综合征", 尤其是 10 个月以内的小宝宝, 更值得注意。

◆ 陪睡

宝宝出生后, 应尽量让他独自入睡。因为妈妈熟睡后稍不注意就可能压住宝宝, 造成窒息。长期陪睡, 宝宝还易出现"恋母"心理, 到上幼儿园或上小学时, 易出现分离焦虑, 甚至患上"学校恐惧症"、"考试紧张症", 对身心发展非常不利。

◆ 俯睡

颜面朝下的俯睡对小宝宝来说最为危险。小宝宝一般不会翻身及主动避开口鼻前的障碍物, 加上消化器官发育不完善, 胃内压增高时, 食物就会反流, 阻塞十分狭窄的呼吸道, 造成窒息。

◆ 裸睡

宝宝体温调节功能差, 裸睡时腹部容易受凉, 使肠蠕动增强, 导致腹泻。夏季最好在宝宝胸腹部盖一层薄薄的衣被, 或戴上小肚兜睡。

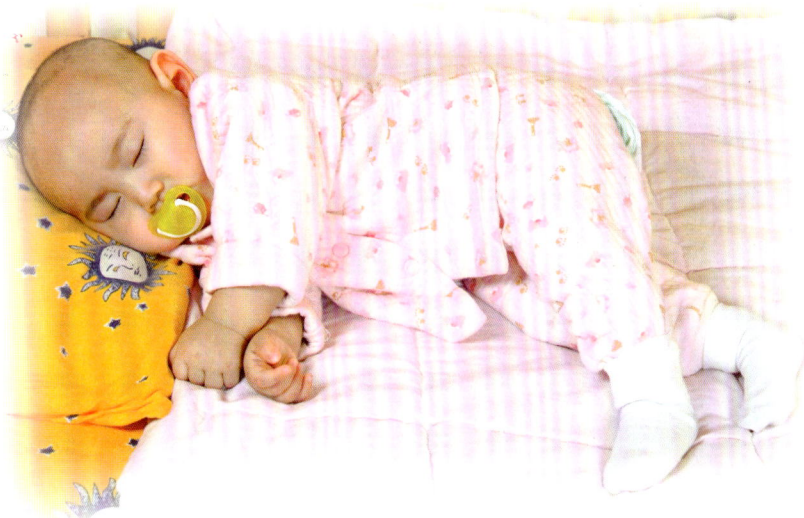

宝宝宜采用多种睡姿

许多家长都喜欢让宝宝仰卧着睡觉，偶尔让其侧卧。其实，宝宝的潜能是很惊人的，让他多几种睡姿的体验，他会很快适应，并能作出相应的调整。这样既有利于头形的美观，又可以锻炼宝宝的活动能力。如宝宝采用仰卧的睡姿，四肢能够自由地活动；侧卧可以帮助宝宝练习翻身；俯卧可以锻炼宝宝的颈部肌肉，练习抬头，为以后学习匍行和爬行打下基础。

◆ **搂睡**

父母搂睡的做法有四大危害：

1.使宝宝难以呼吸到新鲜空气。

2.妈妈的奶头一旦堵塞了宝宝鼻孔，易造成窒息等严重后果。

3.易使宝宝养成醒来就吃奶的坏习惯，从而影响食欲与消化功能。

4.限制了宝宝在睡眠时的自由活动，难以舒展身体，影响正常的血液循环。

◆ **开灯睡**

宝宝的神经系统尚处于发育阶段，适应环境变化的调节功能差，通宵亮灯改变了人体适应的昼明夜暗的自然规律，可导致宝宝睡眠不良，睡眠时间缩短，影响正常生长。

◆ **睡软床**

睡软床，一是易发生窒息，当宝宝来回翻动时易被柔软的被褥或枕头等堵住口鼻；二是不利于头颈部及上肢活动，尤其是不利于脊柱的3个生理弯曲的形成。宝宝最好睡硬板床，以方便练习俯卧抬头、翻身、坐起、爬行、站立、迈步等，有利于生长发育。

天大地大我最大的睡相——仰睡。这种睡姿可以使全身肌肉放松，对宝宝的心、肺、胃、肠和膀胱等全身各脏腑器官最不易造成压迫，但它也可能会使已经放松的舌根后坠，所以也有阻塞呼吸道的疑虑。

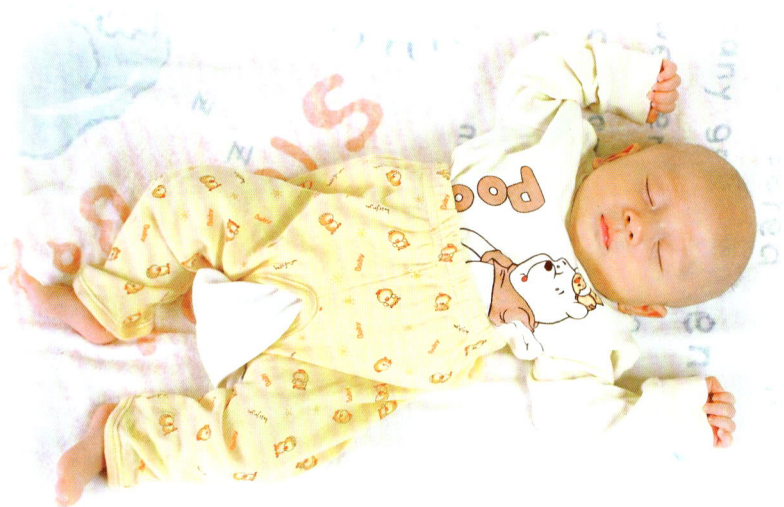

问题精选

52 宝宝的头睡觉时总是偏向一侧怎么办?

刚出生的宝宝大部分时间都是在睡眠中度过,而且睡觉时头喜欢偏向一侧,如果不注意纠正睡姿易出现头部不对称的现象,即常说的"睡偏头",不但使宝宝的头部不美观,长时间偏向一侧还会造成斜视。

为什么会出现"睡偏头"?

刚出生的宝宝头颅骨尚未完全骨化,各个骨片之间仍有成长空隙,有相当的可塑性,加上颈部肌肉尚无力转动沉重的头部,当某一方位的骨片长期承受整个头部重量的压力时,其生长的形状就会受影响。所以,新生儿出生后若不及时注意睡眠姿势,头部长期偏向一侧,久之头部就形成左右不对称的状态了。

小方法解决"睡偏头"

◆ 宝宝可能一开始不会好好与大人配合,但很快就会习惯,所以一定要有耐心。当宝宝2个月后,头骨的硬度也跟着变大,骨缝弥合,头形就不大会改变了。如果2个月以后发现宝宝的头形不对称了,尽量在3个月以内进行调整,等到宝宝能够翻身时,睡姿也就自由得多了,他就会不断改变头的方向了。

◆ 宝宝睡觉时容易习惯于面向母亲,不喂奶时也把头转向母亲一侧。为不影响孩子颅骨发育,母亲应该经常和孩子调换睡觉位置,这样,孩子就不会把头转向固定的一侧。

◆ 一定不要让宝宝的头部长期处于一种姿势,应定期更换睡眠姿势。如在宝宝的一侧放上枕头,枕头以3~4厘米厚为宜,使头部不能随意偏向该侧,如此双侧交替进行,即能起到防治作用。

◆ 预防和纠正宝宝这种睡觉习惯很简单。如果宝宝的头偏向左侧，在每天睡觉前，妈妈可以陪伴在宝宝的右侧用玩具逗引他，直到他睡着。

专家忠告：留心宝宝的睡姿

仰卧睡姿时，宝宝容易发生呕吐，呕吐物较易呛入气管及肺内，发生危险。对于溢乳的小宝宝，侧卧位是防止误吸的好办法。

俯卧睡姿时，床铺要硬，身体周围不堆放杂物，因小宝宝不会自己翻身，并且不能主动避开口鼻前的障碍物，避免宝宝猝死综合征的发生。

如果宝宝睡觉的时候头总向左偏，妈妈就可以在右侧用玩具逗他，直到他睡着。

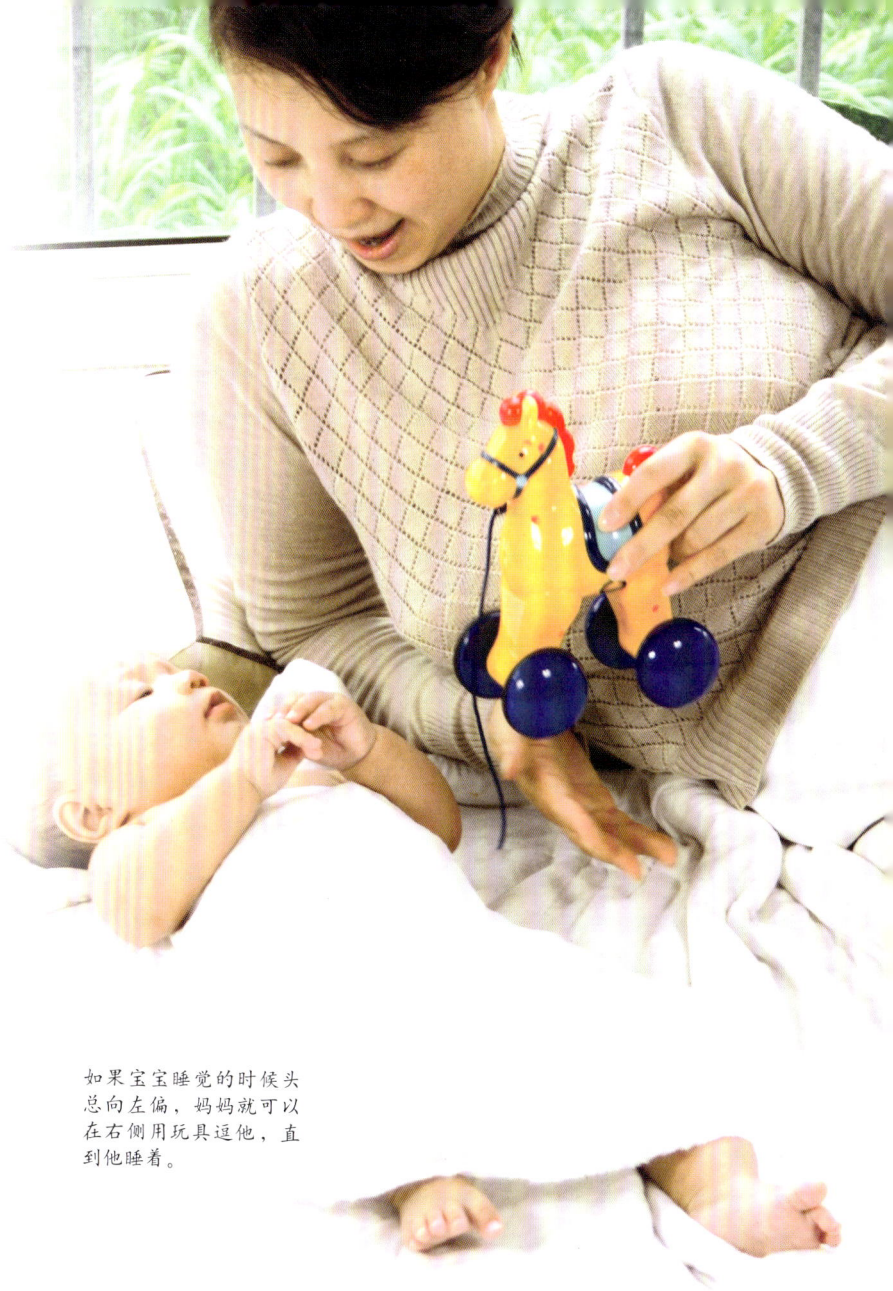

问题精选

53 宝宝睡觉时为什么老哼哼?

宝宝有时在睡眠时扭动身体,并且发出吭吭声,好像身体不舒服,可睡醒后又一切如常,这是病吗?

睡觉哼哼不是病

◆ 正常宝宝在浅睡眠(活动睡眠)状态下都会有以上表现,而不是病态。

◆ 宝宝的情感世界是很丰富的,他也可能是在做梦。

◆ 宝宝对湿尿布的刺激感到不舒服。

◆ 厌烦某一种睡姿,于是宝宝就会扭动身体,发出吭吭声,乃至以哭泣来表达。

◆ 对睡眠环境不满意,如噪声、室温、空气不新鲜等。

◆ 胃肠道不舒服,比如饥饿、吃奶后胀气等。

如何让宝宝睡得更安心?

◆ 妈妈这时不必惊慌,也不必不停地摇晃宝宝,可以让宝宝换个体位睡,包括侧卧位、俯卧位。

◆ 抚摩背部,使宝宝感到安全和踏实。

◆ 如果宝宝睡觉时总是扭动身体,并且鼻尖上有汗珠,身上潮乎乎的,应注意观察室内温度是否过高,或是否包裹得太多、太紧,宝宝可能因太热而睡不安稳。这时应降低室温,减少或松开包被,解除过热感。

◆ 如果小脚发凉,则表示宝宝是由于保温不足而睡不安稳,可加厚盖被或用热水袋在包被外面保温。

◆ 尿布湿了,或没有吃饱等也会影响睡眠,应当及时更换尿布,用温水洗净臀部。

◆ 宝宝吃饱后轻拍其背部,让他嗝出随吃奶而进入胃内的空气,这样宝宝一般都会满足而睡的。

◆ 如果遇到宝宝总是莫名其妙地扭动、吭吭、不能入睡,而且易惊、好哭闹,这时又无疾病,则可能是行为问题,应当采取"手法按摩"以调适情绪。

问题精选

54 宝宝睡觉为什么爱出汗?

宝宝睡眠时出汗几乎是每个家长都会遇到的问题,有些家长因此而忧心忡忡,宝宝是不是缺钙了?是不是体质虚?

正常原因——生理性多汗

生理性多汗的特点是常在刚睡着时出汗较多,随后就逐渐减少。天气炎热、室温过高、穿衣过多或被子太厚等原因都可能会造成宝宝睡觉时出汗。又因为婴儿时期新陈代谢旺盛、皮肤含水量较高、微血管分布较多、植物性神经发育不成熟,因此出汗较多,这完全是正常的现象。

非正常原因——病理性多汗

病理性多汗的特点是整个睡眠过程中汗量都很多。患佝偻病的宝宝在入睡后就开始多汗,尤其是头部,能湿透枕席或枕巾。患活动性结核病的宝宝,不仅上半夜出汗,下半夜及天亮前也常出汗,称为盗汗。宝宝可伴有低热、咳嗽、消瘦、无力、脸色潮红等症状,同时还有消瘦、体重不增或下降、食欲不振、情绪发生改变等症状。

对症护理

◆ 对于生理性出汗一般不主张药物治疗,而是调整生活规律,只要去除导致宝宝多汗的外界因素就可以了。如入睡前适当限制宝宝活动,尤其是剧烈活动;睡前不宜吃得太饱,更不宜在睡前给予大量热食物和热饮料;睡觉时卧室温度不宜过高,更不要穿着厚衣服睡觉;盖的被子要随气温的变化而调整厚度。

◆ 对病理性出汗的宝宝,应针对病因,进行治疗。如宝宝确实患了佝偻病,应在医生指导下补充钙质和维生素D;结核病引起的盗汗,应进行抗结核治疗。

对于生理性出汗的宝宝,妈妈应该注意让宝宝穿得轻便、适宜,不要让他穿得过多、捂得过热。

问题精选

55 新生儿睡眠少怎么办?

新生儿多数时间处于睡眠状态,每天大约20多个小时,所以对新生儿来说,保证睡眠的时间和质量对健康十分重要。

分析原因,对症解决

◆ 室内温度过高(新生儿室内温度应在20℃~22℃),或包裹得太厚,宝宝因太热以及身体得不到放松而睡不安稳。

◆ 室内空气不好。新鲜空气能供给足够的氧气,因宝宝的肺脏血管丰富,含气量相对较少,氧气不足就会妨碍睡眠,应定时开窗通风换气。

◆ 由于保暖不足宝宝小脚发凉而不眠,可加盖被或用热水袋在包被外保温。

◆ 大小便尿布湿了,宝宝不舒服也睡不踏实,应及时更换尿布。

◆ 喂养不当也会使宝宝睡眠不足,如吃得过多、吃的食物不好消化或饥饿,要根据具体情况处理。

◆ 母亲孕期有维生素D和钙剂摄入量不足的情况,新生儿可能会出现低钙血症,发病的早期也表现睡觉不踏实,可在医生的指导下给宝宝补充维生素D和钙,即可见效。

◆ 疾病:发烧、鼻塞、耳朵痛等,会影响宝宝睡眠,应及时去医院就诊。

定时给房间开窗通风,保证室内有充足的新鲜空气。

多发月龄 1 2 3 4 5 6 7 8 9 10 11 12 13 14 15 16 17 18 19 20 21 22 23 24 25 26 27 28 29 30 31 32 33 34 35 36

宝宝每天睡多长时间合适

每个宝宝每天的睡眠时间各不相同，一般来说，新生儿需睡18~20小时左右，白天和晚上睡眠的时间差不多。随着月龄的增长，宝宝睡眠时间逐渐减少，而且晚上睡眠的时间逐渐延长。1~3个月的宝宝每天平均睡眠时间为15小时。2个月时有44%的宝宝夜间能持续睡5~6小时，白天觉醒时间延长。6个月时宝宝每天平均睡眠时间为14小时，这时期大多数宝宝夜间能睡长觉，持续睡6小时。1岁时每天平均睡13~15小时，夜间能一夜睡到天明，白天觉醒时间长，有固定的2~3次小睡。

不同的宝宝睡眠时间有很大的个体差异。如果您的宝宝不能睡这么长的时间，但在醒时精神很好，不用担心他睡眠不足，因为宝宝没有"学习或工作任务"，他困了自然会睡。只要宝宝觉醒时反应灵敏，智力发育和同龄儿相近，没有异常行为表现，父母就不用担心宝宝睡眠过少。

专家忠告：助睡有方法

睡前 洗个温水澡有助于宝宝入睡。

可进行宝宝抚触，但避免过度疲劳。

让宝宝听有规律的轻柔音乐等。

减弱室内光线，开灯睡最易养成害怕黑的坏习惯，也不利于宝宝的健康发育。

尽量减少噪声，保持室内安静。

不应抱着睡，锻炼让宝宝独睡。

天气情况允许时，白天尽量将宝宝抱到户外晒太阳，可起到增加宝宝睡眠时间的作用。

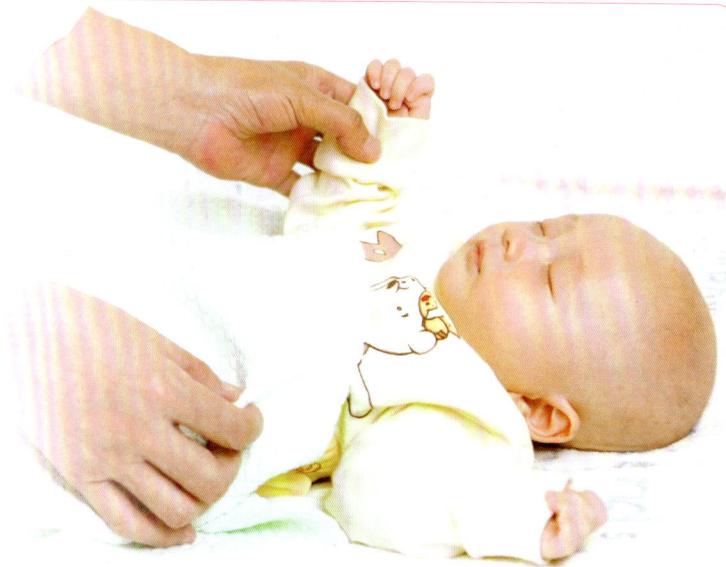

问题精选

56 家里有个"夜哭郎"

有些宝宝白天精神很好，但一到了晚上却总是哭个不停，这种情况在医学上称为"夜啼症"，俗称"夜哭郎"，父母为此非常苦恼。其实，宝宝夜哭必有原因，父母应根据宝宝不同的哭声及其他表现来分析、寻找原因。常见的原因有饥饿、尿布潮湿、佝偻病、蛲虫症和睡眠习惯不良等。

夜哭到底是怎么回事?

其实，什么原因也找不到的"夜哭郎"是最常见的，因此，也就难以找到应对的办法。夜哭与父母的教养没有什么关联，因此不要认为自己教子无方，刚出生的宝宝是很难一觉睡到天明的。有的宝宝醒后并不哭闹，或把把尿，或喂喂奶，或干脆不用父母管，过一会儿他自己就入睡了。但有的宝宝自己不哭够是不会停止的，尽管父母使出浑身解数也无济于事。认识到了这一点，父母就不必对宝宝的闹夜气愤了。一般来说，这种夜哭现象在宝宝4~5月龄时会逐渐消失的。

不理不睬对宝宝伤害最大

◆ 哭是宝宝的语言，宝宝哭了，就是在和父母交流。如果父母拒绝和宝宝交流，对宝宝不予理睬，宝宝会对自己产生不信任感，这会极大地挫伤他的自尊心，也会导致对亲人、别人的不信任。长大以后，这种信任危机会使宝宝变得孤僻，与人难以相处，社会交往能力差，对宝宝以后成长极为不利。

◆ 实践证明，当宝宝醒来哭时，父母反应越积极，宝宝哭的时间越短，停止闹夜的年龄越小。如果找不出哭闹的原因，妈妈可以把宝宝抱起来或搂到怀里，轻轻拍着他的屁股，轻轻哼着曲子，宝宝可能会慢慢入睡。如果宝宝哭得厉害，抱也抱不住(发生这种情况常常是由于父母听任宝宝自己哭一会儿，宝宝觉得冤屈了)，父母也不要着急，要耐心地哄着宝宝。不要又是颠，又是晃，大声地"哦、哦、哦"，比宝宝闹得还欢，这会让宝宝更难以安静下来。

在睡前给宝宝一些亲密的抚摸，让宝宝甜甜地入睡吧!

凡引起宝宝疼痛、瘙痒等不适的疾病，均会使宝宝哭闹不安，如发热、湿疹、佝偻病、口腔疱疹、蛲虫感染、肠套叠等。当宝宝在夜间出现不明原因的啼哭时，家长应首先考虑是不是生理性原因，继而再考虑病理性因素，必要时要及时上医院就诊。

如果宝宝从来没有哭闹过，只是某一天很特殊，就要想到可能患了某种疾病，打个电话给医生，咨询一下，是否需要就医。

如果宝宝反复哭闹一阵，安静一阵，要想到婴儿肠套叠的可能。特别是较胖的男宝宝，或宝宝在最近几天内闹过肚子，就更应高度怀疑了，请医生看一下是必要的。

如果抱着能安静入睡，一放下就哭，睡着后也易惊，常常属于触觉防御过度所致。剖腹产婴儿多见，则应进行触觉调适。

另外，宝宝的睡眠与睡眠环境有关，平时应注意给宝宝营造一个良好的睡眠环境，睡前不要喂得太饱，白天不要让宝宝玩得太兴奋。

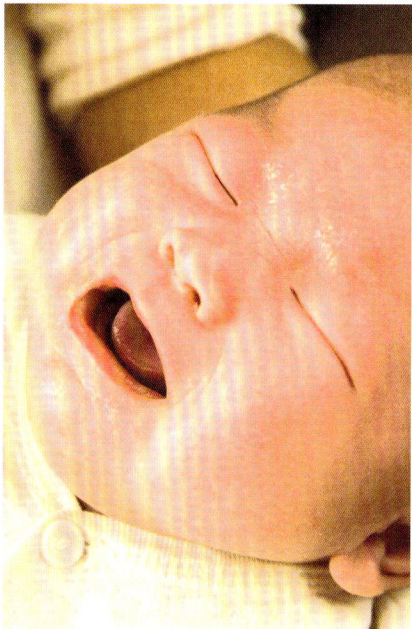

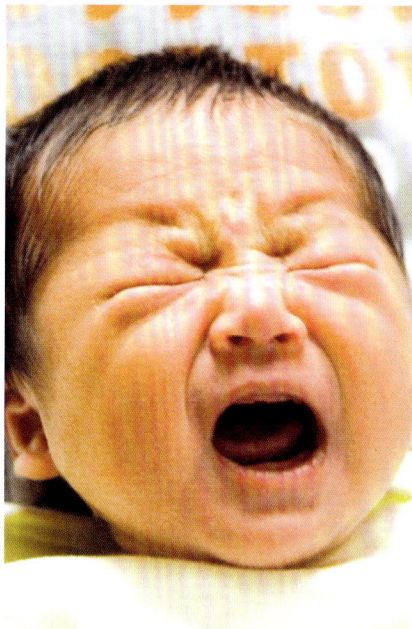

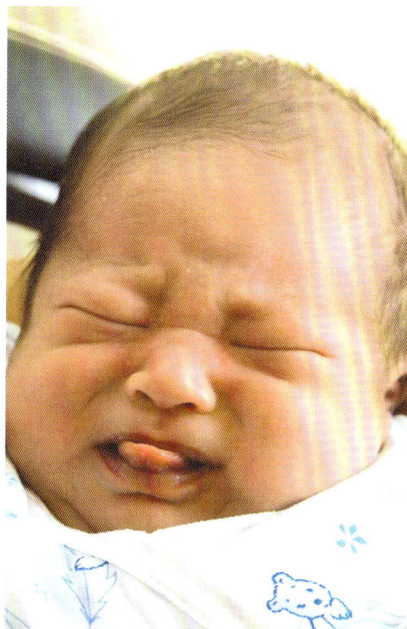

问题精选

57 宝宝睡觉时容易惊醒怎么办?

宝宝睡觉时容易惊醒是婴儿期常见的睡眠障碍。小宝宝在1~2个月内每天偶尔发生，在临床上无病理意义。如果较大一点的宝宝仍有睡觉时惊醒的现象，建议从以下几个方面入手来避免这种状况。

睡眠环境应适宜

宝宝惊醒的情况常发生在浅睡眠状态下，因此，首先应使宝宝睡觉的环境舒适，如：

◆ 室内的温度最好在20℃~22℃。

◆ 相对湿度达50%~60%。

◆ 室内空气要新鲜。

◆ 避免噪声，室内相对安静，可播放轻音乐。

◆ 熄灯睡眠。任何人工光源都会产生一种微妙的光压力，会使宝宝表现得躁动不安、情绪不宁，以致难以成眠。不要让宝宝长久在灯光下睡觉，否则会影响他的视力发育，使眼球和睫状肌不能获得充分的休息。

加强护理

◆ 对宝宝进行抚触。宝宝的尿布湿了或者裹得太紧、过饱、饥饿、口渴、被褥太厚等，都会影响睡眠的程度。

◆ 可以给宝宝身上包一条小毛巾，让宝宝有一种安全感，感觉好像还在妈妈的肚子里，这样宝宝也更容易睡着。

睡前给宝宝洗个澡，对宝宝的睡眠有好处。

◆ 宝宝睡前，可以先给他洗个澡，让他舒服一些，对睡眠会有好处的。

睡前进行情绪调适

◆ 宝宝不能过于兴奋、睡前不玩新玩具或白天不能过于疲劳。

◆ 按时睡觉。在宝宝入睡前0.5~1个小时，应让宝宝安静下来，睡前不要玩得太兴奋，更不要过分逗弄宝宝。

◆ 睡前不看刺激性的电视节目，不给宝宝讲紧张可怕的故事。

◆ 建议在宝宝睡前，将室内的光线调得暗些，放点轻柔的音乐，让宝宝知道，现在是睡觉的时间了。

◆ 在宝宝睡踏实以前，不要发出太响的声音，宝宝很容易醒的。其实，这是宝宝对外界反映的一种自我保护。

什么是拥抱反射

一般宝宝(尤其是2个月龄以内的新生儿)在受响声或震动时，可以出现二臂外展、伸直继而收向胸前屈曲似拥抱，医学上称拥抱(Moro)反射。这是由于小宝宝的大脑皮质下中枢的兴奋性较高，又因大脑皮质尚未成熟，不能很好地控制大脑皮质下中枢，它的兴奋或抑制过程很易扩散。所以，当宝宝遇到强烈的刺激时就容易发生拥抱反射。

专家忠告：警惕疾病因素引起的惊醒

新生儿低血钙引起的抽搐及宝宝惊厥不同于睡觉时的惊醒，本病的表现有：宝宝烦躁不安，睡眠少，肌肉小抽动或颤动，可有惊跳和全身惊厥。由于喉痉挛可引起呼吸暂停及脸色青紫，但较少发生。在不发作时，宝宝一般情况良好，家长应学会区别，及时去医院的儿科诊治。

患佝偻病的宝宝夜间常常会突然惊醒、哭闹。应在医生的指导下补充鱼肝油和钙剂，会使这种情况好转。多晒太阳也会帮助钙的吸收，一定要到户外，不能隔着玻璃，因为紫外线是不能穿透玻璃的。

有蛲虫的宝宝在夜晚蛲虫会爬到肛门口产卵，引起皮肤奇痒，宝宝也会烦躁不安，常常惊醒，啼哭不停。

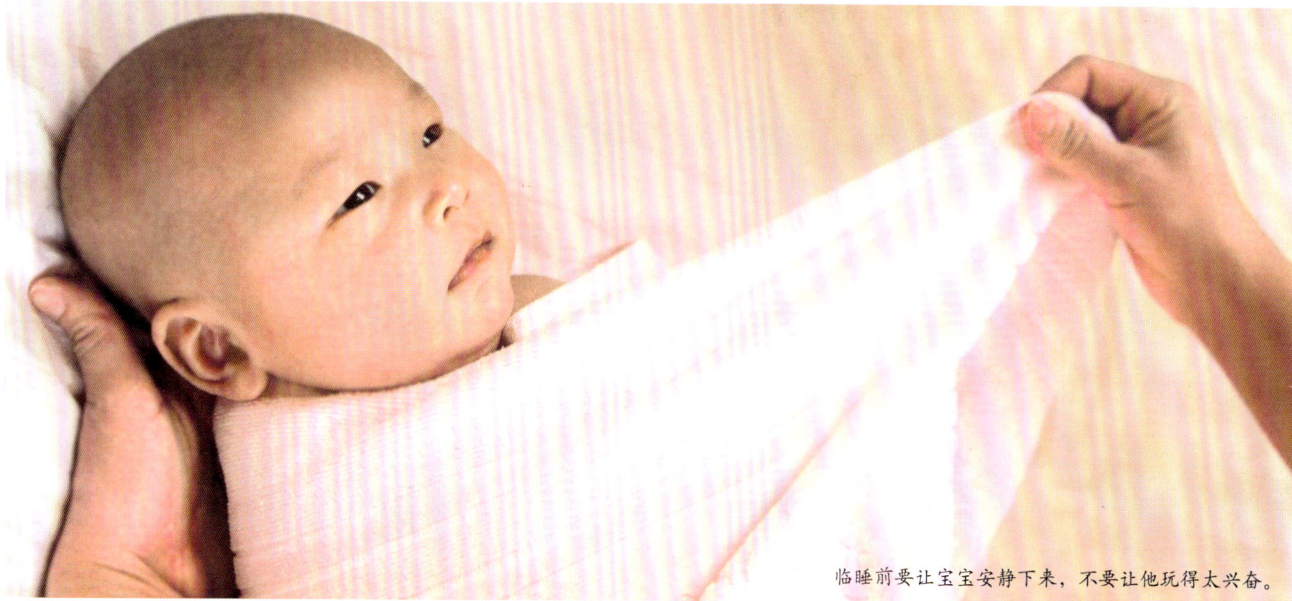

临睡前要让宝宝安静下来，不要让他玩得太兴奋。

问题精选

58 宝宝1岁后晚上不肯睡觉怎么办?

一般，宝宝在胎儿期是没有明确的昼夜概念的，但是出生后马上就面临了昼夜的问题，尤其是1岁后，认知能力和活动能力都得到极大发展，宝宝空前活跃，常常发生晚上不肯睡，只顾玩的情况。人类在千万年演化的过程中造就了夜伏昼出的生活和工作习性，所以父母要尽早安排和调整宝宝的生理时钟，来逐渐符合自己的作息时间。这对宝宝的生长发育极为有利。

营造舒适的睡眠环境

让宝宝有个安静、舒适的睡眠场所是很重要的。被褥不要太软，而且透气性要好。室内温度最好在20℃左右，相对湿度在50%~60%，并要保证空气新鲜。

做好睡前准备

◆ 睡前1小时内不宜让宝宝做大量和兴奋的活动，以免过于兴奋难以入睡。

◆ 如果宝宝入睡困难，可在睡前给他洗个温水澡，再进行按摩，这样有利于入睡。

◆ 睡前让宝宝喝一些奶，有助于入睡，但不要让宝宝含着奶头入睡，喝奶后要喝几口温水清洁口腔。

◆ 宝宝上床后，妈妈可以轻轻地抚摸宝宝的头部，从头顶向前额方向，同时可小声哼唱催眠曲。

◆ 睡前不宜谈论令宝宝不愉快的话题或发脾气，可播放一些柔和的轻音乐或催眠曲，或让宝宝自己选择临睡前要看的书或要讲的故事，但一定要约法三章，讲完一个故事就睡觉，不能破例。父母可在第二天早晨表扬宝宝乖乖入睡的行为，以促使其逐渐养成良好的睡眠习惯。

调整宝宝的生物钟

◆ 让宝宝在白天应有足够的运动量、以免到了晚上仍然精力旺盛。

◆ 父母应该配合一致，要求宝宝在固定的时间上床，养成良好习惯。

◆ 午睡的时间不宜过长、过迟，以便建立正常的睡眠规律，而且不要轻易变动。

给宝宝哼些催眠曲，让他美美地进入梦乡吧!

问题精选

59 如何让宝宝养成独睡的好习惯？

宝宝渐渐长大了，可以单独睡了，但让已经习惯了和父母一起睡的宝宝单独睡不是一件那么容易的事。有些妈妈开始为宝宝不愿意单独睡觉而苦恼了。养成宝宝独睡的习惯需要一点方法，同时爸爸妈妈也不要急于求成地马上要求宝宝独睡成功，要配合宝宝的反应慢慢过渡，这样才能让宝宝心甘情愿地独睡。

培养宝宝独睡有办法

◆ 父母可以根据宝宝的爱好来布置他的小房间。比如按照他的喜好在房间里装上一个小夜灯，或者给他买一个可爱的毛绒玩具陪他睡。

◆ 开始的时候，家长可以先陪宝宝睡一会儿，等他睡着以后再离开房间。

◆ 很多宝宝不愿独睡是因为担心和害怕，这时父母可以给他讲勇敢小英雄之类的故事，鼓励宝宝，以此来消除他的恐惧心理。

◆ 向他许个愿。比如宝宝想要买某个玩具，可以告诉他，如果宝宝能够单独睡几晚，就答应给他买。

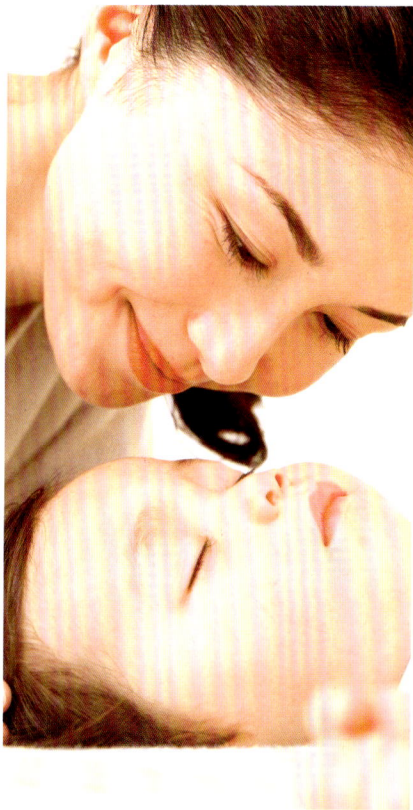

为什么提倡母子分室独睡

在宝宝婴儿期，为了方便哺乳和照顾小宝宝，是提倡母婴同室的。当宝宝进入了幼儿期，特别是宝宝接近2周岁时，就要提倡母子分室，让宝宝单独睡了。这是因为：

1.母子分室有利于宝宝形成早睡早起的好习惯，保证宝宝有充足的睡眠时间。宝宝脑细胞的发育还不完善，容易疲劳，需要充足的睡眠时间来保证他的正常发育。

2.让宝宝分室独睡，还有利于培养他的独立性。宝宝经常和父母睡，会使他养成睡觉时离不开妈妈，过分依赖父母的坏习惯。另外，有些宝宝3岁要进入幼儿园，就可能会住在集体宿舍，更需要提前培养其独睡习惯了。

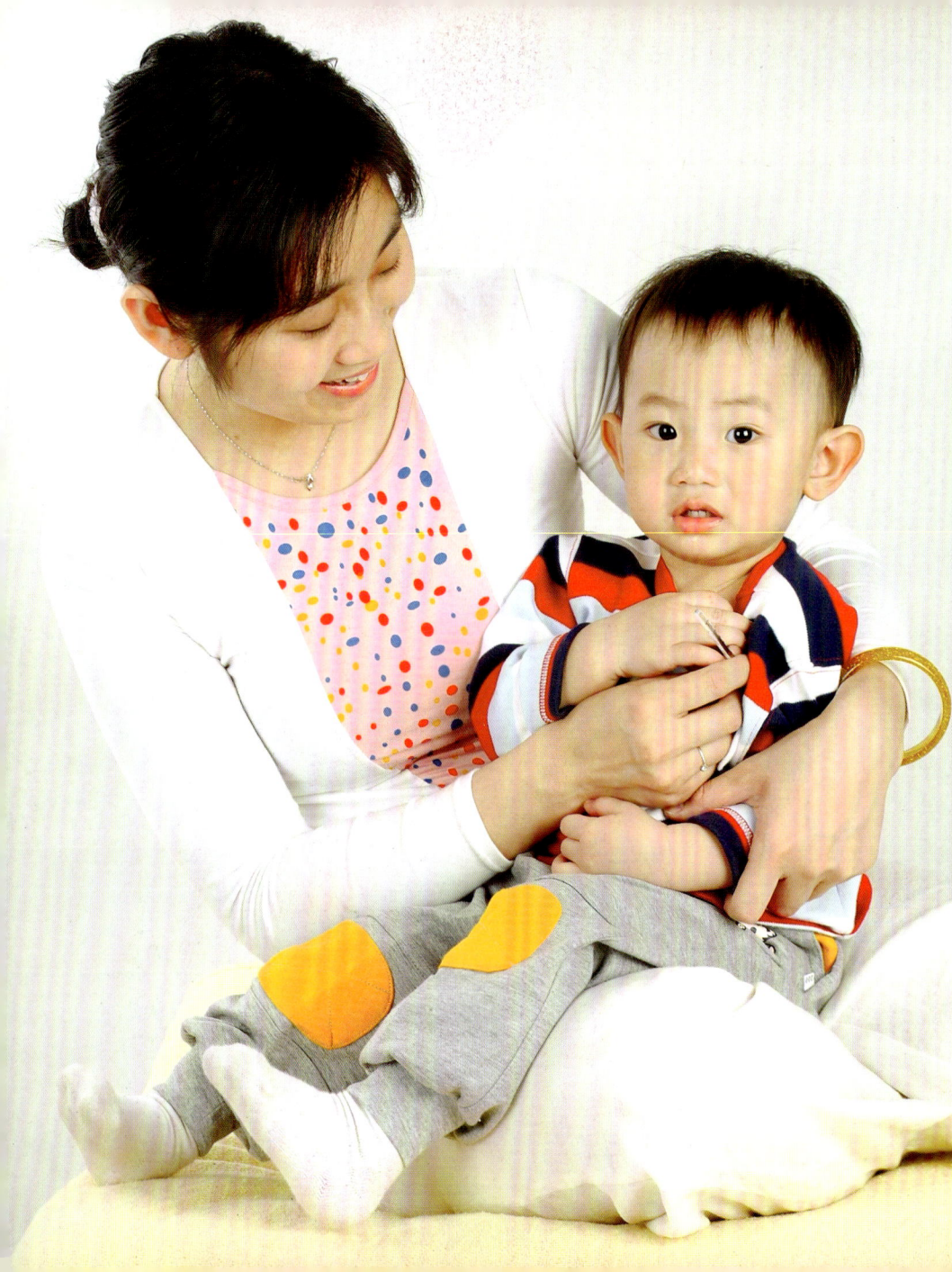

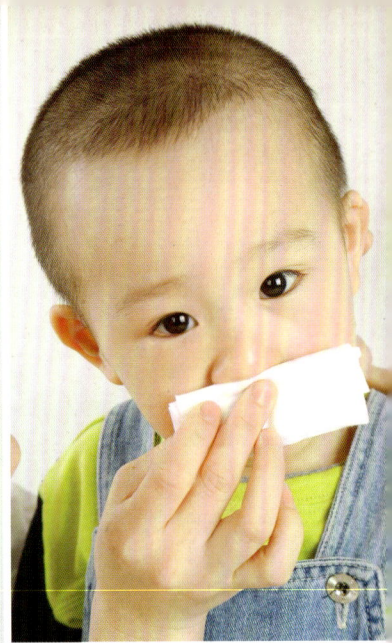

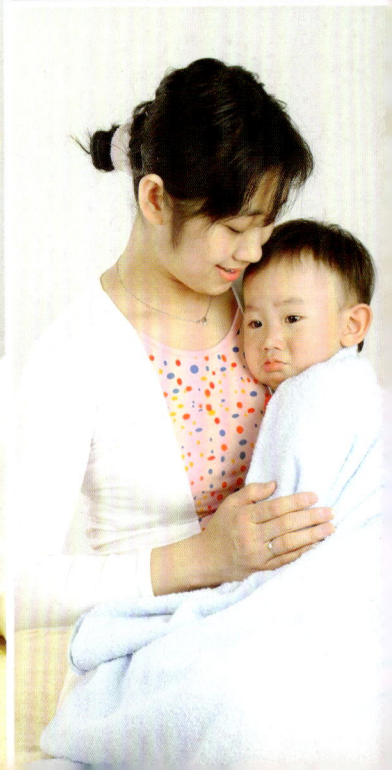

疾病护理

60 如何区别新生儿生理性黄疸与病理性黄疸?

生理性黄疸是新生儿的一种特殊生理现象，80%正常新生儿都会出现黄疸，而诊断生理性黄疸之前必须排除各种病理性黄疸。

区别要点

◆ 黄疸出现的时间

● 生理性黄疸于生后2~3天出现黄疸，皮肤呈浅黄色，巩膜微带黄色，尿稍黄，无不适表现，第4~6天黄疸最明显。

● 病理性黄疸一般出现得早，在出生后12~24小时就会出现，或黄疸消退后又重复出现。病理性黄疸持续时间长过生理性黄疸的时间。

◆ 黄疸程度的轻重

● 生理性黄疸：面部、颈部皮肤浅黄或柠檬色，巩膜微黄，尿黄不染尿布。

● 病理性黄疸：一般较重，呈金黄色，四肢、皮肤甚至手心、脚心都黄，尿染黄尿布。

◆ 黄疸消退的时间

● 生理性黄疸一般不超过2周，足月宝宝大多在7~10天消退；早产宝宝可能延至第3~4周消退。因系生理现象，一般无需处理，鼓励多吸吮母乳，促进利尿，排出胆红素。

● 若超过2周，或消退后又再次出现黄疸，有可能是发生病理性黄疸。

◆ 宝宝的精神状态

● 生理性黄疸，宝宝精神佳，吃奶香，吸吮有力，哭声响亮。

● 病理性黄疸，表现为精神差，吃奶不香，吸吮时口松，甚至抽风。

新生儿为什么会出现黄疸

新生儿黄疸的主要原因与以下生理特点有关：

1.新生儿红细胞多，破坏后产生的胆红素多。

2.肝脏功能尚不完善，参加胆红素代谢的肝脏酶的量和活性均较差，胆红素到肝脏后变成结合胆红素并排除的过程受影响。

3.胆道排除胆红素的功能也尚未完善。

4.胎便黏稠，从大便排除胆红素的过程受影响，胆红素的肝－肠循环增加，从而使血液中胆红素量增加。

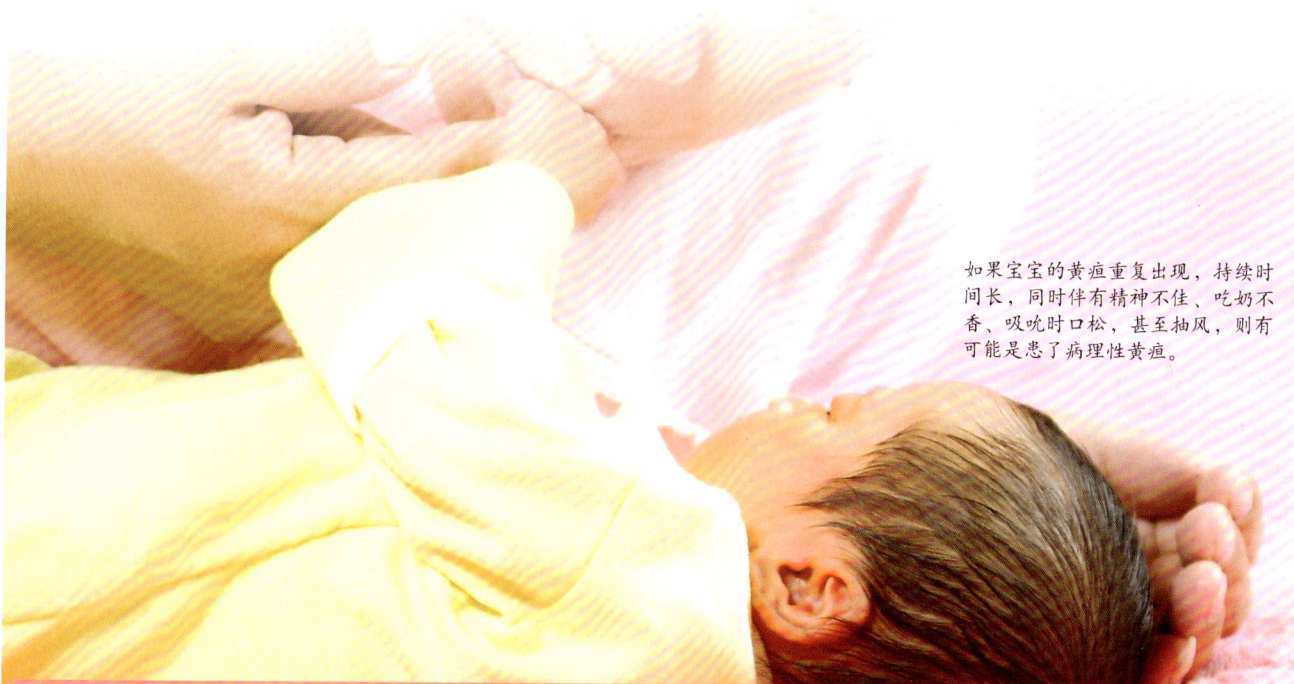

如果宝宝的黄疸重复出现，持续时间长，同时伴有精神不佳、吃奶不香、吸吮时口松，甚至抽风，则有可能是患了病理性黄疸。

专家忠告：高度重视病理性黄疸

引起新生儿病理性黄疸的原因很多，尤其在生后24小时内出现黄疸更应高度重视，常提示有急性的严重的疾病，需立即到医院诊治。

为了及时发现病理性黄疸，必须注意观察黄疸的发展变化。如果是在医院分娩，出院时不要忘记问问医生，新生儿有没有黄疸，已出现几日了，以便了解新生儿是否有黄疸延期不退的情况。

若是在家里分娩，也要经常把宝宝抱在自然光线下，看看皮肤是否发黄，因为如果屋里的光线昏暗或在灯光下观察，常不易发现黄疸而造成漏诊。

如果新生儿不仅皮肤、白眼珠发黄，躯干和手脚心也发黄，就表示黄疸严重，应尽早去医院治疗。

若新生宝宝黄疸出现早，黄染程度发展快，黄染范围大，如扩展到四肢，甚至手脚心，就意味着病情严重，延误治疗就会发生核黄疸，造成脑神经系统不可逆转的损害，必须及早去医院诊治。

问题精选

61 宝宝发高烧怎么办?

发烧可以说是宝宝最常见的体征了。据统计,一般情况下因发烧去医院的宝宝占到宝宝门诊量的10%~15%。也难怪,看到宝宝小脸烧得红彤彤的,浑身滚烫,再镇定的家长也难免慌了手脚。宝宝发烧了该怎么办?

捂汗不可取,越捂烧越重

宝宝高烧时,应当解开衣扣散热,切忌越发烧越捂,甚至棉被包裹,这样"捂",发烧更重。让宝宝尽量卧床休息,避免过度活动。

最佳物理降温法——温水擦浴

目前不提倡给宝宝用酒精擦浴退烧的方法,它会造成宝宝皮肤快速舒张及收缩,对宝宝刺激大,还可造成宝宝酒精中毒。一般选择温水擦浴,用

专家忠告:宝宝发烧多是源于受凉

多数宝宝发烧是因为受凉感冒引起,如果宝宝发烧时手脚冷、舌苔白、面色苍白、小便颜色清淡,父母可用生姜红糖水为之祛寒,在水里再加两三段1寸长的葱白,更有利于宝宝发汗。

如果宝宝发烧咽喉肿痛,舌苔黄,小便黄而气味重,说明宝宝内热较重,这时不能喝姜糖水,而应喝大量温开水,也可在水中加少量的盐。

发烧不是一种疾病,从某种程度来讲,适当的发烧有利于增强人体的抵抗

力,有利于病原体的清除。如果宝宝不是高烧(38%以下),就不要急于马上退烧,否则会掩藏真正的病因。一般来说,细菌与病毒是造成宝宝受到感染的最常见致病源,但这两种情况导致的发烧,处理办法是完全不同的。

37℃左右的温水毛巾擦宝宝的四肢和前胸后背，使皮肤的高温(约39℃)逐渐降低，让宝宝觉得比较舒服。还可以用稍凉的毛巾(约25℃)擦拭额头及颈部两侧。在进行降温处理时，如果宝宝有手脚发凉、全身发抖、口唇发紫等所谓寒冷反应，要立即停止。

饮食宜清淡

以流质、清淡、营养丰富、易消化的饮食为主，如奶类、藕粉、少油的菜汤、新鲜果汁等。等体温下降，食欲好转，可改为半流质。要多喝温开水，增加体内组织的水分，可避免体温再度快速升高。

正确使用退烧药

◆ 一般情况下，药物退热治疗应该只用于高烧的宝宝，服用方法和剂量一定要遵医嘱。建议宝宝的体温超过38.5℃再吃退烧药。如果宝宝以往有高热惊厥史，不妨在38℃时就服用退烧药。

◆ 尤其应该注意的是，有些性急的父母，用了口服药半小时没退烧，又急于用肛门栓剂，然而各种药物的持久性不同，混用可能使药效重叠。结果烧退得太猛太急，使得体温速降至36℃以下，又产生了新的问题，尤其是6个月龄以下的小宝宝要慎用退烧药，尽量采用物理方法降温。

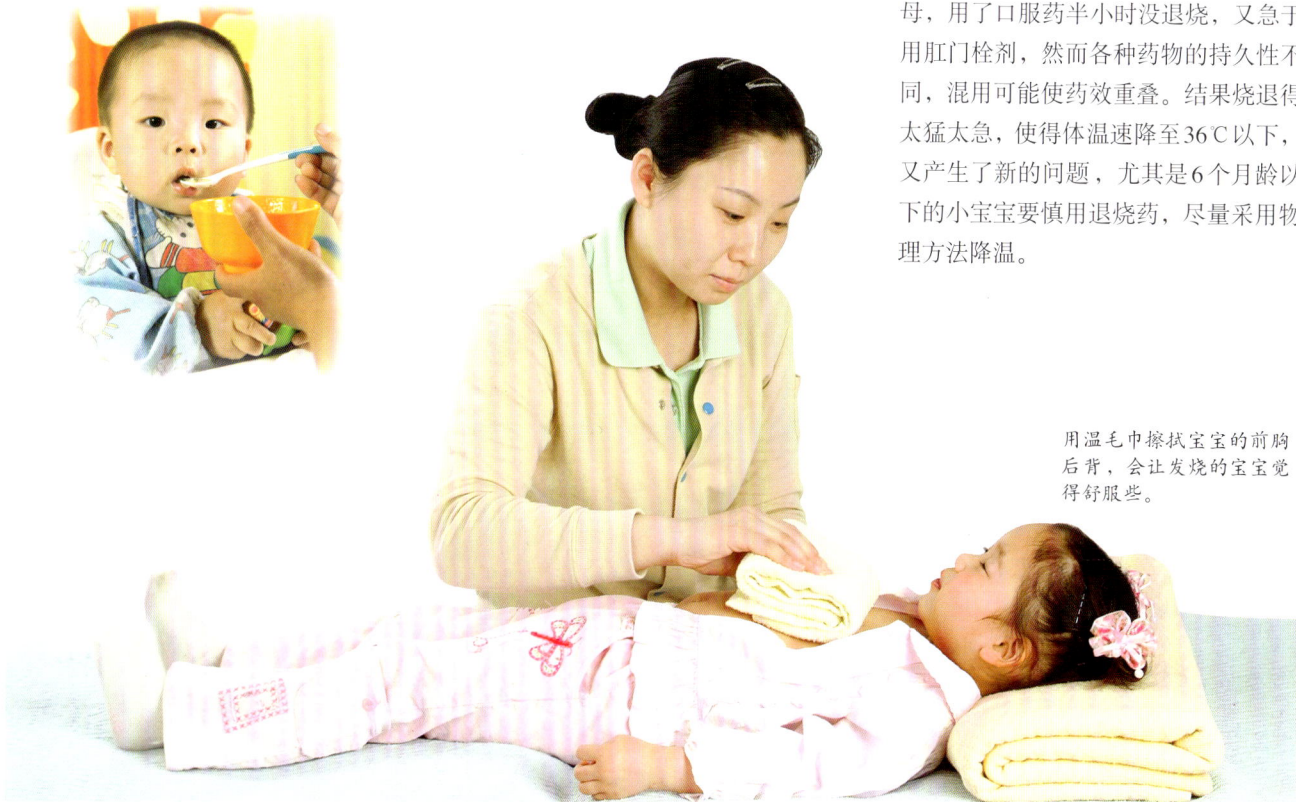

用温毛巾擦拭宝宝的前胸后背，会让发烧的宝宝觉得舒服些。

问题精选

62 怎样给宝宝测体温？

正确给宝宝量体温，是非常重要的。因为体温是身体健康的晴雨表，每分每秒它都在发生改变，当宝宝看起来明显异于往日时，你首先就应该想到测量体温。

宝宝的正常体温

每一个宝宝都有自己的体温正常值，并可在一定范围内波动。在宝宝健康时应多次测量体温，对其平常体温值有大致估算。运动、哭闹、进食、刚喝完热水、穿衣过多、室温过高或在炎热的夏季，都可使体温不同程度地增高。所以测量体温应在宝宝安静或进食后1~2小时进行，若遇以上情况需等20~30分钟后再测量。正常宝宝的腋下体温应在36℃~37℃之间（新生儿的正常体温应在36.5℃~37.3℃之间）。若宝宝体温低于35℃，或高于37.5℃，均应及时看医生。

给宝宝测体温时，应先查看一下体温表有没有破损。

测量体温的方法

测量体温主要有3个部位，分别是腋窝、口腔和肛门。

◆ 测量体温前，首先要把体温表的水银柱甩到刻度35℃以下。先用干毛巾将腋窝汗液擦干，再将体温表的水银端放于腋窝深处而不外露，家长应用手扶着体温表，让宝宝屈臂过胸，夹紧(宝宝需抱紧)，5分钟后取出读数。

◆ 用肛门表测量时，先用液体石蜡或油脂滑润水银一端，再慢慢将表的水银端插入肛门3~4.5厘米(婴儿1.5厘米即可)，宝宝应取俯卧位，家长用手捏住体温表的上端，防止滑脱或折断，3~5分钟后取出，用纱布或软手纸将表擦净后读数。体温的正常范围一般为36.8℃~37.8℃。

◆ 用口腔表来测宝宝体温现在已经不再提倡了，因为这样做易传染疾病或被宝宝咬碎后发生意外。

专家忠告：给宝宝测量体温的注意事项

测量体温时，应事先查看体温表有无破损。

万一宝宝不慎咬破体温表吞下水银时，应立即口服蛋清或牛奶，以延缓汞的吸收。

宝宝发热或体温上升，多数提示患有疾病，也可能是由于新生儿体温调节功能不完善，受环境温度影响所致。区别是否有病，要结合宝宝呼吸、面色、吃奶、哭声、精神反应等综合进行判断，家长若难以判断可及时咨询或就医。

如何使宝宝体温稳定

宝宝的体温常常不稳定，主要是因为他们的中枢系统尚未发育完善，自我体温调节功能较差，易受外界环境的气温变化影响。

所以，可以采取以下方法来稳定宝宝体温：

1.室内温度要适宜，一般20℃~22℃的室温比较理想。

2.不能让宝宝睡在暖气管、加热器或火炉旁边。

3.保持室内空气的新鲜和流动，定时开窗通风。

4.及时给宝宝补充水分，以补充体内丢失的水分。

5.被子的厚度和穿衣要根据季节和温度变化适时调整。

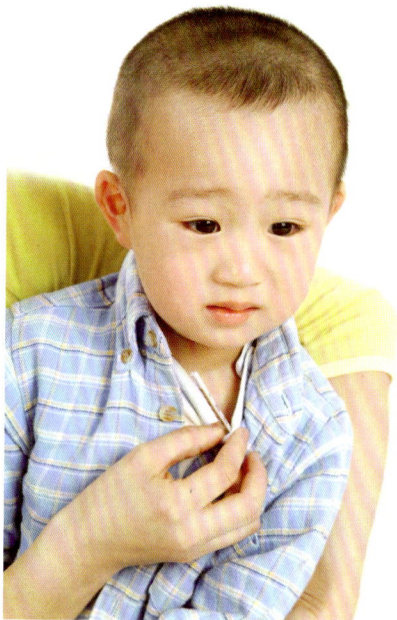

问题精选

63 宝宝得了鹅口疮怎么护理？

鹅口疮是由白色念珠菌感染引起的婴儿期常见疾病，尤其是新生儿期多见，俗称"雪口症"。一般认为是由于宝宝免疫功能低下、营养不良、腹泻或因感染而长期服用各种抗生素或激素造成的，也有约2%~5%的正常新生儿是由于使用被污染的哺乳器具或出生时吸入或咽下产道中定植的白色念珠菌而发病。

如果宝宝口腔壁上长了像奶瓣一样的东西，可以先试着用棉签擦一下，能用棉签擦掉的是奶瓣，擦不掉则为鹅口疮。

辨别鹅口疮与"奶瓣"

宝宝常表现为嘴巴里有很多像奶瓣一样的东西粘在口腔壁上，与吃奶后留下的凝奶块很难区别。如果用棉签能擦掉则为奶瓣，擦不掉则为鹅口疮。随着病情加重，宝宝会表现出烦躁不安，进食减少，因进食疼痛而拒食。严重者可扩散到咽喉，引起吞咽困难。若扩散到气管可引起霉菌性肠炎和霉菌性肺炎，甚至全身性念珠菌感染。

局部用药缓解病情

◆ 局部使用制霉菌素①是最有效的治疗方法。可用制霉菌素加鱼肝油涂擦宝宝的口腔黏膜；或使用制霉菌素药片，每片用10毫升温开水化开涂抹口腔。切忌用开水，要在吃奶后涂抹口腔。每日3~4次，用药7天以上。待白色斑块消失后，还应坚持再用药1周，以防复发。

◆ 也可使用2%~4%的小苏打溶液，在哺乳前后用棉签蘸小苏打溶液擦拭宝宝的口腔，使口腔呈碱性环境，阻止白色念珠菌的生长和繁殖。

停用抗生素

如果宝宝有长期服用抗生素的历史，应尽快停用抗生素，这样可以扶植正常的口腔菌群，以抑制霉菌生长。

①本品适用于治疗口腔、消化道、阴道和体表的真菌或滴虫感染。

给宝宝用药要谨慎，不要乱用抗生素。因为在给宝宝使用广谱抗生素的时候，抗生素可能会杀灭抑制白色念珠菌的细菌，从而导致白色念珠菌大量繁殖，引发鹅口疮，医学上称之为菌丛失调。

给宝宝治疗鹅口疮的时候，应该停用抗生素，如果有重大的疾病必须使用抗生素，则应该在医生的指导下用药。

多吃流食

鼓励较大宝宝多饮水，给予流质或半流质饮食。宝宝因为疼痛不愿吃东西、不肯吸吮，这时应耐心用小匙慢慢喂奶，以保证营养。避免摄入过酸、过咸及刺激性食物，以免引起疼痛。

注意饮食营养和卫生

◆ 注意饮食卫生保持餐具和食品的清洁，如奶瓶、奶头、碗勺要专用，每次用完后需要用碱水清洗并煮沸消毒，

妈妈在每次喂奶前，需先洗手，尤其是有手足癣的母亲更应注意，避免双手接触宝宝的喂奶用具及自己的乳头，必要时应停止哺乳。

◆ 患鹅口疮的宝宝应特别注意饮食营养，应选择容易消化吸收、富含优质蛋白质的食物，并适当增加B族维生素和维生素C的供给，如动物肝脏、瘦肉、鱼类以及新鲜蔬菜和水果等，可增强体质，有助于预防鹅口疮的发生。

如何预防鹅口疮？

◆ 平时注意宝宝的口腔卫生，给宝宝喂食以后帮助清洁口腔。如果宝宝年龄太小，可以用温湿的纱布清洁口腔；如果宝宝年龄大一些，则可以让宝宝用水漱口。

◆ 宝宝的奶具每天需消毒20~30分钟，同时要加强宝宝的营养，并要到户外活动，增加抗病能力。

◆ 产妇有阴道霉菌病的要积极治疗，切断传染途径。

◆ 宝宝的被褥和玩具要定期拆洗、晾晒，宝宝的洗漱用具应和家长的分开，并定期消毒。

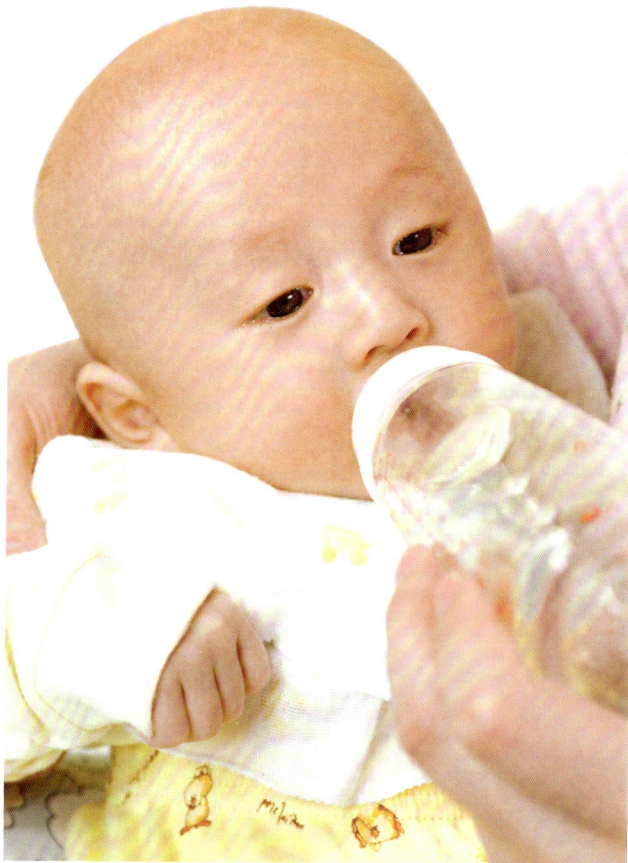

问题精选

64 如何掌握宝宝的用药量?

宝宝由于各脏器的功能尚未发育成熟,对药物的解毒功能和耐受能力均不如成人。因此,宝宝用药必须严格掌握剂量,否则不但达不到治疗效果,甚至可能产生各种毒副作用,后果十分严重,故家长应掌握一般常识性的宝宝药物计算方法。

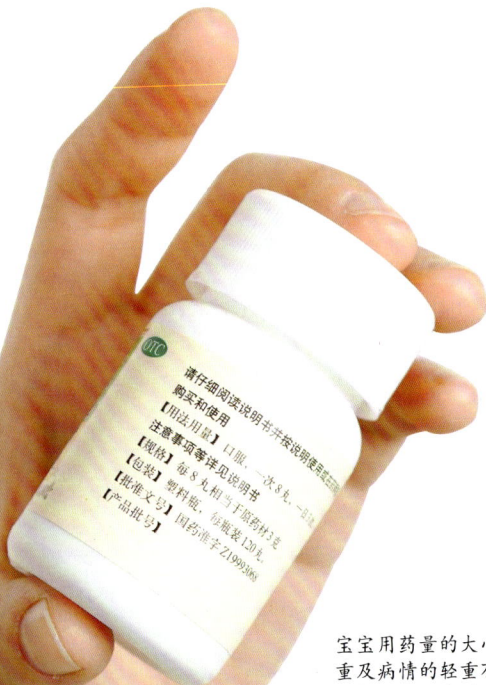

宝宝用药量的大小和年龄、体重及病情的轻重有关,家长应严格按照医生的嘱咐和药品说明书给宝宝用药。

计算宝宝用药量的三种方法

◆ 按体重计算(最基本的计算方法),计算公式为:

宝宝剂量=体重(千克)×每日(或每次)每千克体重所需药量

◆ 按宝宝年龄计算

有些药物剂量不需十分精确,可以按成人剂量折算宝宝用药量,但一般量偏小,故很少使用。例如,止咳剂可按每次每岁1毫升计算,最多每次10毫升。但各年龄组的用药量不是绝对的,可根据宝宝的体质情况在所列范围内调整。

◆ 从成人计量折算(仅于必要时作参考)

公式如下:

$$宝宝剂量 = \frac{成人剂量 \times 宝宝体重(千克)}{50}$$

按成人计量折算所得的剂量,一般多偏小,与医生实际所用量出入较大,故此法较少使用。

给宝宝用药的四大原则

谨慎选择用药品种

宝宝用的药应注意选择，不可简单地用成人的药品直接减量服用，最好选用宝宝专用药品。例如在使用解热镇痛药时，成人用的去痛片中部分成分易使宝宝出现再生障碍性贫血和紫癜；新生儿使用阿司匹林易在胃内形成黏膜糜烂；感冒通可能造成宝宝血尿。

联合用药要控制

由于药物之间产生物理吸附或化学络合作用形成配位化合物，联合用药不当时会影响药物的疗效，不良反应的发生率亦随之增高。宝宝用药品种应尽量减少，能用1种药物治疗的，就不用2种或更多的药，一般联合用药品种以不超过3~4种为宜。

营养药不可滥用

宝宝生长中需要的微量元素和维生素主要应当从食物中均衡吸收，饮食正常的宝宝一般不必服用营养药。有些宝宝因某种原因缺乏维生素和微量元素需要补充时，应咨询医生适当补充。

喂药方法要适当

宝宝一般都不喜欢服用药物，家长不应捏着鼻子、掰开嘴强灌，对大宝宝应说服讲道理；喂小宝宝可将药物研碎(肠溶片、控释片、薄膜衣片除外)裹在易消化的食物中服用；哺乳期的宝宝除可将药研粉溶入糖水外，还可将药粉附着于奶嘴上，使药物与奶水一起服下。

专家忠告：宝宝的用药量应由医生决定

宝宝用药量的大小与年龄及身体大小有关，也与其生理解剖特点及病情的轻重有关，还与各种药物的吸收代谢及排泄有关。因此宝宝用药量最好由医生确定，需注意的是宝宝用药的选择与成人有许多不同之处，故应随时就医，并按照医生的嘱咐用药。

如果宝宝需要同时服用几种药物，家长要严格遵守医嘱并将服药时间错开。

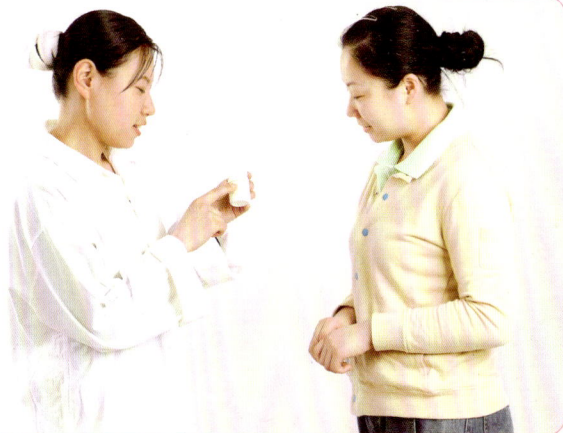

问题精选

65 如何给生病的宝宝喂药?

宝宝在出生后的1~2天，就已经具备了分辨味道的能力，喜欢吃甜的东西，尝到苦、辣、涩等味道时会皱眉、吐舌头，甚至哭闹、拒绝下咽，所以，给宝宝喂药是令许多家长头疼的事情。

如何给 0~1 岁宝宝喂药

先将药片碾碎，用少量温水和好。用手指涂抹在宝宝的嘴里(口腔内壁或者上颚)，然后喂奶粉冲淡药味。因为有的宝宝可能会对奶粉产生抵抗，所以家长最好不要把药片和奶粉冲调在一起喂服。

如何给 1~3 岁宝宝喂药

这个时期的宝宝味觉已经很发达，会拒绝不喜欢的食物。所以，建议家长尽量使用以下的方法：

◆ 将碾成粉末的药和蜂蜜混在一起，用汤匙喂服。

◆ 借助其他的食物给宝宝喂药。比如酸奶、果酱或者巧克力等。

最佳喂药时间

喂药最好在饭前半小时至1小时之间进行，此时宝宝胃内已排空，有利于药物吸收和避免宝宝服药后呕吐。对

专家忠告：护理生病宝宝的注意事项

宝宝吃完药后要注意多喂开水，使药迅速流向胃肠部，得到充分溶解，以便吸收。

由于牛奶可使胃液的酸度大大降低，不利于铁剂的吸收，所以含铁制剂不要用牛奶冲服。

服中药时可用奶瓶喂，加些糖，加水不宜太多。

不要用普通汤匙或茶匙量药水喂宝宝，因为普通汤匙不易掌握药量。

不要保留已过期的药物，安全的做法是每3个月清理1次药箱或药柜，丢掉已过期的药物。千万不要随意更换盛器，因为若忘记把药物名称和服用指示记下来贴在新的盛器上，或写得不清楚，便很容易导致喂错药或所喂的分量失当。

如果宝宝已经服用某种药数天，仍未见病情改善，千万不要继续给他吃下去，应该及时就医。

胃有强烈刺激作用的药物，可放在饭后1小时服用，以防止胃黏膜损伤。

药性不同，处理方法亦不同

喂药前先要查看药名和剂量，药水应首先摇匀；粉剂或者片剂的药物，可将药用温开水调匀后再喂。

正确的喂药姿势

◆ 喂药时最好抱起宝宝，取半卧位，防止药物呛入气管内。如果宝宝不愿吃，请扶住其头部，用拇指和食指轻轻地捏宝宝双颊，使嘴张开，用小匙紧贴嘴角，压住舌面，药液就会慢慢从舌边流入，直到宝宝吞咽药液后再把小匙从嘴边取走。

◆ 如果宝宝一直又哭又闹，不肯吃药，只好采取灌药的方法。一人用手将宝宝的头固定，另一人左手轻捏住宝宝的下巴，右手拿一小匙，沿着宝宝的嘴角灌入，待其完全咽下后，固定的手才能放开。不要从嘴中间沿着舌头往里灌，因舌尖是味觉最敏感的地方，易拒绝下咽，哭闹时容易呛着，也不要捏着鼻子灌药，这样容易引起窒息。

◆ 对于哭闹不愿吃药的宝宝，喂药时需要特别注意，大声哭叫或正在吸气时，一定不能喂药，以免发生呛咳。

及时补喂

宝宝把药吐了出来，要根据吐出的量多少进行补喂，补喂的药量，一般是全量或一半。

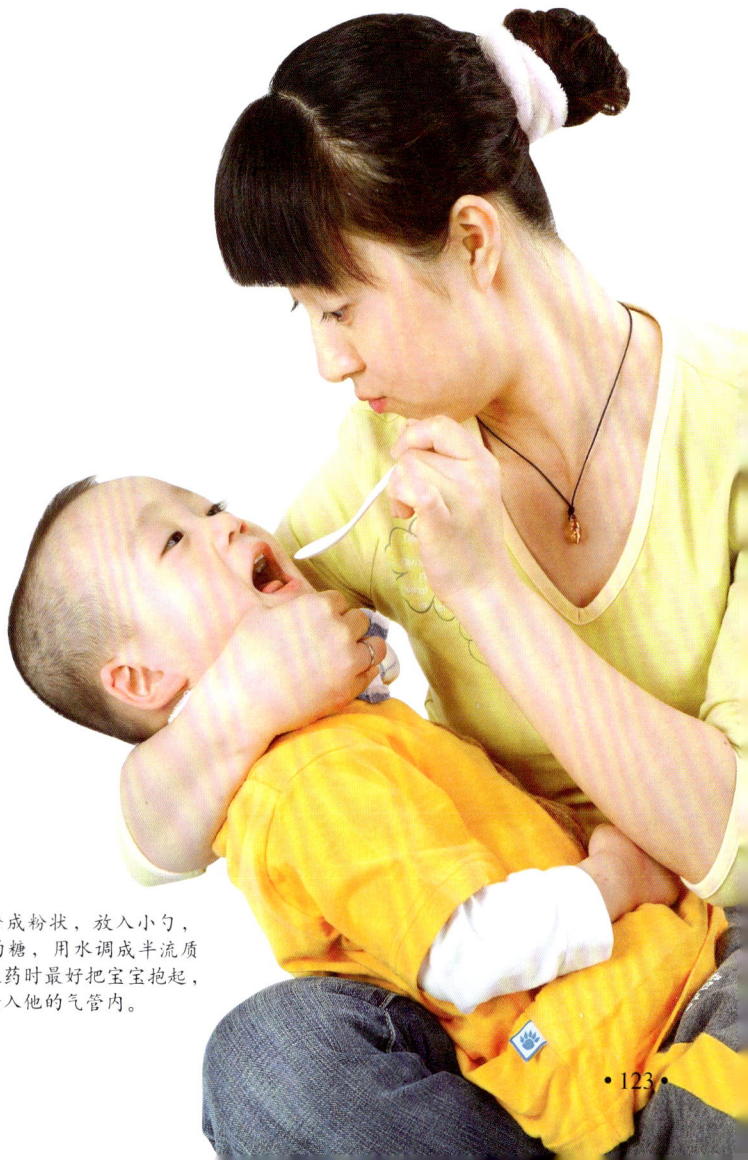

先将药片磨成粉状，放入小勺，加入适量的糖，用水调成半流质或糊状。喂药时最好把宝宝抱起，防止药物呛入他的气管内。

问题精选

66 宝宝生病可以接种疫苗吗?

宝宝的健康对家长来说是最重要的。为了增强宝宝的免疫力，家长对于宝宝的预防接种尤为重视。但宝宝生病了还可接种疫苗吗？回答是否定的。因为预防接种不是对所有宝宝而言的，有些宝宝终身或暂时不宜进行预防接种，如果忽略了这一点，在预防接种过程中常常会出现严重的异常反应，甚至可产生严重的后果。那么哪些情况下宝宝不宜进行预防接种？

哪些情况不宜进行接种？

◆ 罹患严重心脏、肝脏、肾脏、结核病等疾病的宝宝，因为体质较差，体内的蛋白质常常减少，而形成抗体的主要成分就是球蛋白。因此打预防针后形成的抗体就少，所起到的预防作用较差，同时还会给原来的病带来不良影响。

◆ 患有神经系统疾病，如癔病、癫痫、大脑发育不全或有惊厥史等症的宝宝，血脑屏障作用差，打预防针时，可能引起严重的神经系统反应，也不宜接种疫苗。

◆ 重度营养不良、严重佝偻病的宝宝不宜服用小儿麻痹糖丸疫苗。

◆ 过敏体质及哮喘、麻疹、接种疫苗曾发生过敏的宝宝不宜接种。因为疫苗中含有极其微量的致敏源，会给体质过敏的宝宝带来危害。

◆ 某种疫苗接种后，出现严重不良反应，如虚脱、休克、痉挛、脑炎或脑病，

接种疫苗后的注意事项

1.宝宝接种疫苗后，注意给他吃些清淡的食物，不要吃刺激性特别强的食物，比如辣椒、葱、姜、蒜等。

2.接种以后24小时之内最好不要给宝宝洗澡，同时避免做剧烈活动。

3.通常口服脊髓灰质炎糖丸后40分钟内不能吃热东西。

4.注射疫苗后可适当多饮水。

5.在注射白百破三联疫苗后，也就是预防白喉、百日咳、破伤风的疫苗，多会在注射处发生硬结。如果这个硬的肿块在慢慢消失，或者面积不扩大，就应该是正常的。

6.出现硬结后最有效、最简单的方法是在硬结局部做干热敷。具体方法是：先在硬结上面放一块干毛巾，然后再拿一个小的热水袋放在干毛巾上，这样就可以促进吸收。一般每天可以做2~3次，每次10~15分钟。如果这样敷了1个月以后，宝宝的硬结还不太容易吸收的话，那就要到医院做理疗，以促进吸收。

重度的过敏反应，则不应给予以后该针次的接种或者加强免疫。

◆ 有免疫缺陷症或使用免疫抑制剂者（如肾上腺皮质激素、放射疗法、抗代谢化学疗法），不宜接种活疫苗。

◆ 有急性传染病接触史和处于急性传染病恢复期的宝宝不宜接种。因为宝宝已与传染病患儿有了接触，虽然还没发病，但有可能得病，这时如果打了预防针，就会与某种传染病碰到一起，等于是同时得了两种病。在急性传染病的恢复期，宝宝的身体里还在产生该种传染病的抗体，如果再打预防针就会干扰抗体的产生，使抗体的量减少。

哪些情况宜暂缓接种？

◆ 接种的部位有严重皮炎、牛皮癣、湿疹及化脓性皮肤病的宝宝，应该在治愈这些病之后再接种。

◆ 宝宝发热、患感冒或其他急性疾病时，首先应查明发烧的原因，治愈后再接种。因为打防疫针可能会出现体温升高，加重发烧的病情。

◆ 正在患急性传染病或痊愈后不足2周的宝宝和有急性传染病密切接触史而又未过检疫期者，也应缓期接种。

◆ 腹泻宝宝，一日大便超过4次以上者，不宜服用小儿麻痹糖丸，待腹泻恢复后可补服。

◆ 注射过多价的免疫球蛋白者（如γ-球蛋白），在6周内不应接种麻疹疫苗。

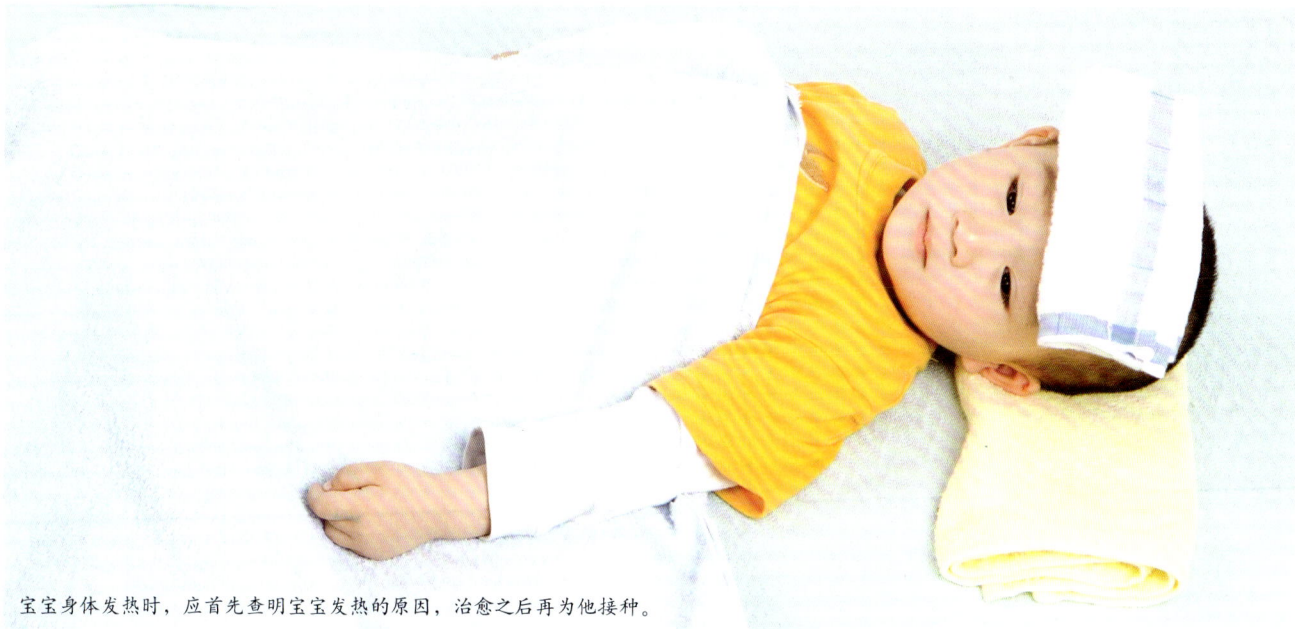

宝宝身体发热时，应首先查明宝宝发热的原因，治愈之后再为他接种。

问题精选

67 一岁以内的宝宝脸上长奶癣怎么办?

奶癣医学上称为婴儿湿疹，是宝宝常见的过敏性非传染性皮肤病，具有复发性，以喂牛奶的宝宝多见。其发生主要与宝宝胃肠道尚未发育完善、免疫功能比较差等因素有关。出奶癣时，宝宝又痒又痛，常常哭闹不安，影响喂养和睡眠，或用小手抓痒，导致皮肤细菌感染，使病情进一步加重。

出奶癣时的护理方案

◆ 急性期水泡破后不要洗澡，局部每天用1%~4%硼酸溶液湿敷15分钟，外面涂以15%氧化锌软膏。

◆ 当湿疹以红丘疹为主时，注意用温水洗澡，不要使用肥皂或浴液，可继续用1%~4%硼酸溶液湿敷，然后外涂炉甘石洗剂。

◆ 室内环境温度要适宜，不可过高，应避免太阳直晒，宝宝的衣被不可太厚，内衣应柔软、宽松和清洁，避免毛线、化纤等接触皮肤，以免因刺激而加重湿疹。带小孩的人也不要穿化纤的容易产生静电的衣服，毛线衣也容易刺激宝宝皮肤。

◆ 宝宝得了奶癣，会长期反复，要一段时间才会慢慢好，不要刺激他的皮肤，喂完了东西之后要擦干，保持皮肤的干爽，要常换口水垫。每天为宝宝洗澡时要将皮肤皱褶处洗净擦干。

◆ 给宝宝擦治奶癣，可在好一点后，擦一些润肤露。

◆ 防止宝宝抓脸，可以暂时给他戴副全棉小手套，以免刺激奶癣。

◆ 宝宝睡觉的地方，要经常开窗通风，进行日晒消毒，垫的枕巾也要保持干净。

防治宝宝奶癣，一定要保持宝宝皮肤的干爽，并且经常给他换口水垫。

宝宝发生奶癣，一定要治疗，但一定不要自行涂抹外用药，最好去医院诊治。只要合理安排宝宝的饮食，配合必要的药物治疗，大部分奶癣患儿6个月以后都能好，也有的宝宝随着年龄的增长不治而愈。

防治奶癣从饮食入手

◆ 尽量采用母乳喂养。一般来讲，牛奶容易引起湿疹，但个别宝宝也可由母乳引起。若怀疑是牛奶过敏，可哺喂低敏的配方奶粉。

◆ 添加辅食时，应由少到多。先添加米粉，然后再添加蛋黄。这样也便于父母观察是何种食物引起的过敏。鱼虾、蛋清要晚一些添加，尤其是发病时不要吃，若有过敏情况，最好避免吃鱼、虾、鸡蛋等食物。

◆ 为保持消化功能正常，不要给宝宝吃过量的食物。

◆ 应给宝宝多吃清淡、易消化、含有丰富维生素和矿物质的食物，这样可以调节宝宝的生理功能，减轻皮肤过敏反应。

◆ 肥胖的宝宝患湿疹的可能性要大得多，应避免肥胖。

◆ 如果宝宝奶癣与母亲膳食有关，母亲就应暂时停止进食鸡蛋、鱼、虾、蟹等致敏食物，不吃刺激性食物，但千万不要盲目地停止母乳喂养。

多给宝宝吃富含维生素和矿物质的食物，有助于防止宝宝奶癣的出现。

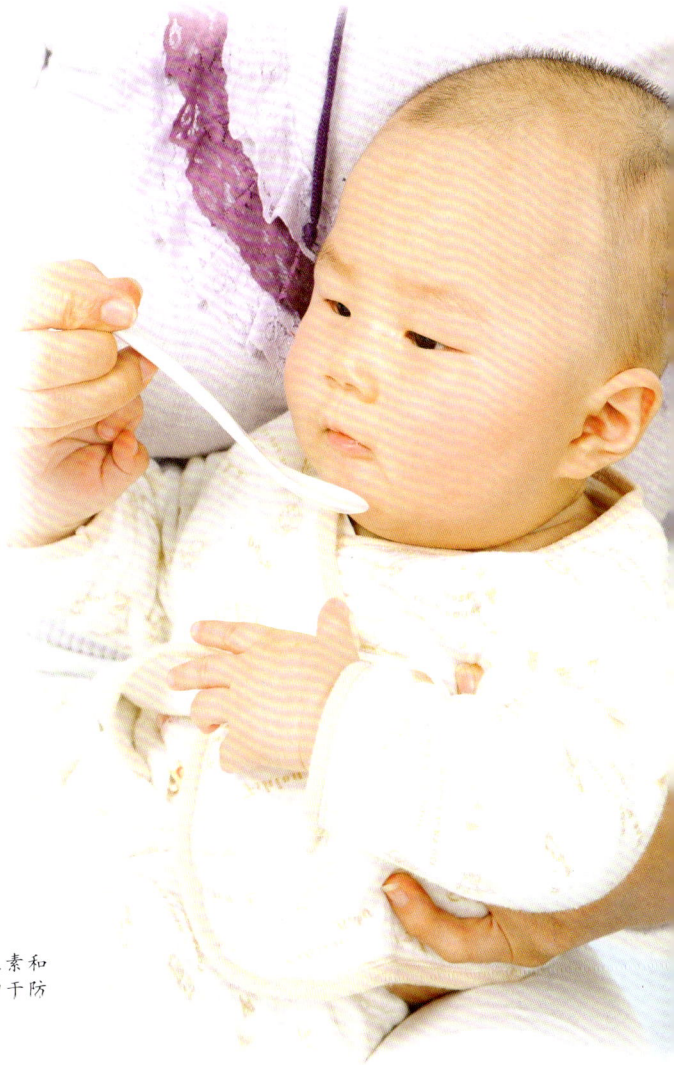

问题精选

68 宝宝患上百日咳怎么办?

百日咳是一种严重而"痛苦"的传染病,宝宝发病时,从鼻腔到肺部的整个呼吸系统都受到感染而发炎。虽然各个年龄的人都有可能被传染,但是对2岁以下的宝宝来说病情可能更严重,早产儿则会非常严重。

护理措施

◆ 当宝宝在阵发性咳嗽发作的间隙,让他补充大量的水分。

◆ 少吃多餐,给宝宝吃营养丰富、易消化的食品以及果蔬。不要让他吃过冷或过热等刺激性很强的食物。

◆ 呕吐后过半小时需进食,以保证宝宝的营养。尽量多把宝宝抱在怀中,使他得到安慰,减少痉咳。

◆ 为防宝宝恶心呕吐,在他附近放一个小盆。

◆ 让宝宝远离吸烟的环境,不要让他过度兴奋,这些都会诱发咳嗽。

◆ 在宝宝生病期间,家长最好和他同睡一个房间,以便更好地照顾宝宝。

怎样判断宝宝是否得了百日咳

百日咳最明显的特征就是宝宝会不停地咳嗽,甚至白天晚上都很难停止,让宝宝喘不上气,如同窒息一般,连觉都睡不安稳。为确定宝宝是否得了百日咳,以便及时治疗,可到医院进行血液检查,就能清楚明了。如果宝宝是得了百日咳,请遵照医生处方医治。

患百日咳的宝宝有如下症状:

流鼻涕,咳嗽,发烧,眼睛疼痛。

咳嗽加剧,阵发性痉挛性咳嗽。

在阵发性咳嗽发作时,会发生呕吐,甚至因窒息导致青紫。

在少数情况下,会发生抽搐。

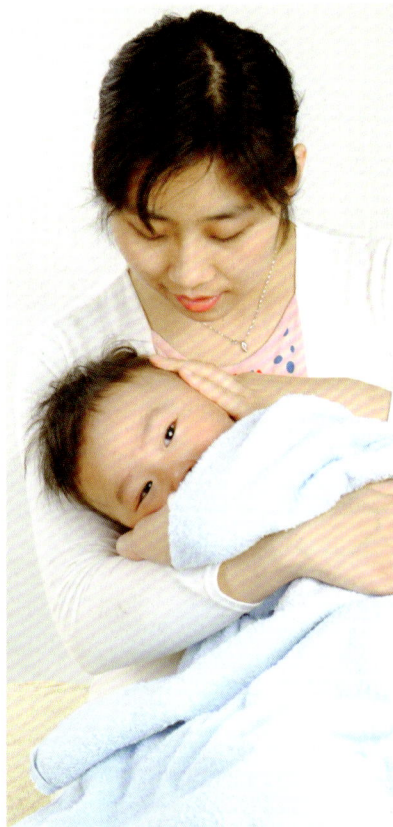

问题精选

69 宝宝总爱感冒怎么办?

感冒一年四季均可发病,但以冬季、晚秋和早春季节多见。宝宝感冒后,常常会发热、咳嗽、眼睛发红、嗓子疼、流鼻涕、食欲下降。尤其6个月内的宝宝,还不会在鼻子完全堵塞的情况下进行呼吸,常常会出现吃奶时呼吸不畅的现象。

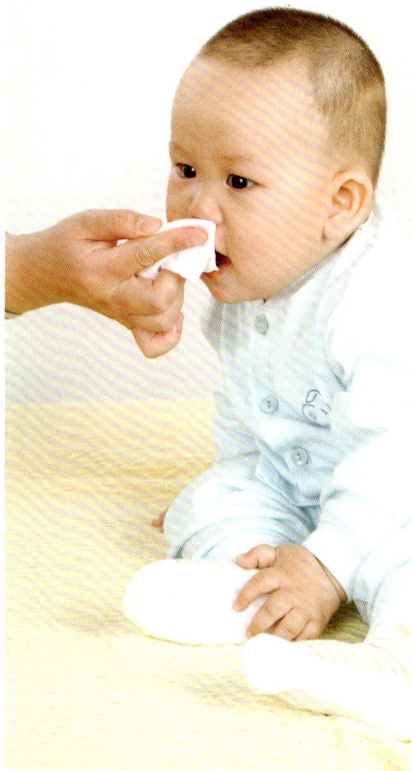

避免交叉感染

◆ 在呼吸道发病率高的季节,尽可能不带宝宝去公共场所,以防止交叉感染。患病父母应尽量与宝宝隔离,如无条件,应戴口罩。

◆ 室内定期用食醋熏蒸,在疾病流行期可用0.5%病毒唑①滴鼻或用板蓝根、双花、菊花等煎服。

宝宝感冒时如何护理?

◆ 90%以上的感冒是由病毒引起的,因此,不要乱服抗生素,应以清热解毒、止咳化痰的中药为主。如果合并了细菌感染,可在医生指导下服用抗生素。

◆ 退热药一般每隔4小时喂一次,高热(38.5℃以上)时再服。

◆ 低烧时可以采取物理降温的方法退烧。家长要多观察宝宝的精神、面色、呼吸次数和体温。如果宝宝有高热惊厥史,体温在38℃时就要服退烧药。

◆ 给宝宝多喝水,用以补充发烧消耗的体液,促进毒素的排出。

◆ 饮食以流食、半流食为好,如果宝宝用奶瓶吞易呛咳,可以改用勺喂。

◆ 如果宝宝食欲不好或呕吐,可以适当增加吃奶次数,每次量少一些。

◆ 感冒期间,水果和蔬菜不要减少,它们富含维生素和矿物质,对宝宝疾病的痊愈是有好处的。

◆ 若宝宝鼻痂太多,吃奶前15分钟可用医用盐水滴鼻,稍等一会儿,即可用吸鼻器将鼻腔中的盐水和黏液吸出。千万不要随意用收缩血管或其他的药物滴鼻剂。

①为广谱抗病毒药,用于防治流感、副流感、腮腺炎、小儿腺病毒肺炎等病症。

问题精选

70 宝宝出水痘如何护理?

水痘是由水痘-带状疱疹病毒引起的常见的急性传染病,一年四季都可发病,其中以冬春季为多。患者以婴幼儿多见,集体养育为易感人群,托儿所、幼儿园、小学等容易发生局部暴发流行。水痘传染性极强,病人是唯一的传染源,主要通过唾液飞沫传染,也可因接触水痘病毒污染的衣服、玩具、用具等而得病。在宝宝出水痘时家庭护理十分重要。

加强皮肤护理

◆ 保持皮肤清洁,勤修指甲,严禁宝宝用手搔抓,以免造成感染,留下疤痕。皮疹瘙痒厉害时,可涂炉甘石①洗剂。如果疱疹已被抓破出现糜烂,如无感染一般不需涂药,可让其自行愈合。

◆ 保持个人和室内卫生。经常给宝宝洗脸、清洁口腔,勤换内衣裤和尿布,勤晒被褥。室内要常通风换气。

降温

发热时要让宝宝卧床休息。高烧时可服用退烧药剂,但避免使用含有"阿司

水痘是由病毒引起的一种比较常见的急性传染病,冬春季节发病较多,2~10岁宝宝发病率高,一次患病后终身有免疫力。

①本品为皮肤科用药类非处方药药品,所含炉甘石和氧化锌具有收敛、保护作用,也有较弱的防腐作用。适用于急性瘙痒性皮肤病。

多发月龄 | 1 | 2 | 3 | 4 | 5 | 6 | 7 | 8 | 9 | 10 | 11 | 12 | **13** | **14** | **15** | **16** | **17** | **18** | **19** | **20** | **21** | **22** | **23** | **24** | **25** | **26** | **27** | **28** | **29** | **30** | **31** | **32** | **33** | **34** | **35** | **36**

匹林"的退烧剂。给宝宝多吃些清淡、易消化、富含营养的食物，多喝开水和果汁水，不要吃油腻、辛辣等刺激性食物。

隔离

由于水痘－带状疱疹病毒主要的传播途径是接触或呼吸道传染，患病宝宝的口腔分泌物、血液及皮疹内的水痘病毒，可以通过食具、玩具、衣服、尿布等间接传染。所以，水痘宝宝从开始发病到全部痘疹脱痂为止，都要注意隔离，不要与其他宝宝接触。

专家忠告：护理水痘宝宝的注意事项

个别水痘宝宝可并发肺炎、脑炎。若宝宝出现高热不退、咳喘、呕吐、头痛、烦躁不安或嗜睡等现象，应及时去医院诊治。

待水痘完全结痂脱落后，还要再带宝宝回儿科医师处复诊，让有经验的医师检查看看有无其他并发症存在。

接种水痘疫苗是预防和控制水痘的有效手段，易感宝宝应及时接种水痘疫苗。接种疫苗后15天产生抗体，30天时抗体水平达到高峰，抗体阳转率95%左右，而且免疫力持久。

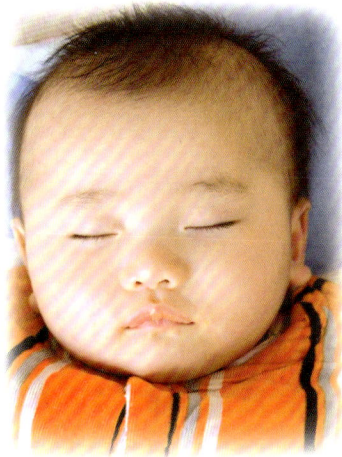

水痘的发病过程

前驱期：起病急，小宝宝前驱期症状常不明显，开始即见皮疹。大宝宝常有发热症状，可达39℃~40℃，常伴有全身不适，食欲不振，可见前驱疹如猩红热或麻疹样皮疹，24小时消失。

发疹期：在起病当日或第2日出现，初起为红色斑丘疹，数小时后很快变为水疱疹，直径0.3l~0.8毫米水滴状小水疱，其周围有红晕。24小时内水疱液体变混浊，易于破损，疱疹持续3~4日而后结痂，痂盖于5~10日脱落，短期内留有椭圆形浅疤。

水痘皮疹一般在起病的3~5日内分批出现，每批皮疹的发展均有以上的过程，因此，同时可见到斑丘疹、水疱疹与结痂。皮疹有瘙痒感，主要见于驱干与头面部，四肢末端较少，手掌足底更少，呈向心性分布，为水痘发疹的特征之一。皮疹数量不一，一般为数十个，多可达数百个。黏膜水痘疹可发生于口腔、眼结合膜、外阴部等，破溃后可成浅溃疡，迅速愈合。若疱疹发生在角膜，则对视力有潜在危险。

问题精选

71 宝宝便秘怎么办？

宝宝的大便如果又干又硬，排便次数少，排大便时费力，就叫便秘。宝宝便秘，对父母来说是件头疼的事情，那宝宝出现便秘该怎么办呢？

妈妈平时未注意培养宝宝定时排便的良好习惯是导致宝宝便秘的原因之一。

便秘的原因

◆ 食物成分不当，牛乳冲得太浓，或糖分过少。由于牛奶中的酪蛋白含量较多，大便已经很干燥。如果牛奶浓了，蛋白质更多，如果缺乏适当的糖分，大便干结就不易排出。如果再吃钙粉，则形成钙化酪蛋白，使大便更干，日复一日，就会引起便秘。所以，一般情况下，我们建议宝宝1周岁后再服用鲜牛奶，1岁前宝宝尽量喝配方奶粉。

◆ 食物摄入量不足或食物搭配不合理也是导致宝宝便秘的一个原因。

◆ 若食物中蛋白质的含量较多，含碳水化合物少，食物在肠道内的发酵过程微弱，大便可能会较干燥。

专家忠告：泻药不能随便服

不可随便给宝宝服用泻药。

可给宝宝服用治疗便秘的口服药，如妈咪爱、整肠生、金双岐片、四磨汤口服液等，具体用药可遵医嘱。还可用消毒棉签涂上润滑油，伸入宝宝肛门外端，通过机械性刺激促进排便。

许多肠道病变均可导致便秘或无便，常见的有肠套叠、各种原因肠梗阻、嵌顿疝和先天性肥大性幽门狭窄等。先天性巨结肠是由于结肠神经支配不正常引起的另一种疾病，主要表现为顽固性便秘，大多需手术治疗。

◆ 若食物过精，含纤维素少，造成消化后残渣少，粪便减少，不能对肠道形成足够的排便刺激，以致粪便在肠管内停留时间过久，也是形成便秘的一个原因。

◆ 宝宝突然遭受精神刺激，如惊吓、生活环境改变等，可出现暂时的便秘现象。

◆ 生活制度不规律或未养成定时排便习惯也会导致宝宝便秘。

均衡膳食

宝宝的饮食一定要均衡，不能偏食，五谷杂粮以及各种水果蔬菜都应该均衡摄入，可以喝一点菜粥，以增加肠道内的纤维素，促进胃肠蠕动，通畅排便。如果牛奶喂养的宝宝，在牛奶中加入适当的糖（5%~8%的蔗糖）可以软化大便。便秘的宝宝不宜吃话梅、柠檬等酸性果品，食用过多会不利于排便。

定时排便

训练宝宝养成定时排便的好习惯。一般来说，宝宝3个月左右，父母就可以帮助他逐渐形成定时排便的习惯了。

保证宝宝的活动量

运动量不够有时也容易导致排便不畅。因此，要保证宝宝每日有一定的活动量。对于还不能独立行走、爬行的小宝宝，父母要多抱抱他，或适当揉揉他的小肚子，而不要长时间把宝宝独自放在摇篮里。可以给宝宝做腹部顺时针按摩，每天2次，每次5~10分钟。

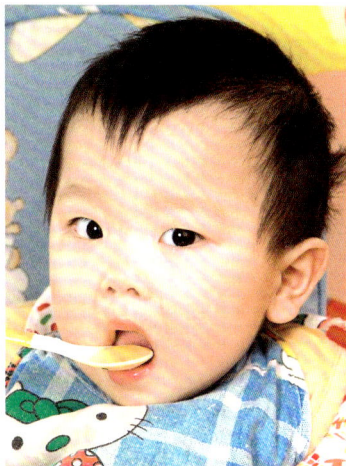

多吃菜泥、菜末、水果及菜粥可以帮助宝宝通畅排便。

掌握宝宝便秘的信号

1.大便量少、干燥；

2.大便难于排出，排便时有痛感；

3.腹部胀满、疼痛；

4.食欲减退。

宝宝是否便秘，不能只依据排便频率为标准，而是要对宝宝大便的质和量进行总体观察，并且要看对宝宝的健康状况有无影响。每个宝宝各自身体状况不同，因而每日正常排便次数也有差别。例如，完全食母乳的宝宝每日排便次数可能较多，用牛奶及其他代乳品喂养的宝宝则可能每日排便1次或2~3日1次。只要大便的性状及量均正常，宝宝又无其他不适，就是正常的。

问题精选

72 宝宝拉肚子怎么办?

宝宝消化功能不成熟，发育又快，所需的热量和营养物质多，一旦喂养不当，就容易造成拉肚子，医学上称为腹泻。腹泻一般分为两种，一种是非感染性腹泻，又叫消化不良；另一种是感染性腹泻。腹泻是宝宝常见的病症，那么宝宝拉肚子后，如何进行家庭护理呢?

腹泻的常见原因

◆ 进食量过多或次数过多，加重了胃肠道的负担。

◆ 添加辅食过急或食物品种过多，以及食用过多油腻带渣的食物，使食物不能完全被消化。

◆ 喂养不定时，胃肠道不能形成定时分泌消化液的条件反射，致使宝宝消化功能降低。

◆ 由于食物或用具污染，而引起胃肠道感染。

◆ 宝宝患消化道以外的病(如感冒、肺炎等)，或因消化功能紊乱而导致腹泻。

◆ 环境温度过低、过高时，宝宝也可能出现腹泻。

不可禁食

◆ 无论何种病因的腹泻，宝宝的消化道功能虽然降低了，但仍可消化吸收部分营养素，只要宝宝想吃，都需要喂。

◆ 吃牛奶的宝宝每次奶量可以减少1/3左右，奶中稍加些水。如果减量后宝宝不够吃，可添加含盐分的米汤，或哺喂胡萝卜水、新鲜蔬菜水，以补充无机盐和维生素。

◆ 已经加辅食的宝宝，可稍微减少食物数量。

预防脱水

要根据宝宝口渴情况，保证喂水。用口服补液盐不断补充由于腹泻和呕吐所丢失的水分和盐分，用量应遵医嘱。研究证明其浓度最利于介导盐和水进入体内，以补充腹泻时的损失，是预防和治疗腹泻脱水的良药。

慎用抗生素

◆ 不要滥用抗生素。秋季腹泻是因病毒感染所致，应用抗生素治疗不仅无效，反而有害。

◆ 细菌性痢疾或其他细菌性腹泻，必须在医生指导之下服用抗生素。

◆ 许多轻型腹泻不用抗生素等消炎药物治疗就可自愈，或者服用"妈咪爱"[①]等微生态制剂、"思密达"[②]等吸附水分的药物也会很快痊愈。

注意保暖和休息

注意腹部保暖，以减少肠蠕动，可以用毛巾裹腹部或热水袋敷腹部。让宝宝多休息，排便后用温水清洗臀部，防止出现红臀。把尿布清洗干净，煮沸消毒，晒干再用。

专家忠告：观察腹泻宝宝的大便性状

父母要仔细观察宝宝大便的性质、颜色、次数和大便量的多少，将大便异常部分留做标本以备化验。当宝宝腹泻严重，伴有呕吐、发烧、口渴、口唇发干、尿少或无尿、眼窝下陷、前囟门下陷，短期内"消瘦"，皮肤"发蔫"，哭而无泪，这说明已经引起脱水了，应及时将宝宝送医院治疗。

宝宝拉肚子时可用个暖水袋捂住宝宝的小肚子，以帮助宝宝止泻，看，宝宝又露出天真的笑容了！

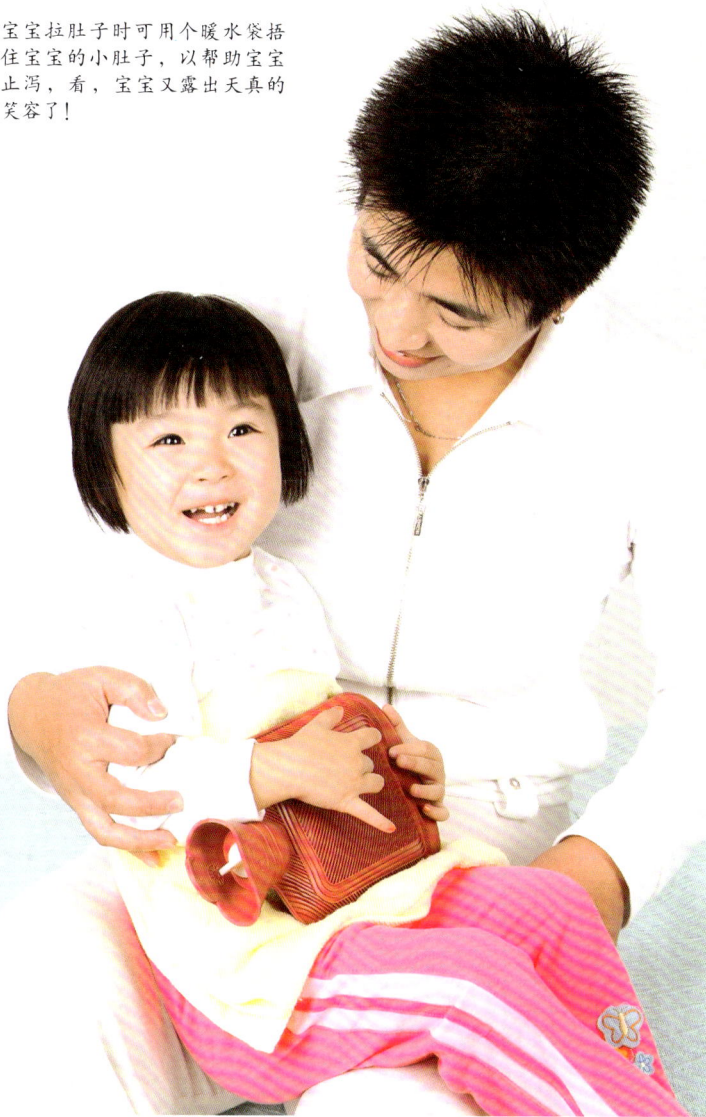

①妈咪爱是一种新型复方乳酸菌，营养剂。本品中的活菌是肠道益生菌，各种维生素及锌、钙的加入量是根据每日人体摄取推荐量的标准加入，因此儿童服用是非常安全的。

②思密达适用于成人及儿童急慢性腹泻，对儿童急性腹泻效果尤佳。

问题精选

73 大宝宝经常流鼻血怎么办?

宝宝在秋冬季节特别爱流鼻血,医学上称为鼻衄,主要是由于天气干燥,早晚温差大,宝宝需要更多的血液流经鼻腔,而反复扩张和收缩,这样鼻黏膜就容易充血,加之饮水减少,引起出血。除此之外,以下原因也可以诱发鼻衄。

流鼻血的常见原因

◆ 宝宝活泼好动,鼻子会被无意间碰伤,或者受到重击。

◆ 冬季宝宝易患感冒或者过敏性鼻炎,会不停流涕、鼻塞、鼻子发痒,宝宝忍不住用手指抠挖鼻孔,导致娇嫩的鼻黏膜受伤而出血。

◆ 宝宝把玩物、纸团、果皮、瓜子等塞入鼻腔继发感染,引起鼻黏膜糜烂出血。

◆ 体质弱者、患白血病、血友病等血液疾病的宝宝容易流鼻血。

紧急处理方案

◆ 让宝宝坐在椅子上,或坐在父母的膝上,头略前倾,用干净的毛巾、纸巾或手捏住鼻子的前庭部位,坚持10分钟。如果过早松手,鼻血会再次流出;也可以用毛巾包裹冰块敷在鼻子上止血。

◆ 不要让宝宝躺下或者头部后仰,这样会使血液流进咽部,血腥味的刺激会使宝宝咳嗽,加重出血,甚至引起呕吐。

◆ 鼻血止住后几个小时内,应看管好宝宝,让他保持安静,不要做跳跃、奔跑等剧烈的运动,更不要抠挖、摩擦鼻子,以免引发再次流血。

如何预防宝宝流鼻血?

◆ 勤给宝宝剪指甲,剪短后把指甲的边缘磨平,不要让宝宝养成抠挖鼻孔的习惯。

◆ 冬季防止室内过于干燥,可以使用加湿器,但要经常清洁加湿器以免滋生霉菌。

◆ 给宝宝多喝开水,多吃蔬菜和水果及富含营养且清淡、易吸收的食物,防止缺乏维生素C。

宝宝流鼻血时,应让宝宝的头略向前倾,家长用手指捏住宝宝鼻子的前庭部位10分钟以帮助止血。

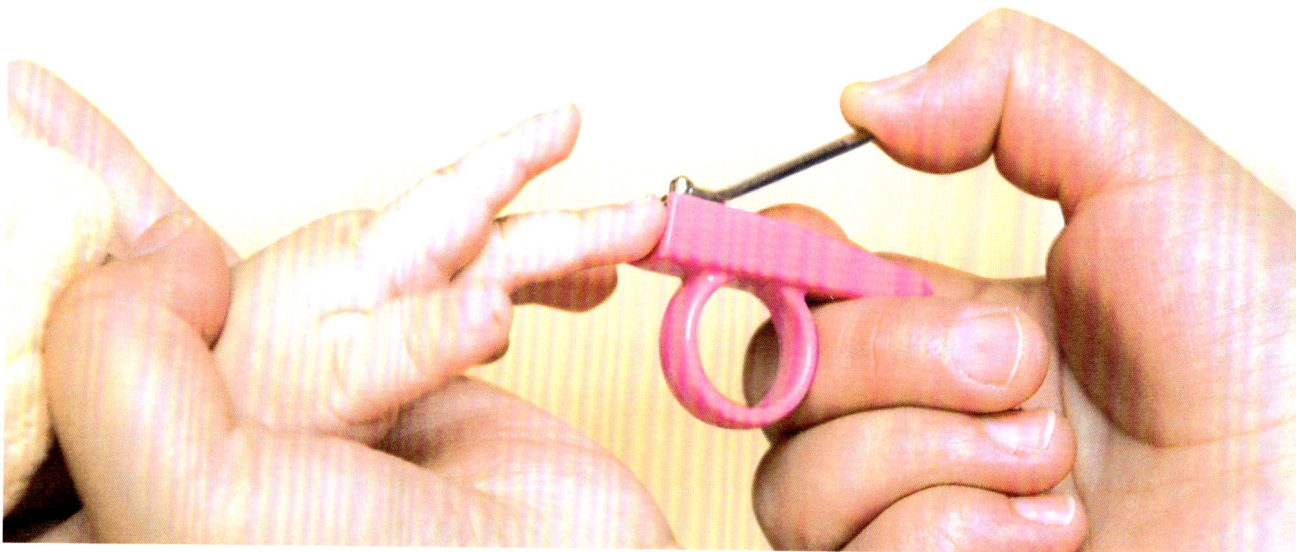

勤给宝宝剪指甲，不要让宝宝抠挖鼻孔，以防止宝宝流鼻血。

◆ 可以使用鼻腔喷雾加湿剂或者凡士林涂抹在宝宝鼻腔的前庭部位，以防止鼻腔黏膜干燥。

◆ 在天气过于寒冷并刮大风的日子带宝宝外出，可以给宝宝戴上口罩，减少冷空气对鼻腔黏膜的刺激。

◆ 营养和饮食疗法：

(1)补充铁质。宝宝若容易流鼻血，不妨考虑补充铁质，以帮助宝宝体内造血。铁是红细胞中的主要物质——血红素的重要成分。

(2)补充维生素C。胶原蛋白是维持身体组织健康所必需的，而维生素C是形成胶原蛋白必需的物质。上呼吸道组织里的胶原蛋白帮助黏液附着于适当的场所，使宝宝的鼻窦及鼻腔内产生一个湿润的保护膜。

(3)补充维生素K。维生素K是正常凝血作用所必需的，其来源有苜蓿、海带及所有深绿色叶菜类。

专家忠告：需立即就医的情况

出现以下情况必须立即就医：

1.宝宝由于头部受到重击或者从很高的地方跌落引起流鼻血。用尽各种办法都止不住鼻血。

2.宝宝经常流鼻血，并且每次持续15分钟以上。流鼻血的同时伴随其他部位出血，如牙龈出血。

3.宝宝最近开始服用一种从未吃过的新药。

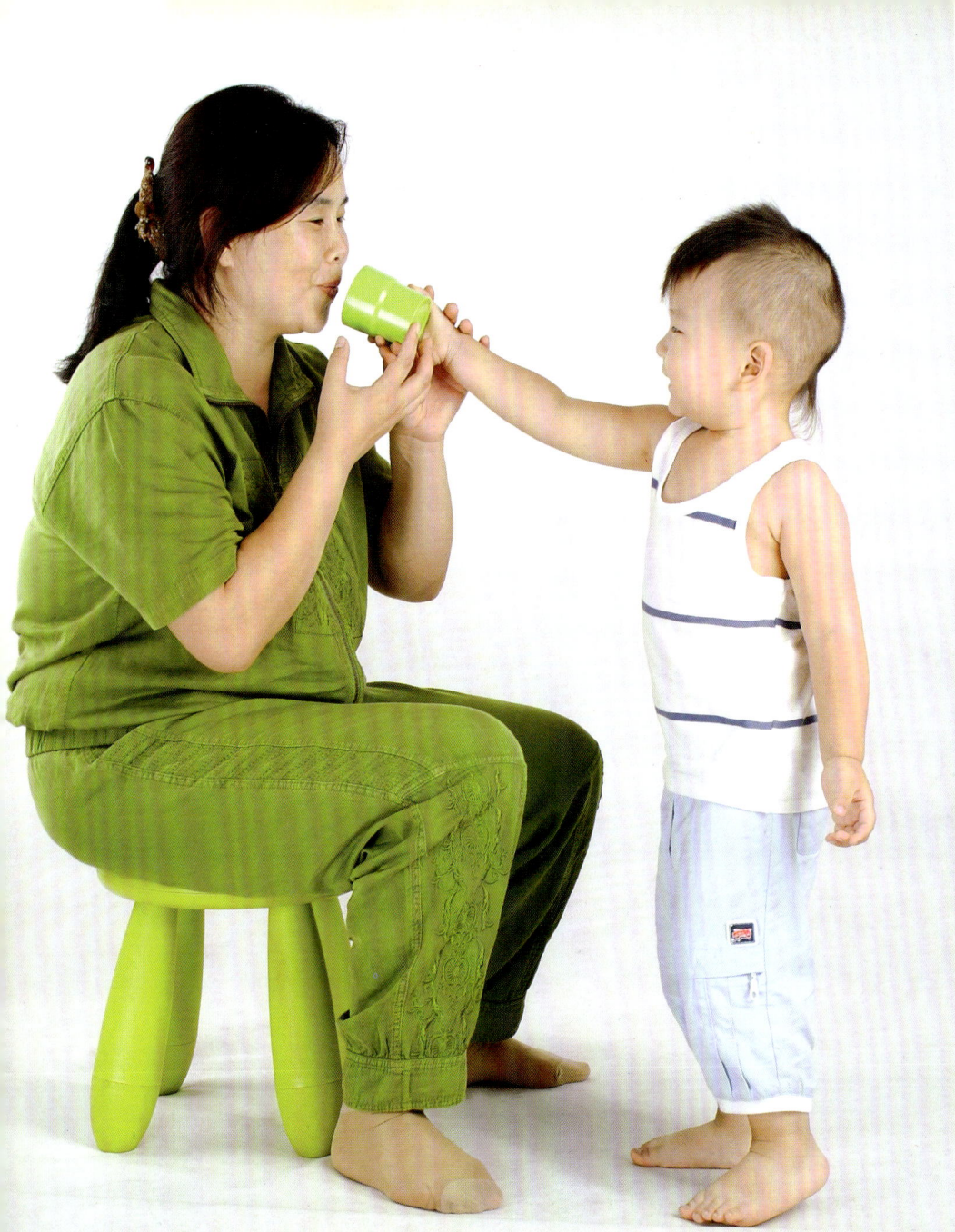

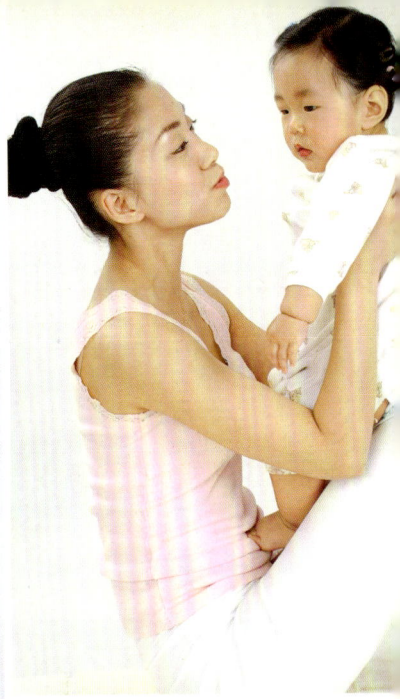

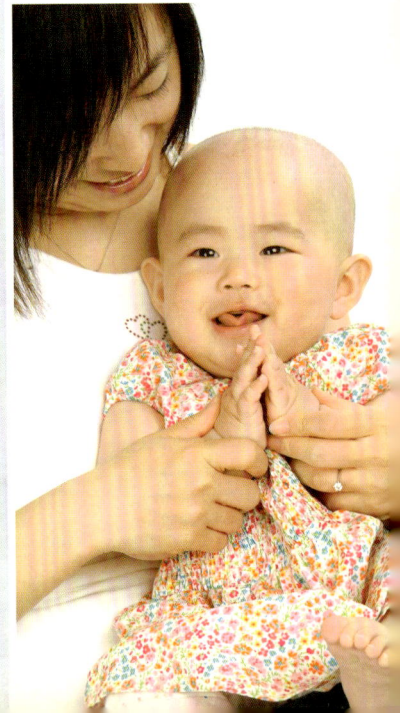

情商培养

问题精选

74 宝宝适合游泳吗?

　　宝宝1岁以内尚不能独立行走，游泳为其提供了一个熟悉自然的机会，而且是安全、运动量大的健体活动。游泳不但能促进宝宝的新陈代谢，还可使新生儿延续子宫内的羊水环境。水的浮力、水流冲击和水波能温柔地抚触宝宝的身体，提高感知觉的发育，消除宝宝焦虑、恐惧和孤独心理，非常有利于脑部发育和身心健康。但不是所有新生儿都适合游泳，应了解以下事项。

适合游泳的宝宝

◆ 足月顺产及剖宫产无窒息史的7天以上新生儿。

◆ 体重大于2千克，孕周大于34周且无并发症的低体重宝宝和早产宝宝。

◆ 缺血缺氧性脑病及各种原因引起的脑损伤，经治疗病情稳定的康复训练宝宝。

不适合游泳的宝宝

◆ 脐部感染的宝宝。

◆ 先天畸形的宝宝，如先天性心脏病、脑积水等。

◆ 心肺功能不全的宝宝。

◆ 正在患其他疾病的宝宝。

◆ 癫痫发作期的宝宝。

游泳前的准备工作

◆ 水质准备：新生儿游泳时的用水要经过专门消毒，并使水质接近羊水成分，以减少宝宝不适。

◆ 肚脐护理：游泳前要对新生儿的肚脐进行护理，并贴上防水肚脐贴，以免被感染。

◆ 游泳室要通风条件好、自然采光、室温在25℃～26℃，冬季高出1℃～2℃，环境相对湿度为50%～60%。

◆ 游泳池应为无毒、透明、充气的水池(不可用成人浴缸)，池深至少在56厘米以上，内径50~90厘米，可配有充气小玩具。

◆ 理想水温

年龄	水温(℃)
新生儿~3个月以内	38~40
3~6个月	37~39
6~9个月	36~38
9个月~1岁	35~37
1~3岁	34~36

◆ 泳圈配置参照不同月龄宝宝的颈围径。泳圈的内径要大于或等于宝宝的颈围径，宝宝成长到一定的阶段，应更换不同型号、大小的泳圈。给宝宝套圈时，要两个人操作，动作要轻柔。套好游泳圈，应检查宝宝下颌部是否垫托在预设位置，下巴要置于其槽内，并缓慢入水。

◆ 宝宝游泳要处于安静觉醒状态，最好在吃奶前20~35分钟。

◆ 游泳前应进行兴奋性按摩和兴奋性游戏，如皮肤按摩、追物游戏，以调动宝宝的积极性。

◆ 游泳持续的时间。新生儿开始每次持续7分钟左右，以后每次增加10~15秒，逐渐增加到10分钟。3个月以内的宝宝每次最长不超过15分钟。1岁时每次30~40分钟。如果宝宝烦躁、打盹，要立即将其抱出水面。

◆ 游泳结束后应做脐部护理，给宝宝适当饮水，并做安抚镇静性抚触。

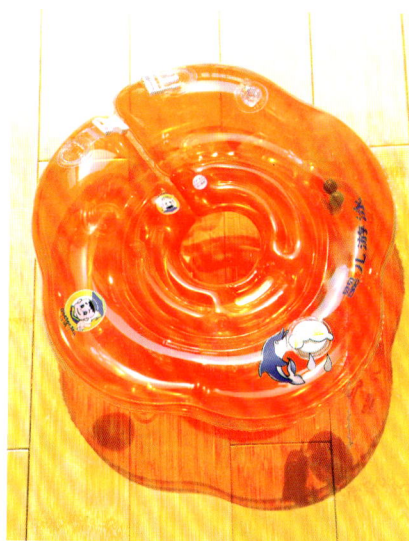

专家忠告：给宝宝特别的护理

护理 宝宝游泳时，父母的动作要轻柔，不戴首饰，不留长指甲，要看着宝宝的眼睛，轻声说话或唱儿歌，也可以播放轻音乐。新生儿体质较弱，在游泳时对水质、水温、室温的要求更加严格，也需要更多的特别呵护。

问题精选

75 如何应对宝宝闹情绪？

情绪是人与生俱来的反应，宝宝的情绪变化更是明显。当宝宝闹情绪时，很多父母常手足无措，或是哄劝迁就，或是简单粗暴对待。从长远发展来看，这样不利于培养宝宝良好的个性，还会使不良情绪更加恶化。

0~1岁：读懂宝宝的情绪

◆ 宝宝用笑和哭来向父母倾诉欢乐、烦恼和需求，如饿了、渴了、困了、尿湿了或生病了。妈妈应懂得宝宝的哭声，给予适当的安抚。

◆ 宝宝不愉快时会表达愤怒，如生病、疲倦、饥饿、睡眠不足等。其表现是两手摇动，两脚乱踢，满面涨红，大声哭叫。妈妈应及时满足他的需要，搂抱、抚摸或用温柔的言语安慰他。

◆ 宝宝害怕、恐惧的情绪大约出现在6月龄左右，如听到鞭炮声。父母无需用夸张的言语和动作去保护宝宝，只要轻轻抱住宝宝，向他解释那是什么声音就可以了。另外，"认生"也是这一时期突出表现的情绪，随着成长，慢慢会有所改变。

◆ 一些宝宝脾气暴躁还可能祸在饮食，如饮食中含钙量少、糖分过量、B族维生素和维生素C缺乏等，所以要及时添加辅食，合理喂养。

宝宝哭了，他是饿了、渴了、困了、尿湿了，还是生病了？听懂了宝宝的哭声，妈妈应该及时满足他的需要，搂抱、抚摸或用温柔的言语安慰他。

专家忠告

1岁半到2岁，是宝宝心理健康发展的一个重要关口，是塑造健康人格的敏感期和关键期。控制好自己的情绪，理解他人的感受，与人为善，这些对宝宝将来在社会上获取成功有很大帮助。如果宝宝没有上好这一课，那么，未来的生活对他来说会非常困难。

1~2岁：转移与交流——控制宝宝情绪的法宝

◆ 如果宝宝不高兴或者遇到了挫折，父母可以把他的注意力转移到其他活动上去，这样可及时调整宝宝的情绪。

◆ 2岁的宝宝大都以自我为中心，不明白别人也有情感。这一阶段父母要和宝宝谈感受，教会他理解别人。

聪明的妈妈知道如何从容控制宝宝的情绪。

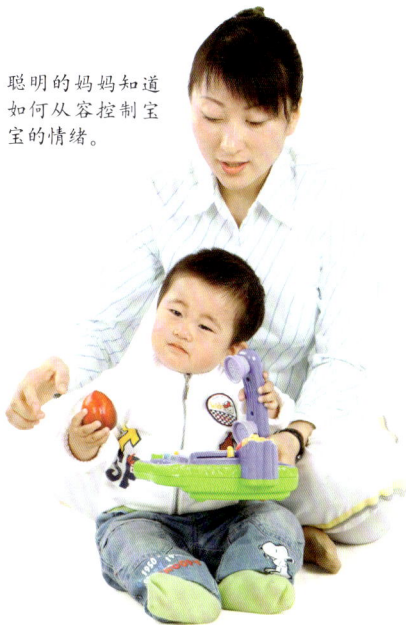

2~3岁：缓和宝宝的反抗情绪

◆ 父母要了解宝宝闹情绪的原因，并让他明白因此而尖叫或打人都是不允许的。

◆ 扩大宝宝的情感视野。假扮游戏是简单却有效的获取信息的活动，能在父母和宝宝之间建立更为融洽的关系。

◆ 父母在教育宝宝前先约束自己的言行。

◆ 宝宝出现冷战情绪前，父母要主动设法避免对立。

◆ 鼓励宝宝多交朋友，特别是和性格开朗、活泼的宝宝交朋友。

◆ 放手让宝宝自由地活动，走出家门融入外面的精彩世界，宝宝会有好心情。

◆ 尽可能尊重宝宝的意见，不过分干涉。

让宝宝走出家门融入到外面的精彩世界，她会有一个好心情，反抗情绪也会逐渐消失。

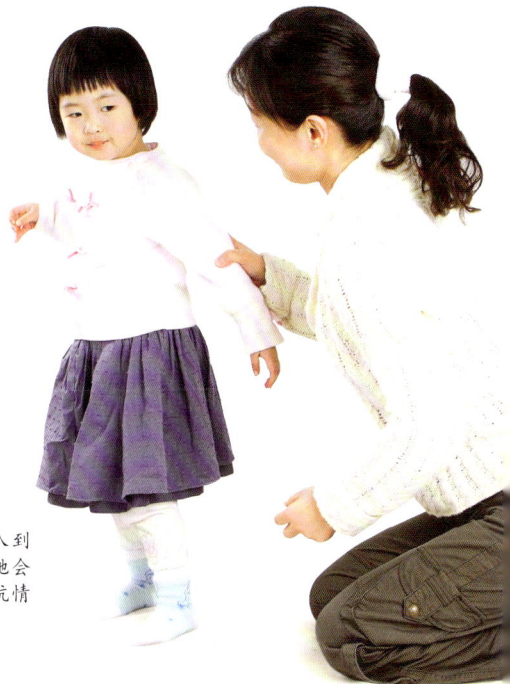

问题精选

76 宝宝该学走路不敢走怎么办?

宝宝1岁以后便开始学习走路,这标志着宝宝今后活动范围将逐渐扩大,为体能和智力尤其是体质方面的发展提供了基础条件。对宝宝来说,学习走路是他所经历的最难的一件事情。妈妈此时应积极给予宝宝鼓励和保护,但是有些宝宝就是不敢独立行走,怎么办呢?

妈妈多鼓励,宝宝胆子大

◆ 让宝宝保持愉快的心境很重要,这样更利于学习。如果宝宝不想走,不要强迫,否则会产生逆反心理。

◆ 积极鼓励宝宝,建立起他的自信心。妈妈可在离他1米左右的地方伸出双手,鼓励他走过来。以后逐渐拉开距离,但注意不要让他摔倒,否则,摔几次后可能使他再也不敢走路。

◆ 让宝宝在极短距离内送一样东西给父母,在拿的路上,可以扶东西,可以爬行,父母不要硬拽,要多表扬他,让他在轻松的气氛中完成任务。

注意行走的安全

宝宝学会走路后,还可能会碰到麻烦,如摔倒了、碰到尖锐的物体等。这些因素都可能导致宝宝对走路产生恐惧感,所以,保护宝宝不发生意外伤害是这个时期需特别留意的问题。开始学步时,家具间的距离不超过宝宝的臂长,以便宝宝扶着一个家具的同时,容易够着下一个家具。

提升宝宝的兴趣

◆ 初学时给宝宝一个高塑料方凳(无靠背),让他推着向前走,提高走路兴趣。

◆ 每次训练时间不宜过长,应逐渐增加锻炼次数和时间,使得宝宝有兴趣学习。

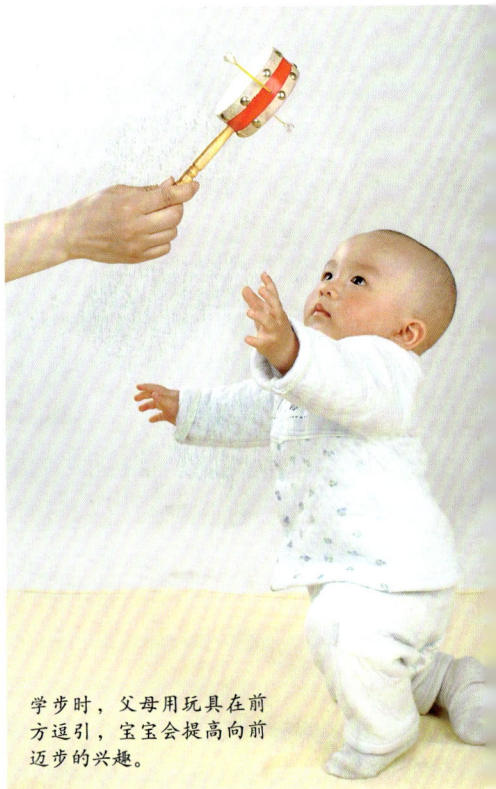

学步时,父母用玩具在前方逗引,宝宝会提高向前迈步的兴趣。

给宝宝找个伴

◆ 学步时，父母牵着宝宝的手，让宝宝看着能移动的拖拉玩具，听着玩具发出的声音，容易克服初学迈步的害怕心理，高兴地学习迈步，追着玩具走。

◆ 会走后宝宝会要求拉着玩具走，这时即使看不见玩具，听见拖拉玩具的声音，仍然会高兴地向前走，甚至学跑。当走路的技能提高后，宝宝又要拉着拖拉玩具向后退着走，听着悦耳的声音，看到玩具的形象和动作，反复练习，更进一步锻炼行走的能力。

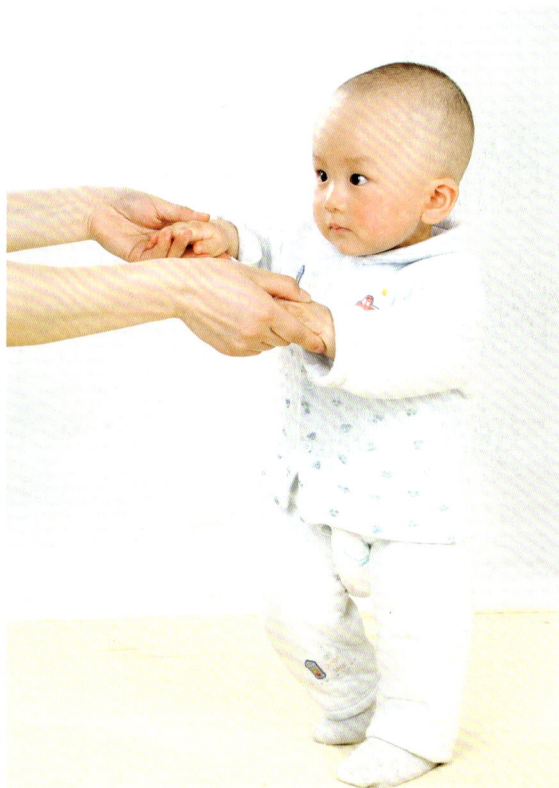

影响宝宝独自行走的不利因素

1.宝宝的衣物穿得过多或过厚，以致影响活动性。

2.宝宝很少有机会在地上活动，因为太常被抱抚。

3.宝宝体重过重，超过同龄孩子，以致缺乏"动机"。

4.宝宝生长不良，慢于同龄孩子，以致肌肉骨骼不足。

5.宝宝对攀扶曾有不好的经验，以致畏惧不肯学。

6.宝宝十分着迷各种手部动作，以致减少走的机会。

7.环境中无法让宝宝扶着走，以致缺乏兴趣。

8.宝宝常被放置在学步车内，以致没有走的机会。

专家忠告：让宝宝"走"得更好

当宝宝迈出艰难兴奋的第一步的瞬间，父母感觉异常的幸福、欣慰，但是请不要忽略下面的问题：

1.注意营养的摄取，尤其是钙元素的摄入。宝宝从扶着走到独立行走，下肢骨骼需要承担很大的身体重量。如果此时发生营养不良、钙元素缺乏，容易使腿部变形，成为"O"形腿或X形腿。

2.注意观察宝宝走路姿势是不是有异样，以便及时去医院做详细检查。

3.给宝宝选择合脚的鞋，以免影响宝宝活动和正确的姿势行走。

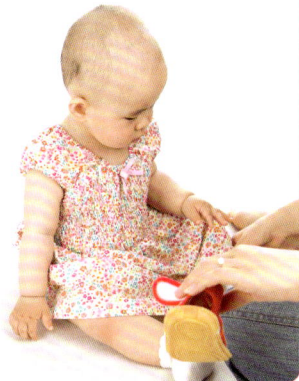

问题精选

77 宝宝爱打人怎么办?

大多数宝宝到1岁多的时候，会出现爱打人的现象，这是一种自然现象。但个别宝宝长到3岁左右常常毫无来由地打人，不仅在家这样，在外面也这样，弄得妈妈成天给人家道歉，这样就该引起父母的重视了。

找出宝宝打人的原因

◆ 父母错误地引导或者强化了宝宝早期的嬉戏拍打动作，就会诱导宝宝养成喜欢打人的癖好。

◆ 父母娇惯宝宝。开始打人的时候没有严厉制止，形成了爱打人的习惯。

◆ 家长很少跟宝宝沟通，宝宝内心孤独，或者交往技能和语言表达能力差。自己的想法、要求说不清楚，别人没有照做，情绪不好就打人。比如，想要个东西人家不给，他又不会说"要"，于是就打人。

◆ 2~3岁的宝宝模仿力极强，当宝宝看到电视里的打斗场面，或者父母在宝宝面前有不良习惯(爱打人、动作粗鲁等)，都会导致他的好奇和模仿。

◆ 寻求注意。在宝宝做好事时往往得不到足够的关注，而他又很希望被注意。得不到注意的时候，只好做一些比较强烈的"动作"，比如打人来引起注意。

◆ 一些生理因素导致烦躁，比如在饿了、累了、生病、出牙、不舒服等情况下，打人就比较多。

父母的态度至关重要

当宝宝打人时，父母不能对此一笑了之。要让宝宝感受到，自己出现攻击性行为时，他人正常的反应是什么。时间久了，宝宝明白这种行为不被人接受，自然会有所改变。

培养宝宝的"爱心"

◆ 在早期让宝宝建立正确的情感表达方式，并不断强化。如跟宝宝玩布娃娃，让宝宝拍娃娃睡觉、给娃娃盖被、喂娃娃吃奶等。

◆ 经常带宝宝与其他小朋友一起玩，养小金鱼、种花等，培养宝宝的爱心和对大自然的兴趣。

◆ 培养对他人的同情，即对别人情绪、情感的理解与体验。

◆ 经常表扬宝宝好的行为，提高他的自信心，让他感到被爱、被关注。

问题精选

78 宝宝爱咬人怎么办？

宝宝都喜欢和自己年龄相仿的小朋友一起玩耍，然而却往往发生口角和争执，甚至会发生你咬我一口，我抓你一下的事情。应该如何解决这个问题呢？

宝宝为什么爱咬人

◆ 生理原因。处于长牙时期。这个时期的宝宝因为牙龈黏膜受到刺激而产生牙痒痒，他们有了很强的咬东西的欲望，当无法满足的时候就会有不少宝宝会因为牙痒而咬人。

◆ 玩耍中的争夺。宝宝和其他小朋友一起玩耍时，互相争夺、互不相让的情况时有发生，当争不过的时候他就会咬人，以此来赢得胜利。

◆ 缺乏关注。这个时期的宝宝表现出强烈的自我中心，当父母的关注、支持和鼓励少了的时候，他会感觉父母不喜欢他，这种心理不满的情绪会使他去咬别人来发泄。

◆ 受到招惹。有些成人或者大宝宝故意招惹宝宝，而宝宝知道自己的力量薄弱无法战胜他们，于是采取咬人的方式来回击，以保护自己。

满足咬的替代品

父母可以给宝宝一些如毛巾之类的软物件，作为满足宝宝咬的需要的替代品。或者采用让宝宝吃磨牙棒、五香豆、兰花豆和青苹果等方式，来缓解这一特殊时期的特殊需要。同时为了让宝宝有更多的咀嚼机会，可给他多补充一些切碎成丝或颗粒状，纤维较丰富的新鲜蔬果。

父母的关心

父母需要更用心地看护宝宝，让他感觉到父母的保护、鼓励和关心。同时需要让宝宝明白，咬人是不对的，当他生气或者不安时有比咬人更好的办法。教宝宝使用语言而不是用嘴和牙齿和别人进行交流。

多玩安静的游戏

强烈的刺激是引起咬人最常见的因素之一，应让宝宝多玩安静的游戏，保证他充足的睡眠，可以平缓宝宝的情绪，当他心理不满时也不至于采取咬人的行为。

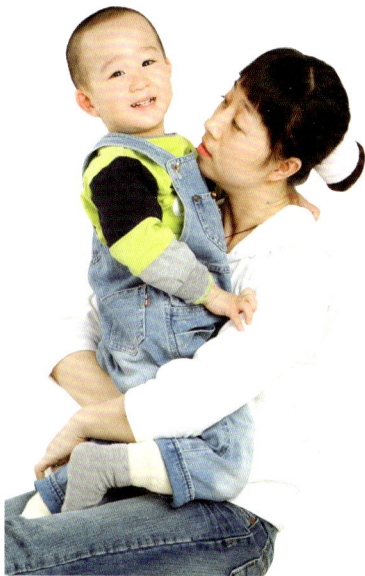

问题精选

79 宝宝老缠着妈妈怎么办?

宝宝在1~2岁这个阶段都会对母亲产生不同程度的依恋，因为他们感觉在母亲身边最安全，所以总是缠着妈妈，甚至达到分分秒秒也不愿离开的程度，即使爸爸来抱也不要，只要妈妈一个人抱，妈妈一走开，就哭个不停。对于要上班的妈妈来说，这是个非常棘手的问题。

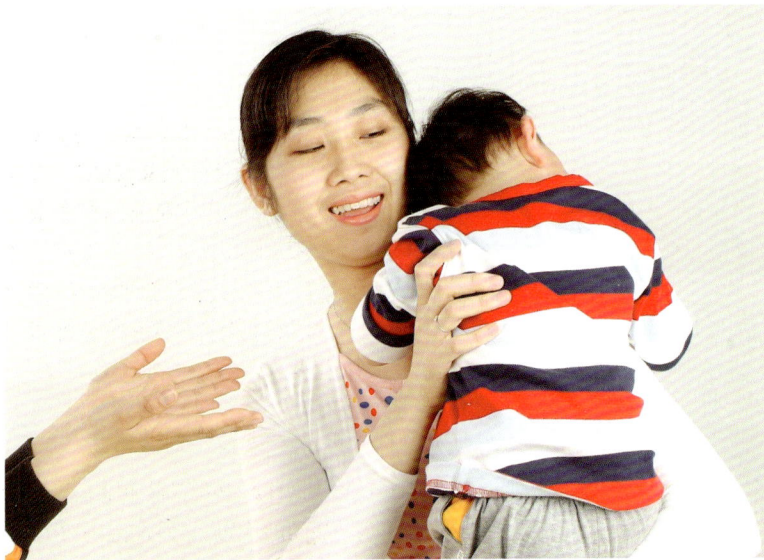

宝宝为什么缠着妈妈?

◆ 宝宝出生后的头一两年内生活不能自理，吃、喝、拉、撒、睡都需要妈妈照料，这时的宝宝与妈妈建立了一种温馨、亲密而又持久的关系，这种关系使宝宝既获得满足，也感到愉悦。

◆ 所以，当宝宝与妈妈分离就会感到孤单、恐惧，因害怕而啼哭，这是他对安全的渴望和爱的呼唤，是对妈妈的早期依恋和亲热，是心理健康的表现。如果宝宝对妈妈的离开无动于衷，既不哭也不焦虑，这反而是不正常的。

找个"替代妈妈"

要求家里的其他亲人能像妈妈那样给予宝宝关爱和亲热。有研究表明，身体的接触可以缓解宝宝的紧张情绪，产生愉快的体验。在拥抱时，要使宝宝感到特别轻松愉悦，而且要亲热地注视宝宝，这样可起到一定的替代妈妈的功能。

专家忠告：父母一定要耐心

在缓解宝宝过度依恋母亲的过程中，父母千万不要表现急躁情绪和采取生硬的办法，一定要耐心地给宝宝提供一个自然舒适、自然拓展的过程。

转移宝宝的注意力

对不喜欢上幼儿园的宝宝，父母可以早点把他们送去，不要立即离开，先和幼儿园老师、其他小朋友一起陪宝宝做游戏，宝宝很快就被他喜欢的事物吸引了，父母这时再离开，宝宝就不会哭闹了。长此以往，他们对妈妈的依恋自然就减退了。

拓展宝宝的生活空间

为使宝宝的情感和人格更加健康地发展，用"走亲戚"、"串邻居"等方式拓展宝宝人际交往圈子。增加户外活动的机会，尽可能让宝宝多接触大自然，看绿色的小树、过往的行人、飞驰的车辆等。另外，还要注意家庭环境的布置，为宝宝提供各种玩具，使宝宝转移对母亲的依恋。

培养宝宝的独立性

父母要注意从小培养宝宝的独立性。2岁以上的宝宝已经有了自己做事的欲望，但常会把事情办糟。这时，父母千万不要严厉批评，甚至自己去做而剥夺宝宝做事的权利，要多鼓励他们，否则宝宝容易产生失败感，以后会更加依赖父母。

广交小朋友

目前，大多数家庭都是独生子女，宝宝在家中很少与小朋友接触。1~2岁是培养宝宝与小朋友交往的好时机。朋友增多，生活范围扩大，生活内容逐渐丰富，宝宝的社交能力便会得到强化和锻炼，同时也会有效缓解宝宝对母亲的依恋程度。

父母应有意疏离宝宝

父母应有意识地疏远宝宝，给他一个自己活动的空间。不要宝宝一哭闹，就赶紧抚慰。更不要在他们刚学走路的时候，不断地大呼小叫"当心，别摔了"。这会让宝宝习惯于有一双眼睛总不离他的左右，一旦没有，他就会不适应而觉得不安全。

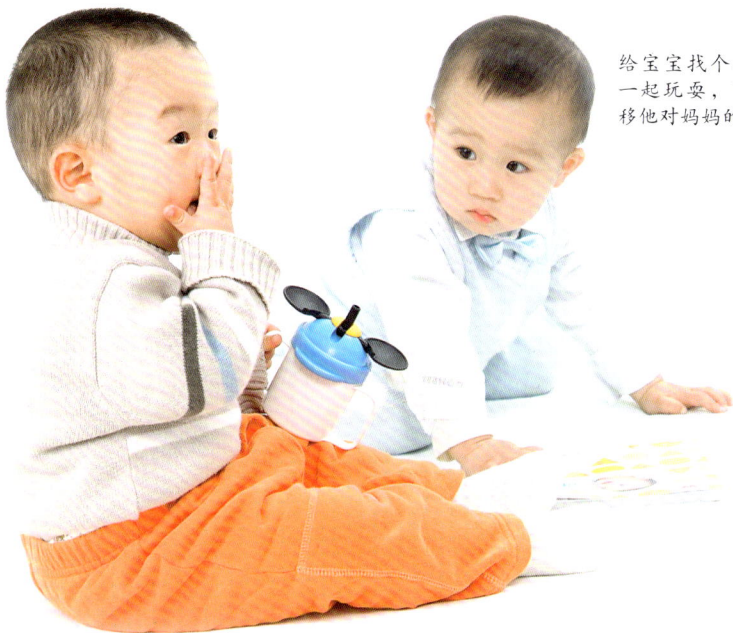

给宝宝找个小伙伴一起玩耍，可以转移他对妈妈的依恋。

问题精选

80 如何对待宝宝的独占行为?

常常能看到这样的宝宝：自己手里的东西不愿与别人分享，别人的东西却总想要，如果得不到就哭闹不止。这种表现称为"宝宝独占症"，若不及时加以有效引导，将导致宝宝以自我为中心、自私、不关心他人的负向性格特征，家长应给予注意。

宝宝为什么爱独占?

◆ 与家长的教育有关：父母的过分宽容、娇纵，使宝宝从小逐渐形成了独占习惯。比如有的父母买回东西对宝宝说"宝宝，我给你买好吃的了"，这个"给你买"的概念一旦形成，买来的东西在宝宝看来就是自己的，什么好东西都是"我的"、"我的"，时间长了就养成了独占行为。

◆ 与家长的行为有关：2~3岁的宝宝模仿性强，经常模仿家长做事情。有的家庭比较强调秩序，严格区分家人的私有物品，严格区分宝宝的日用品，不允许别人使用。有些父母自己就不愿与别人分享合作，这些做法都可以影响到宝宝的行为，强化宝宝对"我的"概念的理解，认为"我"的东西只能"我"来支配、我来使用，不愿与别人分享，慢慢养成了独占行为。

◆ 与家庭成员结构有关：现在的家庭中大部分是一个孩子，一家三口人，或是与爷爷、奶奶住在一起。从小没有兄妹和他分享东西，如买来的玩具，吃的东西等，加上长辈对他的溺爱和迁就，慢慢地孩子就养成了独占行为。

帮助宝宝建立"所有权"观念

作为父母，在宝宝处于"自我中心期"时，可以给宝宝一些必要的指导，让宝宝早日建立所有权的观念。比如，当宝宝玩同伴的玩具时，你可以强调一

当宝宝自己的东西不愿意与别人分享却老是想要别人手里的东西时，妈妈有必要纠正他的这种独占行为。

下："这布娃娃是小哥哥的，你只能玩不能带走，到时候要还给哥哥，你的布娃娃在家里呢!"这些话可以让他们尽快建立所有权的观念。

不强求宝宝"慷慨大方"

常常看到父母劝宝宝把手里的玩具或零食分给同伴，即使宝宝不愿意，眼泪汪汪，家长也百般劝慰，甚至威逼利诱。其实，对于3岁以前的宝宝，家长不必强迫他们"慷慨大方"。

逐渐培养"分享"习惯

◆ 宝宝已经形成所有权的观念之后，占有欲仍然非常强烈，这种情况就需要注意了。宝宝的这种独占心理可能和教育有关。应该教导宝宝学会分享，比如吃饭时和宝宝抢着吃、买东西时家人各一份，慢慢地，宝宝就会发现分享的快乐，独占的心理就不会那么严重了。

◆ 同时，强调宝宝"借""还"的概念也很重要，让宝宝知道，喜欢的东西可以暂时"借"来玩，但是不可以据为己有。养成借和还的习惯，对年幼的宝宝来说是件好事。

专家忠告：以身作则要做好

父母是宝宝的第一任老师，所以父母在日常生活中要以身作则，才能对有效地纠正宝宝的独占行为起到良好的促进作用。另外，不要有补偿感。有些父母觉得自己在童年时代吃过不少苦，现在就不应再让宝宝吃苦，殊不知，这是造成宝宝任性、独占的根源。

教会宝宝分享的快乐，淡化他的独占心理。

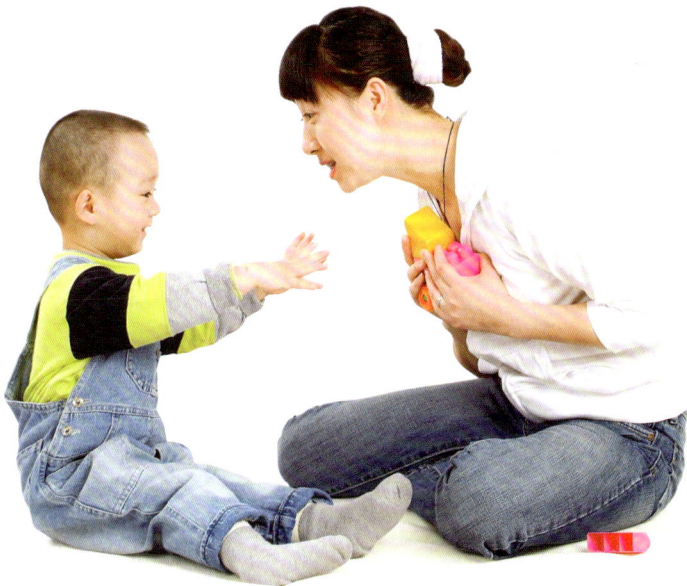

问题精选

81 宝宝不爱开口说话怎么办？

绝大多数的宝宝在1岁左右就有意识地说出一些单音字或叠字，但极少数的宝宝，在1岁半甚至2岁后还迟迟不开口说话，此时，应引起家长高度重视，及时请医生帮助。若宝宝确无器质性病变，家长应及时对宝宝进行语言训练。

创造说话的环境

宝宝的说话能力相差很大，有的宝宝18个月才会说一个单字，而有的宝宝此时已能背诵儿歌，这并不一定是智力有差异，与宝宝的语言发展和所处的环境及父母教养宝宝的方式有很大关系。因为语言是在与人的交往中产生和发展的，客观社会环境对语言的发展起着重要作用。流传世间的"印度狼孩"的故事，足以说明语言环境的重要性。

创造说话的机会

有些父母对宝宝照顾体贴入微，事事均包办代替，没等宝宝说话，家长早已送到嘴边或手中，久而久之，使宝宝没有说话的机会，而不开口讲话。当你发现宝宝要喝水时，必须让他说"水"，再把水瓶或水碗给他。

专家忠告：给宝宝提供好的语言环境

及时发现问题早期干预。宝宝通常10~13个月间能开始说出有意思的单词句，少数宝宝可能较早些，较慢的要到15个月，如果过了此月份还不能说，宜找医生检查，不要等到2岁才去检查。因为出生后的第二年是宝宝需要学习更多语言的重要时期，如果放任自流，将失去解决语言问题的机会。

为了让宝宝拥有良好的语言环境，父母可以从以下几点来做：从胎儿期就养成亲子对话习惯；事事处处与宝宝沟通；做好无知运动训练，为语言发展奠定神经生理基础。

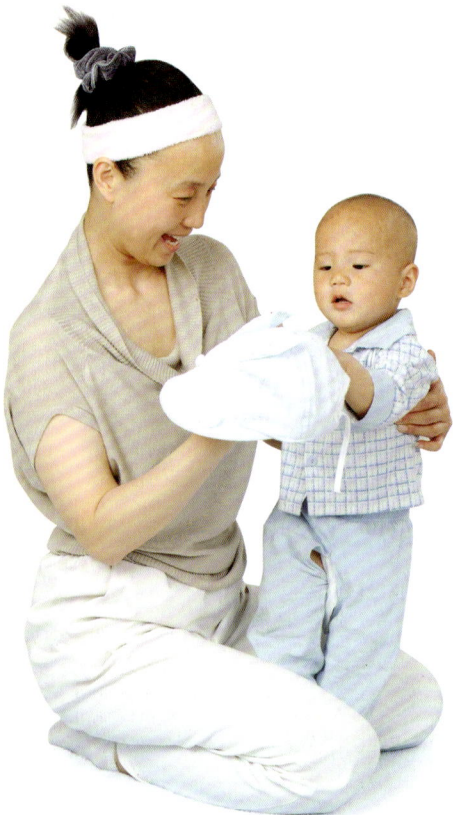

妈妈教，宝宝学

9~10个月的宝宝已经能听懂父母的话，应该教他模仿成人发音，这要在愉快的气氛中进行。家长教宝宝说话时，一定要表情丰富，让宝宝看清成人说话的口形，嘴的动作，加深他对语言、语调的感受，能区别复杂的音调，逐渐模仿成人的发音，比如宝宝指着帽子，要戴帽，就教他说"帽"，"这是宝宝的帽"、"帽子"、"戴帽子"等。

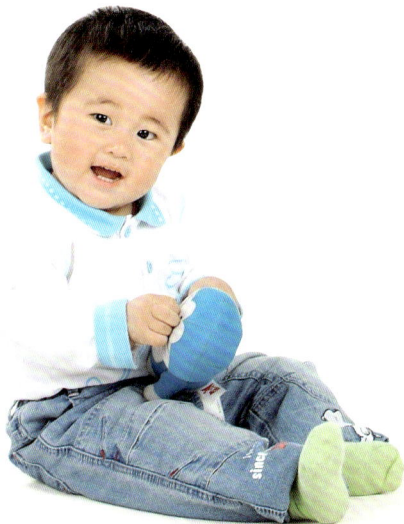

给宝宝"打气"

学习发音时，父母语言要准确到位，要有耐心鼓励宝宝说话，不能急于求成，当宝宝努力发声时，应显得高兴，及时表扬他、鼓励他，增强他的自信心。不论他说的对与错都不要批评，更不能讥笑、挖苦。

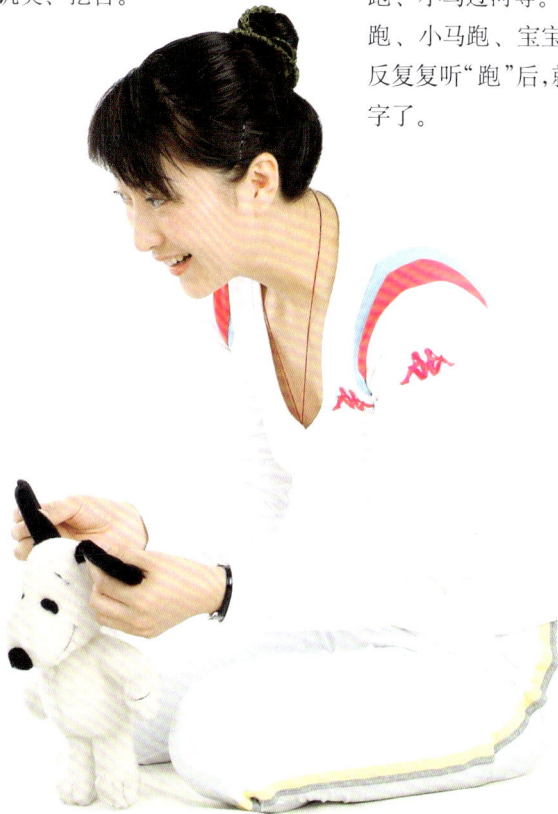

因人施教

对于一些比较腼腆和内向的宝宝，父母应巧用心计，耐心引导宝宝开口。当你发现宝宝喜欢动物玩具时，就给他买来各种动物绒毛玩具，和宝宝一起游戏，如动物音乐会、大象拔河、龟兔赛跑、小马过河等。家长不停地说"兔子跑、小马跑、宝宝跑不跑"，当宝宝反反复复听"跑"后，就慢慢会开口说"跑"字了。

问问宝宝手里这个可爱的玩具是什么，和他一起游戏，寓教于乐，不知不觉，在玩耍中，宝宝会开口说话了。

问题精选

82 宝宝不爱去幼儿园怎么办?

为了培养宝宝良好的社会适应能力，提高语言能力和思维能力，对宝宝进行集体教育是非常必要的，所以宝宝到了2~3岁就应该上幼儿园了。然而，由于家庭与幼儿园有着极大的差异，宝宝在适应过程中难免会遇到许多问题，使得上幼儿园变成他们最大的压力来源。

告诉宝宝幼儿园里有趣的事，和她讲讲入园的道理，给她些鼓励。

"不适应"让宝宝恐惧去幼儿园

◆ 宝宝不想与爸爸妈妈分开。分开时宝宝会产生失落感，焦虑而不知所措。

◆ 对陌生环境感到害怕。离开熟悉的家，宝宝会因环境陌生而产生焦虑。

◆ 无法适应集体生活。幼儿园要遵守纪律，宝宝因此不适应。

◆ 跟不上集体进度。听不懂老师的话，感觉比别的小朋友差，受到挫折而产生心理压力。

◆ 人际交往受到挫折。宝宝渴望友情，一旦被欺负，就不想去幼儿园了。

父母态度要明确

◆ 父母态度要坚决，坚持将宝宝天天送幼儿园，要告诉他"明天该去幼儿园了"。

◆ 不要哄骗宝宝或者答应宝宝的不合理要求，即使宝宝天天哭闹也不能动摇。

向老师寻求帮助

◆ 相信老师有办法安慰宝宝。家长的焦虑不安会感染宝宝，使他更感到害怕和孤独。

宝宝入园前的准备

1.在宝宝进入幼儿园前2个月或再提前几个月，最好带宝宝上幼儿园开办的亲子园，一般好的幼儿园现在都有亲子园或亲子班。这样宝宝就会知道幼儿园是和小朋友在一起玩的地方，而且他会在活动过程中认识许多小朋友和老师，还会玩到许多家中没有的玩具。这样不仅熟悉了幼儿园的环境，同时也熟悉了小朋友和老师，而且非常顺利地就进入了幼儿园。

2.在上幼儿园前，让宝宝多与邻居的宝宝玩耍和交往，学会和别人相处，为集体生活做准备。

3.加强宝宝独立生活的能力，如自己洗手、洗脸、吃饭、穿脱衣服、独立睡眠等。

4.了解一下幼儿园的作息制度和要求，入园前2~3个月就让宝宝在家按照这个作息制度生活。

5.家里的谈话要围绕幼儿园的优点说，也要和宝宝讲入园的道理，鼓励宝宝去幼儿园。

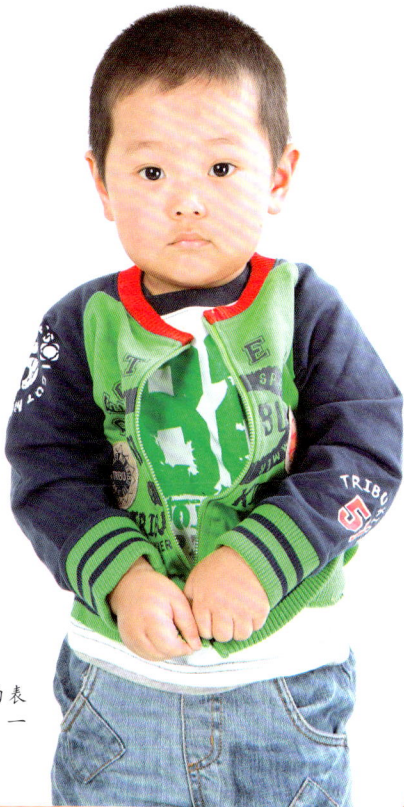

◆ 如果宝宝胆小内向，可请老师介绍一个活泼外向的小朋友和他一起玩。

◆ 向老师了解宝宝的表现，有微小的进步都要给予表扬，这对宝宝是一种精神安慰和鼓励。

入园前几天的注意事项

◆ 刚进幼儿园的前几天，可以早一点接宝宝，以免宝宝因小伙伴少而更加孤单。

◆ 回家后多与宝宝谈幼儿园的生活，让他表演所学的儿歌舞蹈，从正面引导宝宝对园里生活的美好回忆。

◆ 切记不要以送幼儿园作为对宝宝的威胁，这样他会加深对幼儿园的反感。

多向老师了解宝宝的表现，如果他有进步，一定不要忘了表扬他。

问题精选

83 宝宝胆子特别小怎么办?

宝宝2岁以前,遇见生人害羞,胆子比较小,不敢自己做事,处处需要大人陪护,这种行为是很正常的。随着年龄的增长,社交圈子的拓展,宝宝的社交行为就会变得流畅而不胆怯。如果随着年龄的增长,生活范围的扩展,宝宝仍然胆小退缩,将有可能在儿童期以后成为社交障碍。

扩大宝宝的生活和交际圈,可以让她先和邻居或亲戚的宝宝一起玩耍。

宝宝越"吓"胆子越小

◆ 宝宝年幼时,有些父母经常说一些威吓的话,比如"你不听话,就把你送给坏人"、"扔在外面让老虎吃了你"等。这种"大灰狼"式的话语无形中在宝宝心中留下可怕的阴影,使宝宝失去安全感。

◆ 父母应尽量避免让宝宝看那些妖魔鬼怪的节目,或者一些凶杀、弃尸的新闻,这些会加深宝宝的恐惧感。

◆ 外界环境的影响。例如现在有不少宝宝读物或动画片中有暴力情节,这会在尚未成熟的宝宝心中留下阴影。

◆ 另外,尽量不要让宝宝看到你的焦躁,如果他时常惹你生气,不妨让爱人照顾他一会。

不做宝宝的"保护伞"

◆ 父母不要把"保护伞"撑得太大,要让宝宝多接触外界的事物,多认识世界。家长对宝宝的保护过多过细,总把宝宝带在身边,形影不离,使宝宝形成强烈的依赖心理和被保护意识。当宝宝逐渐长大时,保护的惯性照样持续,结果是离开大人就害怕。

◆当宝宝表现出胆小或很害怕时，有些家长表现得太在意，为了打消他的恐惧心理，帮宝宝做很多他自己力所能及的事情。这样做只是让宝宝暂时回避了他所惧怕的事物，却没能从根本上了解孩子产生恐惧心理的原因并解决问题，下次遇到同样的情况，宝宝还会故态复萌。

多鼓励宝宝

首先，要让宝宝面对恐惧，当他感到害怕时，家长要多加鼓励。要明确宝宝怕什么，针对他所怕的事物进行科学的解释和适当的安慰，避免能引起宝宝恐惧心理的行为。家长平时也要有意识地从正面对宝宝进行勇敢教育，多给他讲一些勇敢少年的故事，以激励宝宝锻炼自己胆量和意志的决心和自信心。

父母的榜样作用

当妈妈爸爸与人交往的时候，让宝宝观察到你的处世态度和社交能力。让你的宝宝感受到，怎么做才是高雅的、轻松的、自如的礼仪和沟通。

扩宽生活圈

◆有些宝宝性格开朗，对新鲜事物的接受能力很强，胆子也"大"一些，而一些内向的宝宝则相对胆小。父母可以经常带着宝宝参观一些小宝宝的活动场所，如亲子中心，让他觉得新鲜，感受那里的音乐和喧闹的气氛。

◆有些宝宝生活范围很窄，极少与同龄小朋友玩耍，极少走亲访友，使交往能力萎缩，对陌生人和群体不适应。一旦上幼儿园，进入新环境、看到新老师更是胆小。要多让宝宝和其他小朋友一起玩，可以先和邻居或亲戚的宝宝一起玩，给宝宝一个不太喧闹的开始。多鼓励和拥抱宝宝，并告诉他，妈妈爸爸就在附近。当他看到别的宝宝玩得兴高采烈以后，他会有愿望自己去试一试。

专家忠告：化解宝宝的恐惧心理

只要妈妈爸爸努力，那些略微害羞的宝宝也会更有自信心。无论你的宝宝是什么样的个性，都不要因为遗传的个性而放弃后天环境对宝宝个性的塑造。

孩子会在这个阶段产生有时大人无法理解的恐惧。面对这种情况家长不要强硬地让孩子接近那些恐惧的事物，也不要说"这有什么可怕的，你怎么胆那么小"，而应该允许孩子害怕，正是因为对那些事物的不了解宝宝才会产生恐惧的心理。所以面对这种情况，家长应该以轻松的口气对孩子进行讲解，比如：如果宝宝怕黑暗，可以和宝宝一起关灯坐在房间里慢慢适应黑暗，给他讲只要适应了黑暗就没什么关系了。

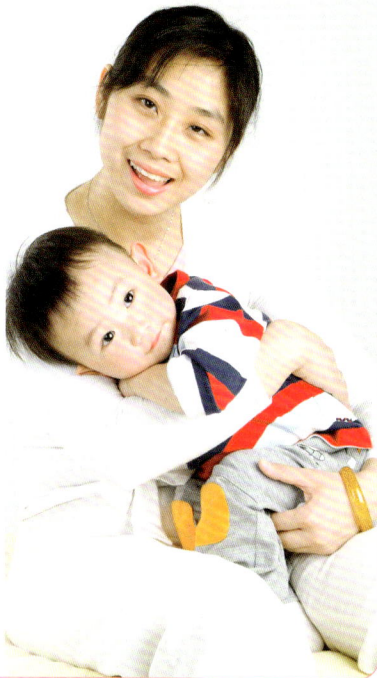

84 宝宝在公共场合哭闹怎么办?

现在的宝宝多是独生子女,生活中常看到有的宝宝在公共场合哭闹,甚至躺在地上不走,原因就是为了要买玩具、买零食、要玩,家长没有满足要求就大哭大闹。而家长面对宝宝的哭闹,束手无策,打也打不得,哄也哄不住,很是尴尬。

事先做约定

在去商场之前,与宝宝订一个协议,讲清楚只购买列在购物单上的东西,他可以要一两种他喜欢吃的东西,也写在单子上,告诉他"我们今天不买玩具",切忌购物前乱许愿,去后不实现,让宝宝在期待中失望,由气愤而开始发泄。另外,家里所有的人,包括保姆、爷爷、奶奶都必须保持口径一致。

态度坚决

◆ 若在中途宝宝提出不合理的要求,一定要拒绝宝宝,态度要坚决,决不改口,这样形成习惯后,会让宝宝认识到他再哭闹都没有用。做到这点并不容易,尤其是那些平时工作很忙,很少陪宝宝的父母。但是,你必须这样做,这是纠正宝宝在公共场合哭闹着要东西的坏习惯的最好办法。决不能因顾及面子打骂后,又满足宝宝的无理要求,

在公共场合,宝宝如果提出不合理的要求,一定要态度坚决地拒绝宝宝,要让他意识到再哭闹都没有用。

你的意志是纠正宝宝在公共场合哭闹的坏习惯的最好办法。

这不但会促成宝宝无止境的欲望，还会失去家长的威信。

◆ 另外，如果父母们总是用送给宝宝礼物的方式作为不能经常陪宝宝的补偿，那么，宝宝很快就会养成不把向父母要东西或提条件当回事的习惯。

临场应急

◆ 当宝宝哭闹时，父母首先应该想办法带他"离开"，这是解决问题的好办法。然后用温和的态度和语言对待他，要尊重宝宝，弄清楚他的目的。

◆ 当宝宝在外面提出过分要求被父母拒绝后哭闹不止时，建议家长不予理睬，转身即走，不要边走边回头看。这时的宝宝在面对物质需要和安全需要时，多会选择安全需要。

表扬你的宝宝

在拒绝宝宝的不合理要求和训练他学会等待的同时，一定要多表扬宝宝，尤其是当宝宝能够好好地接受"不"时。

专家忠告：陪宝宝度过"否定年龄段"

家长在帮助宝宝管理情绪时，要认识到情绪不稳是宝宝成长的必然环节。有的父母不了解宝宝"否定年龄段"的征象，用生气、喊叫、打骂的方式来征服宝宝，其结果是越强迫他，他就越反抗。此时，父母要认真调整自己，知道宝宝这样做不是故意的，是不自觉的。因此，家长要以转移注意力的办法，既不打击宝宝积极性，又可以使他懂得生活中还有不许、不能让他做的事。总之，对任性的宝宝切忌打骂和迁就。

宝宝如果改正了坏毛病，你的表扬是对他最好的鼓励。

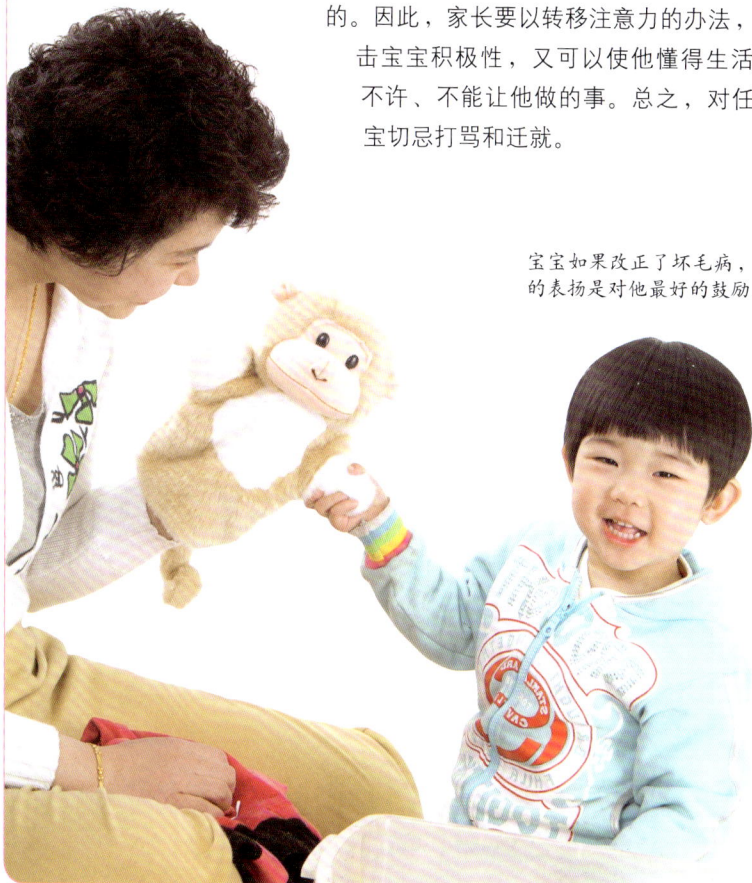

问题精选

85 宝宝吐字不清怎么办?

宝宝初学说话时,口齿不清最常见。3~4岁以前的宝宝多数都有发音不清现象,特别是一些较复杂的音,这是因为他们刚学说话不久,大脑的语言中枢和发音器官尚不很成熟。但是有些疾病也可以引起吐字不清,家长如何及时发现?怎样纠正呢?

妈妈应吐字清晰地讲故事、教宝宝念儿歌,让她掌握正确的发音技巧。

专家忠告:家长要重视宝宝的吐字不清

宝宝吐字不清,家长应予以足够重视,否则就可能给宝宝造成终身遗憾。其实,只要带宝宝到保健门诊经过专业训练,正确掌握发音技巧,绝大多数宝宝均能得到彻底矫治。

吐字不清的常见原因

◆ 听觉器官异常。宝宝出生后通过听觉才能有正常的语言发育。任何年龄的宝宝听觉异常,即使是轻度异常,也会影响语言。因为对别人的语言辨别不清,错误地模仿,可造成许多字音发不准。对这样的宝宝要早期诊治,必要时给予助听器矫正。

◆ 舌是发音的主要器官,严重舌系带短的宝宝舌不能伸出口外,因短的舌系带牵引,使舌尖部呈"W"形,也使得舌尖不能上翘接触上唇,很难发舌音(尤其是卷舌音)。要进行手术治疗,越早越好,以便及早纠正宝宝的发音。

◆ 其他发音器官有缺陷(器质性构音障碍),例如唇裂、腭裂等。

◆ 智力落后,思维能力低下。语言与思维的关系非常密切,语言受大脑支配,说话实际上是表达思维的结果。宝宝思维能力低下,必然语言发育迟缓,不能正常表达思想。

◆ 学说话过程中受到不正确发音的影响。

◆ 功能性构音障碍。这类宝宝常因语音不清而造成交往困难和情绪、行为问题。学龄宝宝还可能出现学习困难,成年后就业率相对低。

解决方案

◆ 首先创造良好的语言环境，父母要经常给宝宝讲故事、读儿歌，让宝宝多与周围小朋友交往，互相学习语言。

◆ 对智力发育落后的宝宝，要进行思维能力与说话能力同步训练。

◆ 教宝宝复述故事、念儿歌，在日常生活中丰富宝宝的词汇，激发宝宝说话的积极性。

◆ 有些宝宝说话不清楚，是语音分辨的问题，如果听力正常，注意提供良好的语言环境。

◆ 与宝宝讲话时要语音清晰，语速适当，听得清才能讲得清。

◆ 发音器官异常造成的发音不清，如舌系带过短、腭裂、唇裂、喉部疾病等，经过手术治疗即可得到好转。

◆ 轻度的听力障碍引起的发音异常，通过配戴助听器可获得改善。

◆ 由神经系统疾病造成的发音器官运动不协调，或大脑有障碍引起的发音异常，这类情况较为少见，在治疗上有一定难度，但经过发音训练也会有一定程度好转。

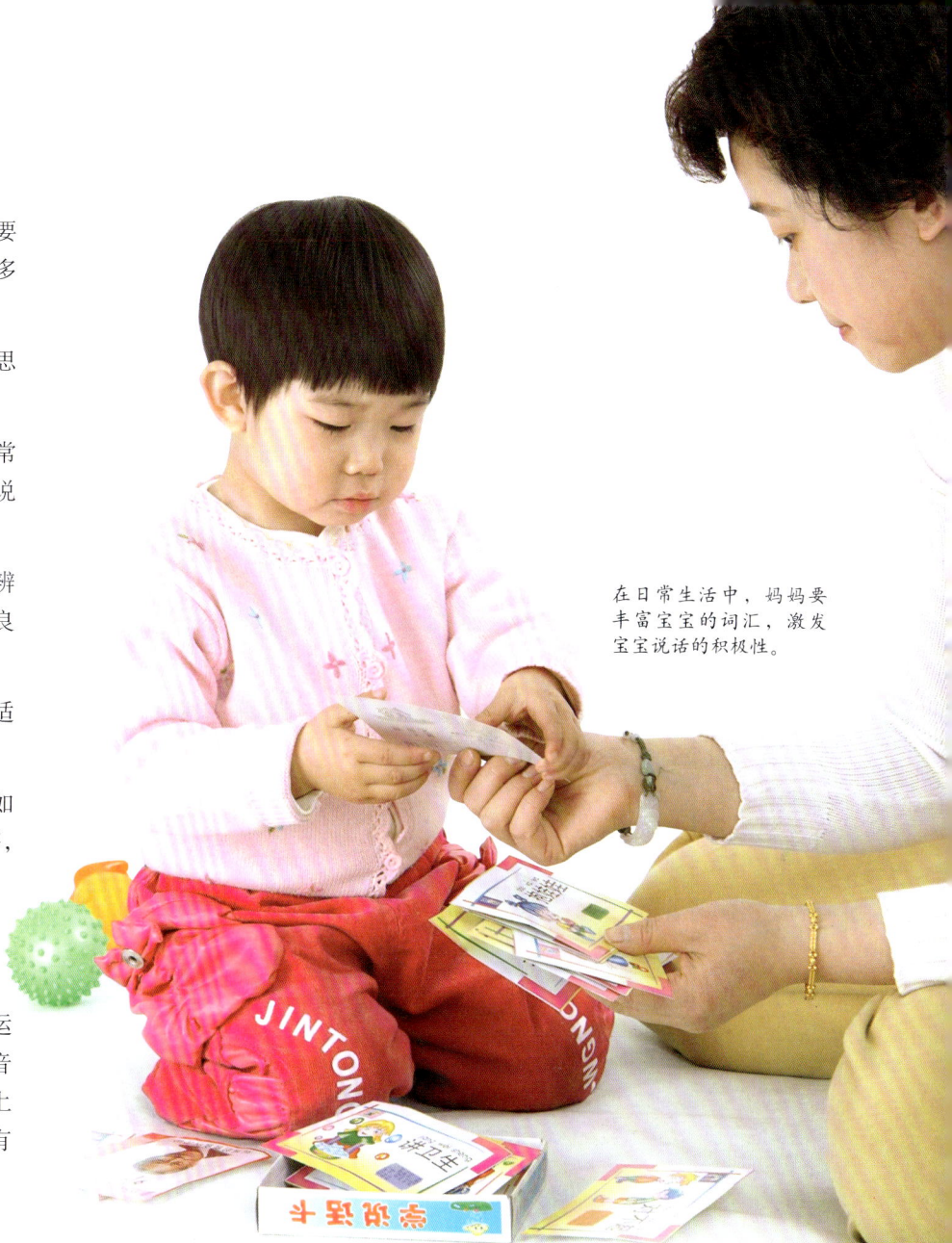

在日常生活中，妈妈要丰富宝宝的词汇，激发宝宝说话的积极性。

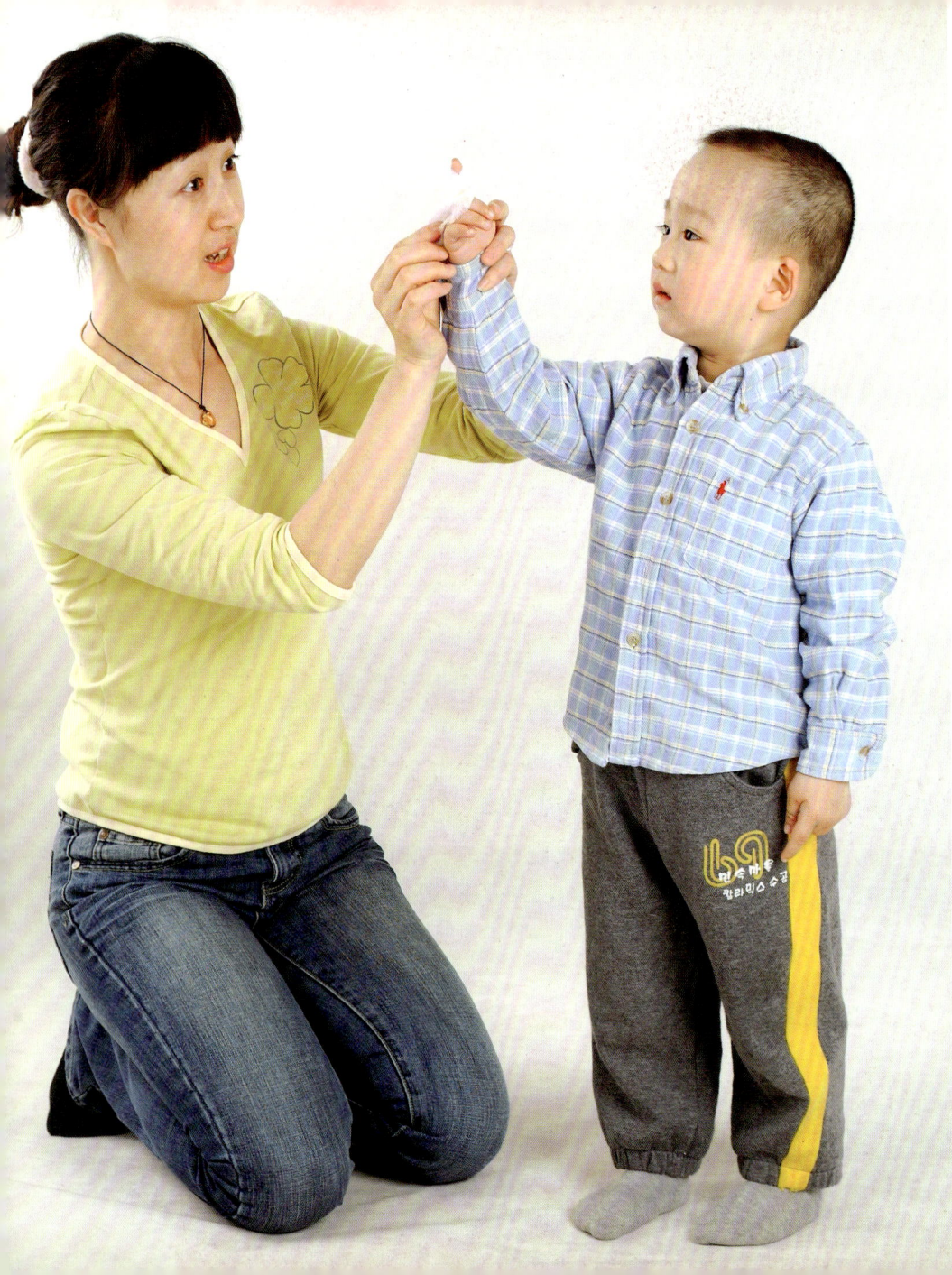

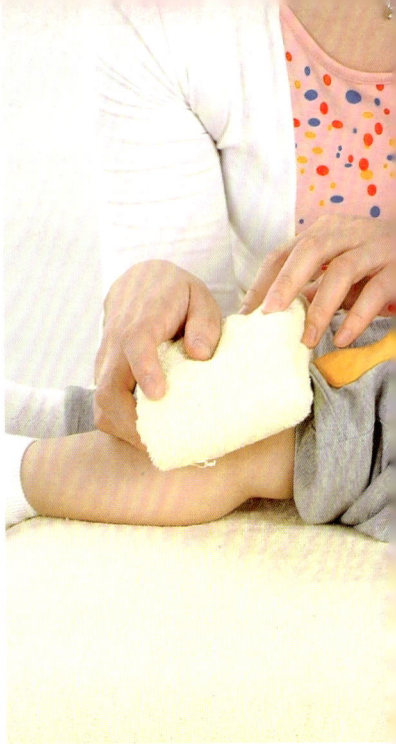

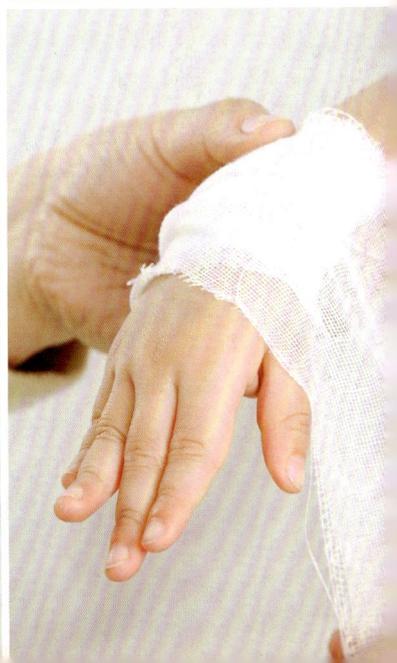

家庭急救

问题精选

86 蚊虫叮咬后的护理

夏季，被蚊虫叮咬是常事，对大人也许没什么，但宝宝皮肤娇嫩，表皮薄，皮下组织疏松、血管丰富，被蚊虫叮咬后局部会出现明显的反应。因此，在宝宝被蚊虫叮咬后要及时进行护理。

宝宝被蚊虫咬伤后的症状

蚊虫叮咬后常会引起皮炎，以面部、耳垂、四肢等裸露部位的丘疱疹或淤点为多见，亦可出现丘疱疹或水疱；损害中央可找到刺吮点，像针头大小暗红色的淤点，宝宝常会感到奇痒、烧灼或痛感，表现出烦躁、哭闹；个别严重者可于眼睑、耳廓、口唇等处明显红肿，甚至发热、局部淋巴结肿大；偶发由于抓挠或过敏引起的局部大疱、出血性坏死等严重反应。

止痒消炎

一般性的处理主要是止痒，可外涂虫咬水、复方炉甘石洗剂，也可用市售的止痒清凉油等外涂药物。对于症状较重或有继发性感染的宝宝，局部用硼酸水轻轻擦洗，内服抗生素消炎，同时适量涂抹红霉素软膏等。如果发生血管神经性水肿或风团样的荨麻疹，应在医生指导下服用脱敏药。

防抓挠

如果宝宝手不干净，因搔痒抓破局部皮肤，还会继发感染而形成疖肿或脓疱疹等。若有过敏体质，还会引起荨麻疹或神经性水肿。父母要经常给宝宝洗手，勤剪指甲，谨防搔抓叮咬处，以防止继发感染。

宝宝的皮肤很娇嫩，被蚊虫叮咬后症状比成人要严重一些，家长可千万不能大意。

夏季防蚊虫的几种方法

1.为避免蚊虫叮咬，要经常给宝宝洗澡，因为汗味往往会诱发蚊虫的叮咬，洗澡水中可以加入一些花露水。宝宝在室外玩耍时，身上要擦防蚊水(各超市商场均有销售)。

2.晚上睡觉时可用蚊帐、儿童蚊香或避蚊器，窗户要安装纱窗，以防止蚊虫叮咬。

3.在蚊虫通常叮人的时间，即黄昏后黎明前，给宝宝穿上长袖衫和长裤，避免蚊虫叮咬。

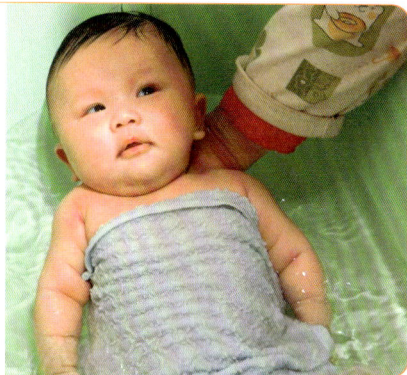

给宝宝洗澡时可以在洗澡水中加入一些花露水，以防宝宝被蚊虫叮咬。

专家忠告：防蚊虫的注意事项

蚊虫 是传播乙型脑炎和多种热带病(如疟疾、丝虫病、黄热病和登革热)的主要媒介，夏秋季如发现宝宝有高热、呕吐，甚至惊厥等症状时，应及时就诊。

在使用驱蚊用品，特别是直接接触皮肤的防蚊剂、膏油等时，要注意观察是否有过敏现象，有过敏史的宝宝更应注意。

选择适合的驱避剂涂抹暴露的皮肤，但必须按照厂家注明的注意事项施用，特别是对小宝宝。

驱避剂也可喷洒在宝宝的衣服、鞋、帐篷、蚊帐和其他物品上。

应避免带宝宝到虫媒病流行的地区。大部分虫媒病传播是有季节性的。

对于有合适疫苗的虫媒传染病，在适当的时机可以给宝宝接种疫苗。

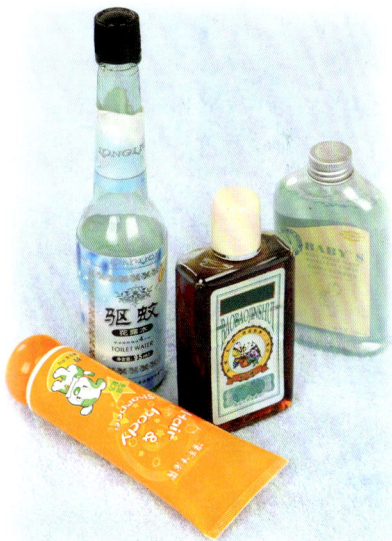

问题精选

87 高热惊厥的家庭急救

凡由宝宝中枢神经系统以外的感染所致38.5℃以上发热时出现的惊厥称为小儿高热惊厥，俗称小儿抽风，是宝宝常见急症之一。多见于6个月至3岁的宝宝。

高热惊厥的发作主要是因为宝宝神经系统发育不成熟，加之感染发热而造成。高热惊厥有遗传倾向，易复发，1岁以内复发率为50%。高热惊厥反复发作可致脑损伤，进而导致智力低下、行为障碍、瘫痪，或发展为癫痫。

降温

家长首先要保持镇静，切勿惊慌失措。惊厥均发生在高热开始24小时，特别是12小时内，体温骤升时，所以首先要给宝宝降温。应迅速将宝宝抱到床上，使之平卧，解开衣扣、衣领、裤带，可采用物理方法降温。及时测量体温，肛温在38.5℃左右即应予以口服百服宁、美林等降温。

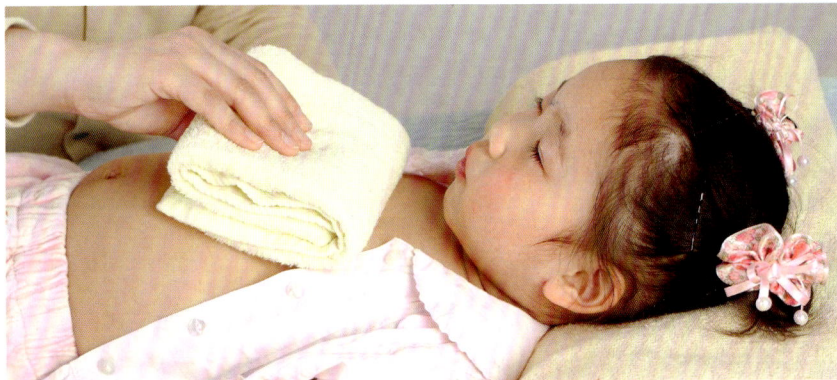

专家忠告：高热惊厥复发的预防

首次 高热惊厥发生后30%~40%的宝宝可能再次发作，75%的宝宝在首次发作后1年内再次发作，90%在2年内再次发作。因此父母要在家中备好一切急救物品和药品，如体温计、压舌板、退热剂、止痉药等。

对既往有高热惊厥史的宝宝，当他处于感冒初期，伴有发热（体温高于37.8℃）口渴时，应适当增加饮水量，喝2杯淡盐冷开水（一次饮水量100~200毫升，间隔1~3小时），可起到防治低钠血症的作用，从而达到预防高热惊厥复发及惊厥性脑损伤的目的。当然，给宝宝喝完第一杯盐开水后，父母还应带他去正规医院诊治。

保持呼吸通畅

用手指甲掐人中穴(人中穴位于鼻唇沟上1/3与下2/3交界处)，将宝宝头偏向一侧，以免痰液吸入气管引起窒息。用裹布的筷子或牙刷塞在宝宝的上、下牙之间，以免咬伤舌头并保障呼吸道通畅。

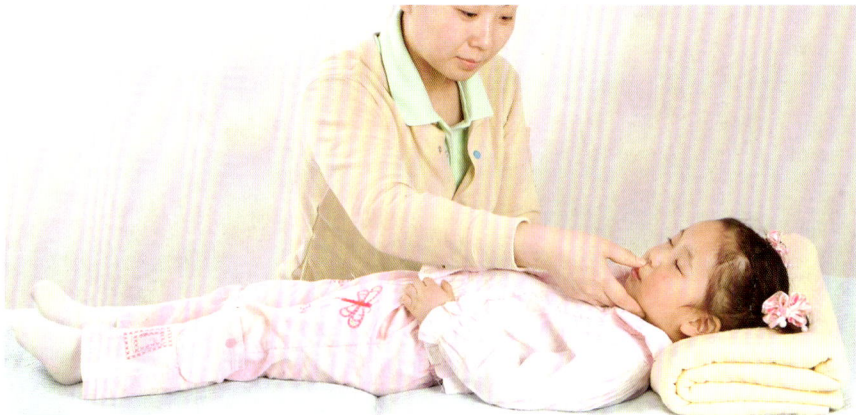

急救时，用指甲掐位于宝宝鼻唇沟上1/3与2/3交界处的人中穴。

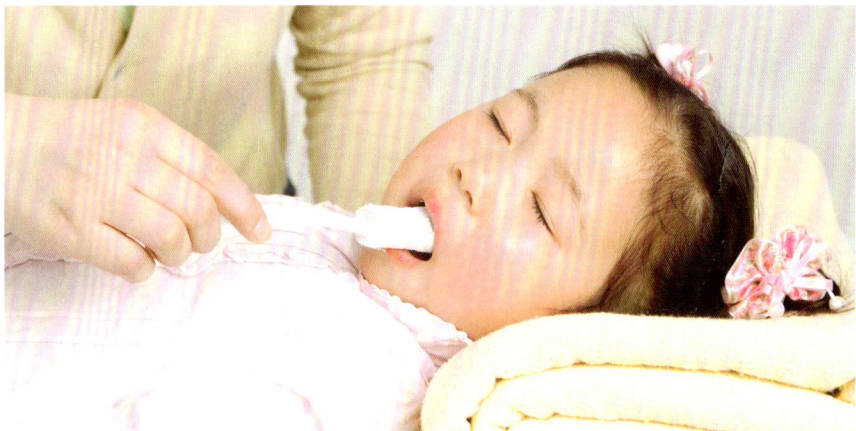

急救时，用裹布的牙刷塞在宝宝的上、下牙之间，可以避免宝宝咬伤舌头并保障宝宝呼吸道通畅。

禁食

发生惊厥时，不能喂水、进食，以免误入气管发生窒息与引起肺炎。

就近就医

家庭处理的同时最好先就近求治，在注射镇静及退烧针后，一般抽风就能停止。切忌长途奔跑去大医院，使抽风不能在短期内控制住，会引起宝宝脑缺氧，造成脑水肿甚至脑损害，最终影响宝宝智力，个别宝宝甚至死亡。

高热惊厥的特点

宝宝在非中枢神经系统感染时，出现38.5℃以上高温，特别是39℃以上的高热时发生惊厥。惊厥为全身性，表现多为突然发作；意识丧失；双眼球固定、上翻或斜视；头后仰；四肢抽动或呈强直状；口角或面肌也可抽动。可有呼吸暂停，面色青紫或苍白。持续时间短，一般少于10分钟。惊厥后意识恢复快，无神经系统异常体征。

问题精选

88 宝宝中暑的急救

中暑是指高温环境下，人体体温调节功能紊乱而导致的急性综合征。在盛夏季节，由于宝宝的抵抗力很低，大脑发育尚未完善，一旦护理不当就容易发生中暑。中暑不但对宝宝身体损伤极大，处理不及时还会危及生命。

远离热源

立即将宝宝移到通风、阴凉、干燥的地方，如树荫下、走廊上、阴凉的地板上等。

降温散热

如果宝宝的体温没有超过38℃，可以用冷湿敷的办法进行降温。具体做法是：把毛巾叠成2层或4层放在

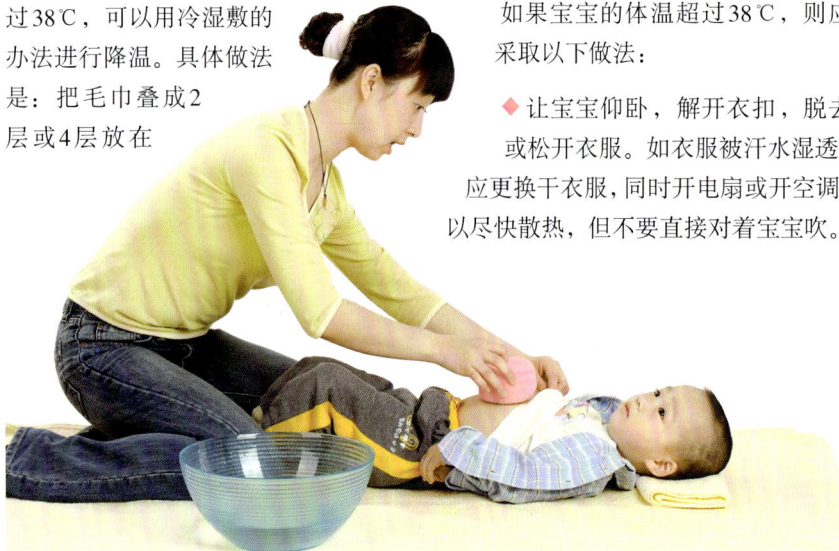

冰水或冷水中浸湿，取出拧去一些水分，使毛巾滴水即可。让宝宝仰卧在床上，把毛巾放在宝宝额头上，可以用两块毛巾交替更换。同时可以让他喝些清凉含盐的饮料，以补充因大量出汗而损失的体液。还可以让宝宝吃适量的西瓜或冰镇绿豆汤。

如果宝宝的体温超过38℃，则应采取以下做法：

◆ 让宝宝仰卧，解开衣扣，脱去或松开衣服。如衣服被汗水湿透，应更换干衣服，同时开电扇或开空调，以尽快散热，但不要直接对着宝宝吹。

◆ 尽快降低体温，降至38℃以下。具体做法有用凉湿毛巾冷敷头部、腋下以及腹股沟等处；用温水或酒精擦拭全身，用酒精擦拭时需避开宝宝的前胸和腹部。

◆ 意识清醒的宝宝或经过降温清醒的宝宝可饮服绿豆汤、淡盐水等解暑。还可服用人丹和藿香正气水等解暑的药品。另外，对于重症中暑宝宝，要立即拨打急救电话，以便求助医务人员紧急救治。

出现下列情况可用退热药

◆ 急性感染伴有中暑，高热不退。

◆ 中暑高热伴有循环功能不全，经各种降温措施，体温仍居高不下者，但用药量不宜过大。

◆ 对病情危重或经适当处理无好转者，应在继续抢救的同时立即送往有条件的医院。

炎热的夏季，宝宝应避免长时间在烈日下直射，要做好室内通风，宝宝的衣着要轻薄透气。对体弱儿尤其要注意预防中暑。

少量多次饮水或多吃些消暑清热的瓜果饮料、清淡盐水为好。注意劳逸结合，运动量不要过大。

6月龄以内宝宝中暑多发生在寒冷季节，大多是由于过度保暖引起。因此，室内温度要适宜（20℃左右），不要过分包裹宝宝。

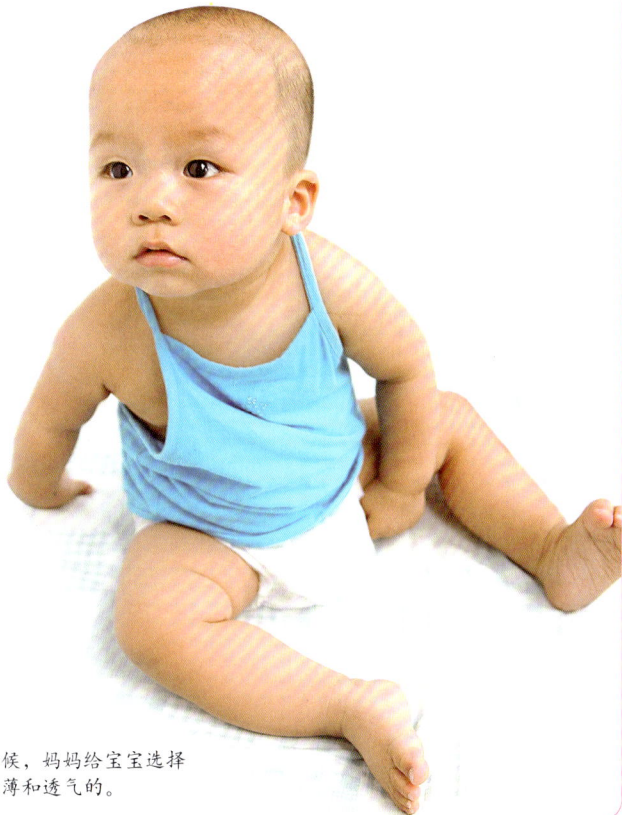

天气炎热的时候，妈妈给宝宝选择的衣服应是轻薄和透气的。

宝宝中暑处理的三大误区

误区一：过量饮水

中暑后需大量补充水分和盐分，但过量饮用热水反而会使宝宝大汗淋漓，造成体内水分和盐分进一步大量流失，严重时还会引起抽风现象。如此便是得不偿失。正确的做法是：少量多次饮水，每次饮水量以不超过300毫升为宜。

误区二：过量进食

中暑后不能让宝宝吃油腻腥的食物，过多的食用会增加消化系统的负担，使大量血液滞留于胃肠，而输送到大脑的血液便相对减少，营养物质也不能被充分吸收。正确的做法是：应尽量让宝宝多吃一些清淡爽口的东西，以适应夏季的消化能力。

误区三：冷食伤身

有的父母发现宝宝中暑后身体很干渴，特别爱吃冷饮和瓜果类食物，就满足了宝宝的要求，让宝宝大吃特吃。其实这样做对宝宝的身体有害无益，因为中暑后这两样东西都不能多吃，多吃凉性食品会损伤宝宝的脾胃。正确的做法是：可以给宝宝喝一些鲜果汁。

问题精选

89 宝宝骨折与脱臼的急救

由于护理不当，加之宝宝生性好动和关节腔较浅的生理发育特点，宝宝骨折的发病率较高，约占儿科疾病的15%，以外伤性骨折为主。在1~4岁的幼儿中脱臼也时有发生。如不及时处理骨折或脱臼，会使肢体不同程度丧失功能，严重时还可损伤血管和神经。

如何判断发生了骨折或脱臼？

◆ 骨折的特征

1.宝宝受伤后面色苍白、出冷汗，触摸受伤部位或活动时疼痛严重。

2.局部明显肿胀或有外形改变，宝宝哭闹不止。

3.受伤部位有畸形并骨擦音。

◆ 脱臼（又叫关节脱位）

1.脱臼常发生在下颌、肩、肘、髋关节等部位。一般都有牵拉不当、外伤或较强的暴力史。

2.脱臼后患处出现肿胀、疼痛及活动功能受限。

3.依据脱臼的部位，宝宝可出现活动受限的特定体位。因肢体形态位置变移，可出现肢体缩短或延长，关节处明显畸形。

冷敷、清洗和消毒

在伤处敷冰袋可以消肿止痛。如果出现开放性骨折，伴有出血时，应用生理盐水清洗伤口，敷上消毒纱布，暴露于外面的断端不要自行还纳，以免造成更严重的损伤和感染。

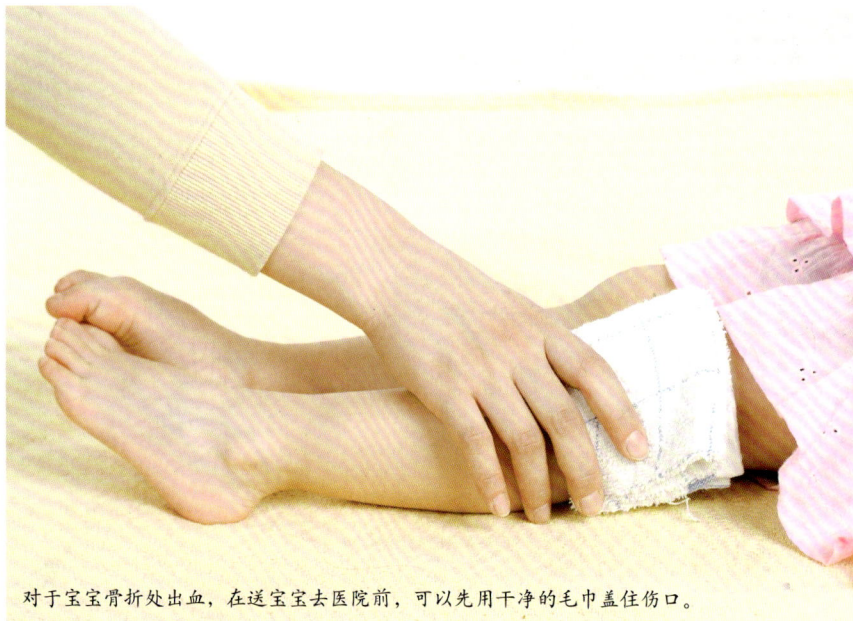

对于宝宝骨折处出血，在送宝宝去医院前，可以先用干净的毛巾盖住伤口。

尽量避免突然用力牵拉宝宝的手和脚，无论是受伤肢体还是健康肢体。在与宝宝嬉闹时，应适当控制用力。此外，宝宝发生的脱臼具有反复性、习惯性，只要发生一次，以后就容易反复发生。

如果宝宝发生骨折，即使是上肢骨折，也应卧床休息3~7天，这样有利于骨折部位的固定和康复。如果医生给宝宝使用石膏固定，家长要密切观察宝宝的四肢和身体的温度和感觉是否正常。如果发现宝宝的肢体有肿胀、发凉或麻木，皮肤有苍白、青紫，四肢不能够活动等情况，都应马上带宝宝去医院复查。

如果宝宝容易反复发生骨折，家长应注意是否有其他疾病存在，如内分泌障碍、骨骼异常等。并应及时向医生提供相应病史，及早诊治，及早治疗。

宝宝骨折后，应补充丰富的蛋白质、维生素和矿物质。骨折初期，宝宝的胃口会比较差，应安排清淡的、易消化的食物，如给宝宝喝一些鱼汤、肉汤和蛋汤等。

随着宝宝病情的恢复，食欲也会逐渐好起来，应适当增加富含蛋白质的食物，如瘦肉、鱼、蛋以及大豆制品等。矿物质和维生素对骨折的恢复也很重要，应鼓励宝宝多吃一些含钙和维生素丰富的食物，如牛奶、大豆制品、新鲜蔬菜和水果等。

夹板固定

送医院之前，不能让骨折部位活动，可找小木板或树枝等物做夹板，附于患侧肢体上，在夹板或肢体之间垫一层棉花或毛巾、布之类的物品，用带子捆绑，松紧适宜，且固定长度要超过上下两个关节。四肢固定时，应暴露手指、脚趾，以便观察指(趾)部位血液循环情况，调节夹板的松紧。

就近就医

发生脱臼时，不要乱动脱臼关节，应尽快就医。预防休克，若已有休克时，应取平卧位，保持呼吸道通畅，注意保暖并急送医院进行抢救。

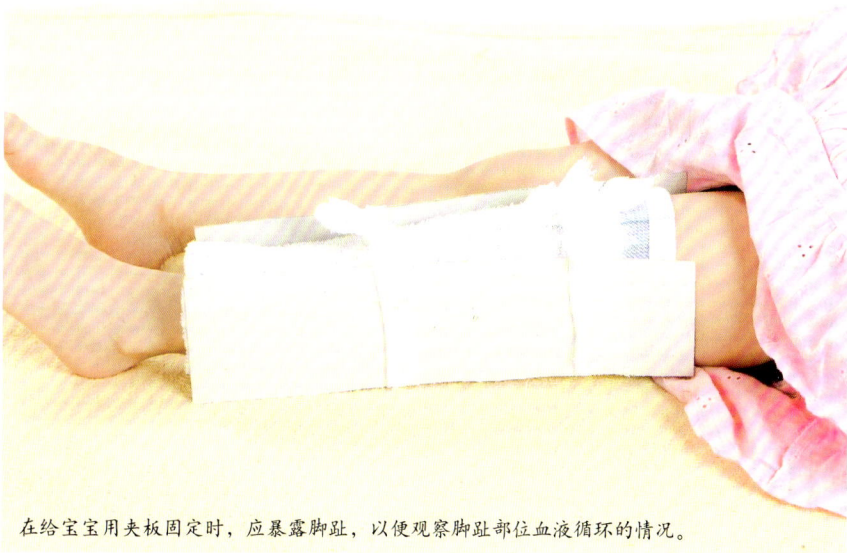

在给宝宝用夹板固定时，应暴露脚趾，以便观察脚趾部位血液循环的情况。

问题精选

90 如何对宝宝实施心肺复苏？

呼吸心跳骤停是指循环、呼吸功能突然停止，主要表现为心跳消失，大动脉搏动消失，突然昏迷或抽搐，并伴有呼吸停止，瞳孔散大，是儿科最危重的急症。及时发现宝宝脸色发绀、呼吸心跳停止而采取的急救措施称心肺复苏。此时应立刻送医院诊治。心肺复苏的目的是重建呼吸、循环，减少脑细胞功能的损害，不留神经后遗症。

急救前先求助

儿童心肺复苏开始同成人一样先判定意识是否消失。如果证实宝宝已经意识消失，在条件允许的情况下，应立即向周围人求助或拨打急救电话，然后再进行急救。

保持呼吸道通畅

将宝宝仰卧放置在坚硬平面上，如木板床或地面上。确保移动时要将其头部、颈部、肩胛及背部一并移动。未施行人工呼吸时，保持呼吸道通畅，头侧位，解开衣服，清除口腔内分泌物和异物，防止误吸入呼吸道。

人工呼吸

观察宝宝的胸部3~5秒，看他的胸部有无起伏，判断有无呼吸(见左图)，若无呼吸，即用口对口(或口对口鼻)进行人工呼吸1~2次。具体操作为：先吸一口气，然后一手捏宝宝鼻孔，另一手扶其下颌，对口或口鼻内吹气，以使上腹部及胸部稍升起为度，然后放开鼻

多发月龄 1 2 3 4 5 6 7 8 9 10 11 12 13 14 15 16 17 18 19 20 21 22 23 24 25 26 27 28 29 30 31 32 33 34 35 36

孔，准备做下一次人工呼吸。

检查脉搏

一旦畅通了气道和进行了2次吹气后，就必须检查脉搏。触摸儿童颈动脉5~10秒（见左图），婴儿触摸股动脉或肱动脉5~10秒，判断是否有搏动。肱动脉位于上臂内侧，肘与肩的中点。若有脉搏但无呼吸，应每4秒进行1次人工呼吸，每15次人工呼吸检查脉搏1次，直至其恢复呼吸或医护人员到场为止。如果没有脉搏，开始胸部按压。

胸外心脏按压

◆ 手掌根平放在胸骨下1/2处（1个月内的宝宝用双手的拇指按压），手臂伸直，两手交叉重叠按压胸部。压下胸壁约2.5~4厘米（见右图）。再检查脉搏及呼吸，若仍无，继续进行人工呼吸和胸外心脏按压复苏，即按压胸壁5次，做人工呼吸1次。新生儿用环抱法，拇指重叠向下按压约2厘米，吹气1次，按压5次。

◆ 当20次循环后，检查宝宝脉搏及呼吸5秒。若仍无脉搏及呼吸，继续以5次压胸1次吹气的比例进行心肺复苏。每数分钟复检1次，直到医务人员到场。

◆ 按压有效指标为触及颈动脉或股动脉搏动。如宝宝面色转红，瞳孔缩小，呻吟挣扎，则为成功的预示。

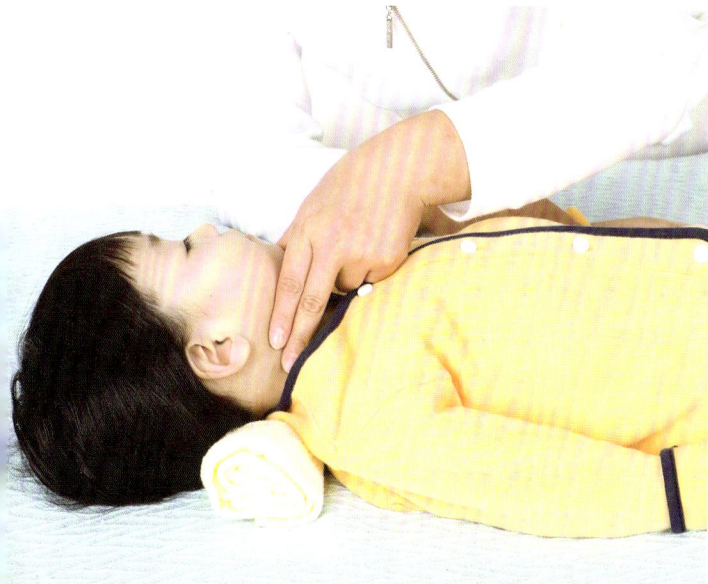

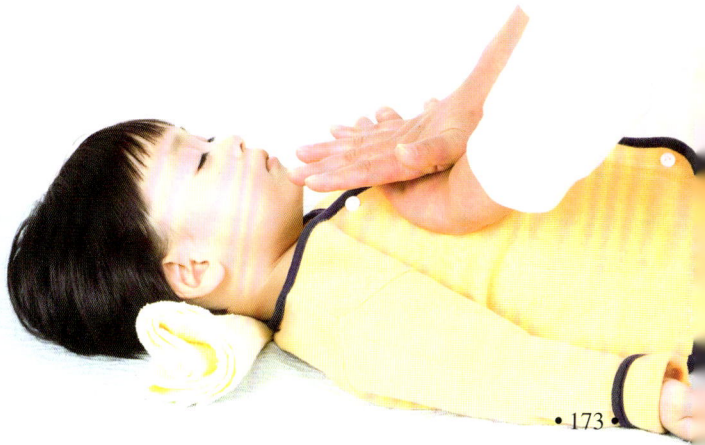

问题精选

91 异物进入宝宝外耳道怎么办?

在夏天,有些昆虫趁宝宝睡眠时飞进或爬进耳朵里的事是常有的。还有些宝宝出于好奇心,常将一些小东西或豆类塞入耳道,但塞入容易取出难,一般是越想把它挖出来,异物越往耳道深部钻。碰到这样的情况家长该怎么处理呢?

外耳道异物对宝宝的危害

动物性异物由于爬动可产生搔鸣,以及难忍的疼痛和不适,使宝宝哭闹和烦躁不安。植物性异物吸水后可胀大,刺激皮肤,产生继发感染而发生外耳道炎,使异物更难取出。严重的如石块、草棍之类可能会刺伤鼓膜而产生更加严重的后果。

解决方案

◆ 动物性异物的处理方法。昆虫由于钻孔的习惯,它们进入耳道后,一般只向里爬,不会后退。宝宝耳道比较狭窄,较大的昆虫要出来也转不开身。因此家长应该选择在黑暗的环境里,用手电在外耳道口照,昆虫有趋光的习性,见到光亮后,有的可自行爬出;再向宝宝耳朵内滴入75%的酒精、白酒或乙醚使昆虫麻醉,也可滴香油、石蜡油等,将其闷死后取出。

◆ 一旦发现宝宝外耳道异物,家长可用细长镊子轻轻取出。珠形异物切勿用镊子夹取,以免将异物推向外耳道深部。取异物时,一定要注意固定头部,以免因宝宝乱动造成更大损伤。

◆ 植物性异物切忌用水冲。如家中无应手工具或异物较深难以取出,千万不可勉强,最好将宝宝及时送医院由耳科医生诊治。

当较小的宝宝突然哭闹、烦躁不安,父母又找不到宝宝哭闹的原因时,不要忘记检查宝宝的外耳道是否有异物。

问题精选

92 宝宝误食异物后的急救

误食异物通常见于1~3岁的宝宝，处在"口腔期"的宝宝容易将随手拿到的东西放进口中，误吞入胃或吞咽时卡在气管或食道里。家中常备药物及有毒物品管理不善，也会导致宝宝中毒。如果家长发现这种情况，应先稳定情绪，按照下列措施进行急救。

保持镇静

◆ 宝宝将异物吞下后，只要当时未发现呛咳、呼吸困难、口唇青紫等窒息缺氧表现，就不必过分紧张，催吐有时反而会使异物误入气管而发生窒息。

◆ 多数异物在胃肠道里停留的时间不超过2~3天，每次宝宝排便时，家长都应仔细检查。若宝宝吞咽异物经过3~4周仍未发现异物排出，应请医生处理。

◆ 棋子、硬币、钮扣等异物，都能随胃肠道的蠕动与粪便一起排出体外。可多给宝宝吃些富含膳食纤维的蔬菜，如韭菜、芹菜等，以促进消化道的生理性蠕动，加速异物排出。

紧急催吐

对于较小宝宝或异物进入孩子的气管，可用右手环抱其整个身体，使之形成头低臀高的姿势，再用右手指戳胸5下。或将宝宝身体翻转过来，空掌重拍后背部，同样也是5下。还可以进行口对口吸取，这种情况非常危险，因为一旦窒息达3分钟，将会危及孩子的生命。

解毒

误服一般性药物且剂量较少，如毒副作用很小的普通成药或维生素等，可让宝宝多饮冷开水或牛奶，使药物稀释并及时从尿中排出。

给宝宝催吐时，家长需用空掌重拍宝宝后背5下。

93 宝宝烫伤的预防和急救

在日常生活中，烫伤是宝宝常见的意外伤害之一，其发生常常与父母的疏忽密切相关。因此，有效预防烫伤，父母的职责重大。一旦宝宝不慎被烫伤，一定要保持镇定，居家进行紧急救护，尽量减小烫伤造成的伤害。

凉水冲洗

迅速避开热源。先用凉水把伤处冲洗干净，然后把伤处放入干净凉水浸泡15~30分钟，以脱离冷源后疼痛显著减轻为准。一般来说，浸泡时间越早，水温越低(不能低于5℃，以免冻伤)，效果越好。伤处已经起泡并破了的，不可浸泡，以防感染。如果是脸或额部等不能用凉水冲洗的部位，可用毛巾进行湿敷。

专家忠告：宝宝烫伤后的注意事项

如宝宝有发烧的情况，局部疼痛加剧、流脓，说明创面已感染发炎，应请医生处理。

烫伤发生后，千万不要揉搓、按摩、挤压烫伤的皮肤，也不要急着用毛巾擦拭。

严重烫伤的宝宝在送医院途中注意保持平卧位，不可直立抱着，可以给患儿喝一些淡糖盐水，以补充体液，防止发生脱水。

宝宝被烫伤后应先采用凉水把伤处冲洗干净，再把伤处放入干净凉水浸泡15~30分钟。

敷药

冲洗之后在伤面上涂抹烫伤膏，轻度烫伤一般不需要包扎，以使创面裸露，与空气接触，可使创面保持干燥，并能加快创面复原。切忌用紫药水、红汞或其他东西涂搽，以免影响观察创面的变化及感染。

分离衣物

轻轻地脱去被热水浸透的衣服，或是用剪刀剪开覆盖在烫伤处的衣服、鞋袜等。如果衣物和皮肤粘在一起，先将未粘着的衣物剪去。粘着的部位去医院进行处理，不可用力拉或脱，以免加重局部的创伤面积。如果已出现水疱，不要把水疱弄破；水疱较大或水疱已破，最好到医院进行消毒处理。

迅速就医

紧急处理后尽快带宝宝去医院诊

用凉水冲洗宝宝的烫伤部位后不要忘记还要在伤面涂抹烫伤膏。

治，尤其是发生在脸上、手上、腿、生殖器等部位的严重烫伤。特别是头面、颈部的烫伤，随时会引起宝宝休克，应尽快送医院救治。

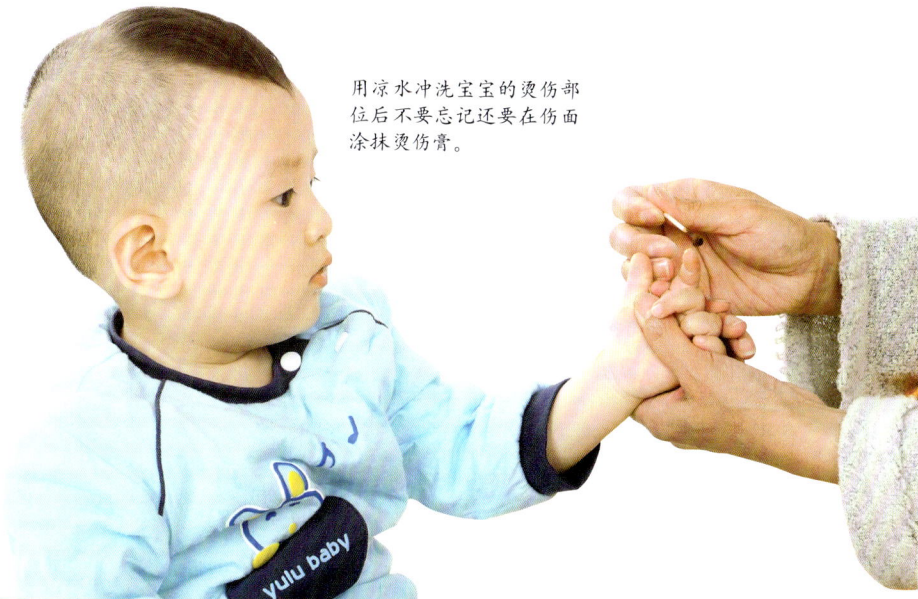

如何预防家庭范围内的烫伤

1.不要让宝宝随意进厨房。

2.给宝宝洗澡时，应先放冷水后再兑热水。热水器显示温度应调到50℃以下，因为水温在65℃～70℃时，2秒钟之内就能严重烫伤宝宝。

3.热水瓶、热水器等应放在宝宝拿不到的地方。

4.不要随便把装满开水或热饮料的杯子、烧好的菜汤放在桌子上。

5.喂牛奶或水时，牛奶温度要合适。家长可在手背上滴几滴，以不烫为宜，过烫会使宝宝口腔黏膜发生烫伤。

6.电熨斗用完后，要及时放到安全的地方。冬天使用的暖器周围，最好有防护装置。

7.天冷被窝里放热水袋时，要在宝宝进被窝前放入。继续保温时可在热水袋外面包裹上毛巾，热水袋温度应在50℃以下。

8.卫生间内的酸、碱等清洗剂，要放在宝宝拿不到的地方，而且不可随便用其他食用容器来装，以免发生宝宝化学烫伤甚至误食的惨剧。

问题精选

94 宝宝被小动物抓伤或咬伤后的急救和处理

宝宝的好奇心非常强，对猫、狗等小动物的兴趣浓厚，而宠物对不熟悉的人常表现得很不温顺，当宝宝接近它们时，容易被其抓伤或咬伤，以猫、狗咬伤多见。一般说来，被动物抓伤或咬伤后污染都很严重，家长应采取哪些急救措施，才能减少感染的机会呢？

猫、狗抓伤或咬伤后的处理

◆ 首先，家长不要恐慌，以避免宝宝过分恐惧，让宝宝保持平卧位，不要活动，以免毒素扩散。

◆ 家养宠物的咬伤伤势一般都较轻，父母完全可以给宝宝清洗伤口。具体步骤是：先挤出伤口里的血，用肥皂水（无水源可用矿泉水）反复冲洗伤处，再用清水冲干净。

◆ 清洗伤口后应涂抹碘酒，一般不用包扎伤口，暴露即可。

◆ 立即注射狂犬病疫苗。狂犬病是狂犬病毒导致的，主要是疯狗和野猫携带狂犬病毒，但家养猫狗中也有携带病毒的可能。即便三四天后才发现伤口，也应带宝宝去注射疫苗。对未曾接种过狂犬病疫苗的伤者，要接种5次——当天、第3天、第7天、第14天、第30天。一定要坚持把针完整打完，这是一个科学的程序。

如果宝宝被咬伤后的伤势不重，家长可以自己动手给他清洗伤口。

清洗伤口后要记得在患处涂抹碘酒，给宝宝消毒。

◆ 被小猫抓伤后，把温水和肥皂水混合在一起，给宝宝冲洗伤口5分钟。注意，不要使用过氧化物或其他杀菌溶液为宝宝清洗伤口，这只会让宝宝越来越疼。如果伤口流血了，要用干净的纱布压住流血的地方来止血。简单处理后观察10分钟，如果孩子的伤口仍大量出血，或者孩子的脸上、手上、伤口处出现红肿现象，就要马上带孩子去医院检查，警惕感染猫抓病。

其他动物咬伤或蜇伤的处理

◆ 蛇咬伤。父母要保持镇静，将宝宝抱着到安静、安全的地方。不要让宝宝乱跑，以免加速蛇毒在体内蔓延。用手边的现有材料将伤口的上端（靠近心脏的一端）结扎，可用手绢、纱布等布料，尽量避免用鞋带、细绳子结扎。然后尽快送往医院。最好不要用口直接吸吮，这是比较危险的方法。

◆ 蜜蜂、毒蜘蛛、蝎子、海蜇等蜇伤要立即送医院观察治疗。

◆ 家养宠物的种类很多，如鸟、松鼠、乌龟、兔子等，被它们伤害后一般做常规外科治疗即可。

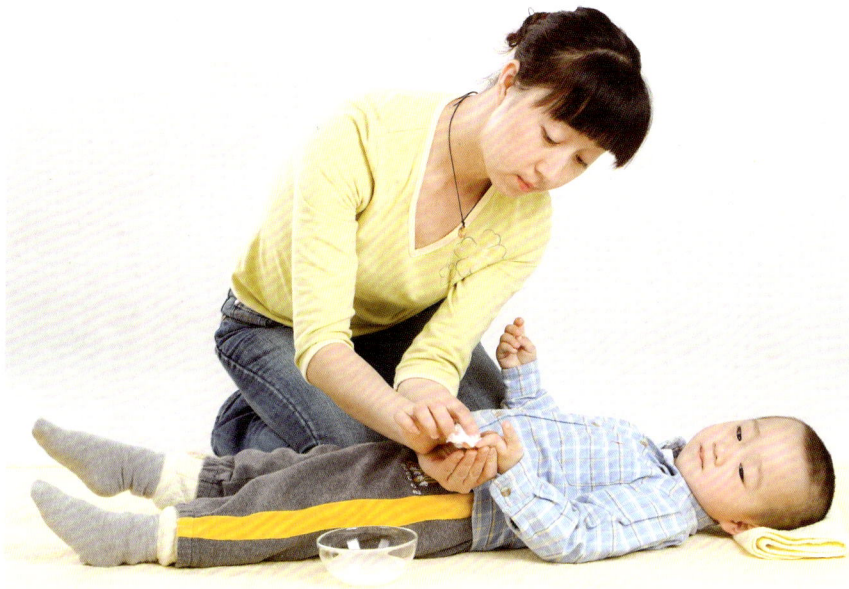

宝宝被抓伤后伤口流血了，妈妈要用干净的纱布压住宝宝的伤口来止血。

重视猫狗抓伤或咬伤

被猫狗咬伤或抓伤很危险，在被家庭宠物狗咬伤的病例中，15%~20%的伤口会出现感染，全身也可以出现发热、淋巴管炎。

被狗或猫咬伤或抓伤后，还容易感染破伤风杆菌和狂犬病毒。狂犬病是目前所有感染性疾病中病死率最高的疾病，病死率为100%，潜伏期在数天至数年，平均为1个月。破伤风的潜伏期为几天，平均为一周，如不及时治疗，病死率也在20%左右。

专家忠告：防患于未然

绝对 不要让宝宝同宠物单独待在一起，不要让宝宝亲近不认识的宠物。

告诫宝宝尤其不要去招惹正在睡觉或吃东西的宠物。

宝宝的户外活动要有父母的全程陪同。

问题精选

95 宝宝手指被挤压伤的护理

　　1岁半左右的宝宝活泼好动，手指又细，喜欢把手伸到门缝里、抽屉里，任何有缝、有洞的地方，大人关门、关窗或关汽车门时不注意都会挤压宝宝的手指；宝宝玩大型玩具或压板游戏时，也会夹住手指，造成挤压伤。俗语说"十指连心"，手指对痛觉非常敏感，宝宝因此会哭闹不止。因此，宝宝在玩耍或出入门户时一定要多加小心。

分散宝宝的注意力

　　首先父母不必惊慌，尽快解除挤压的因素，并安慰宝宝，分散他的注意力，让他尽快平静下来，这样有助于减轻疼痛。宝宝手指被挤压后，如果没有外伤，并且可以屈伸时，就可以排除骨折的可能。

冷敷及包扎

◆ 宝宝疼痛剧烈时，一时很难判断是肌腱受伤还是骨折。这时为减轻疼痛可以采取冷敷，但绝不能揉或牵拉宝宝的受伤部位。

◆ 检查局部，若手指肿胀、压痛，早期可先用冷水或冰袋（把冰块放在塑料袋内）进行冷敷。若局部有血肿形成（常见有指甲下血肿形成），可先冷敷2~3天后，改为热敷以促进皮下淤血的吸收。若手指挤压后伤口浅小，可用凉开水清洁、酒精消毒后用创可贴包一下。

◆ 除了冷敷和包扎外，父母一定要注意对宝宝破损的皮肤进行消毒。如果受伤部位耷拉着向下，容易造成充血，会让宝宝更疼痛。用三角巾等将胳膊吊在脖子上，会让宝宝感到舒服些。

哪些情况需要就医

◆ 如果有严重的皮肤破裂伤，应尽快用清洁纱布包扎后，前往医院外科治疗。此种损伤大多需要清创缝合治疗，肌肉注射破伤风抗毒素(TAT)和抗感染治疗。

◆ 如果出现紫色的淤血现象或肿胀、手指活动发生困难，有可能是手指部发生了骨折，应及时去医院进行诊治，防止伤指因局部压力过高发生坏死。对于挤压后指甲剥离和开放性骨折的宝宝，用干净的敷料或手绢包扎后，将伤肢以三角巾悬吊于胸前，这样有助于减轻疼痛和止血，然后立即送往医院治疗。

◆ 宝宝不能自己诉说症状，所以很难判断受伤的程度。如果宝宝不停地哭闹，说明疼痛剧烈，如肿胀严重，可能是骨折，这时不要活动宝宝受伤的部位，应立即带他去医院就诊。

专家忠告：正确护理挤压伤后的宝宝

发生挤压伤后，父母千万不要用手去揉搓或用热毛巾敷在小宝宝的损伤部，应立即进行冷敷。

夹伤手指后的宝宝，在治疗期间要避免进行洗澡，以免弄潮湿后而致伤口不易愈合。

淤血处不要弄破，2周后会自行吸收，指甲脱落。

家长骑自行车带宝宝有时会将宝宝的脚别进车轮内，从而造成足部的软组织挤伤。家长应重视这个问题，尽量避免这种做法。

在户外活动时，更要注意提防玩具或物品伤及宝宝的手指。

为了避免宝宝的手指被车门夹伤，在不清楚周围交通的情况下，父母最好下车给宝宝开关车门。

为了宝宝的安全，避免发生外伤，父母要对宝宝进行安全教育，同时要学习一些外伤的简单急救处理，尽可能减少外伤对宝宝造成的损害。

在给宝宝冷敷和包扎伤口的同时，可别忘了对宝宝破损的皮肤进行消毒。

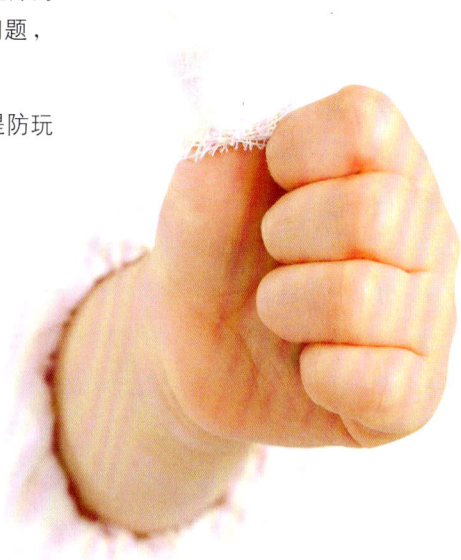

96 宝宝手被割伤的家庭护理

　　宝宝喜爱玩耍，又没有经验，容易造成各种创伤，其中割破手指是常见的外伤，一般是被刀、剪、玻璃等割破。割伤如果处理不当，容易引发感染、破伤风等，严重者会发生败血症，因此家长应学会简单的处理措施。

宝宝伤口如果不是很深，可以通过将宝宝的手部举高，妈妈捏住手指两侧来止血。

宝宝手被割伤后需用碘酒或酒精涂伤口周围的皮肤，进行清洁消毒。

对于一般的出血，在止血、消毒完之后，用干净的纱布在出血部位加压包扎就可以了。

确认伤口的深浅

　　割伤后先确认伤口的深浅，若有出血则先止血消毒，并注意预防感染。小而浅的伤口止血，可将宝宝患侧手部举高，并捏住手指两侧，使出血止住。一般的出血，用干净的纱布或手绢、毛巾在出血部位加压包扎即可。伤口深且大，出血量多时，应一边止血，一边立即带宝宝去医院。如果宝宝手的动脉损伤发生大出血，可用止血带或弹性胶管束缚上臂1/3部位止血。但在送去医院手术时应每隔1小时松开止血带5~10分钟，以免手部缺血坏死。注意不要用尼龙线、电线等捆扎手腕或上臂等部位，否则不仅不能止血，反而会加重出血，有的甚至造成手指坏死。

用流动的水冲洗

家长应用流动的冷水给宝宝冲洗伤处，或用清洁的布包着冰块冷敷伤处，这样有助于减轻宝宝伤口的肿胀。

清洁消毒

◆ 若伤口较浅而清洁，可用碘酒、酒精涂伤口周围的皮肤，用干净消毒纱布包扎好。如伤口无感染征象，每天可用酒精棉球再消毒伤口1次。

◆ 每日更换敷料，医生可能提议晚上不要包扎伤口，暴露于空气中，伤口愈合更快。更换敷料时，注意伤口周围有无发红并向外伸展，若有，尽快就医。

出现以下情况立即就医

◆ 割伤1~2天后，若伤口周围出现红肿，说明已有感染，要尽快就医。

◆ 如果被脏的或生锈的锐器割伤，应及时带宝宝去医院做处理，并注射破伤风抗毒素针剂。

◆ 如果宝宝伤口深且大，出血一般都很严重，还可能引起休克。并要警惕神经或肌腱断裂，因此除了止血外，伤口以杀菌纱布覆盖，速带宝宝到最近的急诊室，不可延误。送医院治疗之前，用干净的棉垫、手帕直接压迫伤口，如找不到合适的东西，直接用手压迫。抬高受伤部位，可减少患处出血，有时让宝宝躺下。在割开处盖一块消毒敷料，包扎时可在伤口部位直接打结，使在就医前能一直保持对伤口的压力。

专家忠告：防范措施要做好

为了预防宝宝发生割伤，家庭中锐器如刀、剪、玻璃、斧头等必须放在宝宝拿不到的地方。

割伤范围较大时，要避免受摩擦。可用纱布条包扎，再用胶布粘好；胶布切忌直接粘在伤口处，这样的话，当取下胶布时不但伤口感到疼痛，还有撕裂伤口的可能。

止血带止血法

1.止血时选择布带、皮带、领带、橡皮管皆可，带子宽度应在5厘米以上。

2.结位在离出血点上3厘米近心端的方向。

3.将扎止血带的时间写在带子上。

4.不要在止血带处盖上衣服，以免遗忘。

5.扎止血带时间超过1小时，要放松1分钟。放松前，抬高患肢，用干净布加压伤口。

6.禁用铁丝、电线等代替止血带，以免勒伤组织。

问题精选

97 宝宝头部外伤的急救

　　宝宝头部外伤是生活中比较多见的外伤之一，多见于3岁以下的宝宝，多由于活动时摔伤、跌伤或坠床等引起，其中13%的宝宝出现颅内血肿或颅骨骨折，需做开颅手术。人的头颅是一个硬骨壳，其中包装着极其重要的器官——脑。而头颅外伤最危险的就是颅内出血了。为了防止出现这种差错，家长应对受伤宝宝进行简单的检查和观察。

宝宝头部外伤的主要特征

◆ 颌面部和头颅外皮有割伤、淤血及红肿等。

◆ 头痛、头晕、神志不清或昏昏欲睡或者处于昏迷状态。

◆ 对事故发生前的事情失去记忆。

◆ 耳、鼻、口腔有出血或分泌物。

◆ 双侧瞳孔大小不等，有时可能有复视现象。

◆ 脉搏减弱，呼吸短浅。

头皮擦伤的处理

　　头皮表层的损伤，损伤处有少量出血或渗出。以消毒棉签压迫止血，擦伤周围皮肤以75%酒精棉签消毒，不用包扎。如果擦伤处污物较多，应进行局部清创并服用抗生素。

头皮裂伤的处理

　　由于头皮血管丰富，有时出血来势很猛。可注意在血迹最多的地方分开头发，认真察看，如果仅有头皮裂伤，而无颅骨骨折，可用多层无菌纱布压迫出血点或压住伤口周围的皮肤，均可止血，并及时送医院诊治。

宝宝头部擦伤了，家长可用消毒棉签来压迫出血，并以75%的酒精棉签对伤处进行消毒。

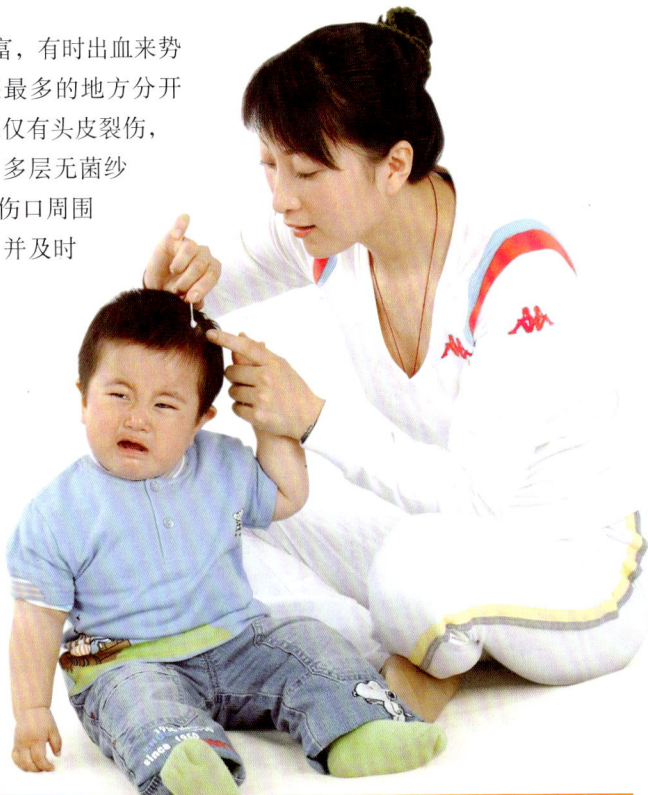

头皮包块的处理

外伤处表皮无损伤，仅是局部出现血肿或硬块。应尽早局部重压包扎，防止肿块扩大。切忌用跌打药酒对局部进行外搽和按揉推拿。若已形成血肿达24小时，可用热敷以促进吸收；大血肿禁止自行用针随便穿刺放血，应由医师进行处理。

出现以下情况立即就医

头面部受伤的宝宝，一般都应去医院检查。如果在家休息，在受伤后2~3小时至1日左右出现下列症状时，就应马上送医院。如：

◆ 平时很调皮的宝宝而此时太温顺，而且感觉很疲乏。

◆ 全身或局部抽搐。

◆ 头痛程度越来越严重。

◆ 无法叫醒，或意识不清。

◆ 极度的哭闹或躁动不安。

◆ 一边或两边肢体呈现无力状态。

◆ 无法正常走路、爬行或说话。

出现上述症状，说明宝宝有颅内出血的危险，应立刻送往医院救治。

专家忠告：对宝宝进行安全教育

家长和保教人员要对宝宝进行安全教育，并学习常见外伤的简单急救知识。

送医院前让宝宝平卧，去掉枕头、头转向一侧，防止呕吐物吸入气管而致窒息。不要掐人中或摇动头部，避免加重脑损伤和出血的程度。

头部外伤的6小时内，应避免进食，必要时可饮开水。6小时之后若仍有恶心、呕吐症状，亦应避免进食。

就医时家长不可隐瞒宝宝外伤史，即使是比较轻微的头外伤。

头部受伤后家长要留意观察

1.凡宝宝头部着地跌倒或被硬物碰撞头颅，即使当时无任何症状，亦应让其安静休息，并注意观察。观察最少要24小时，若达48小时，更为安全。

2.宝宝头部外伤后，家长要注意观察宝宝的精神状态和活动，当宝宝出现与平常不一样的变化，如出奇地安静、呆滞而不愿动，对周围事物反应迟钝或冷漠等，则可能有脑实质性损伤。

3.外伤以后，如果宝宝出现呕吐，是一个危险信号，可能是颅内出血引起的颅内高压所致，须立即送医院急诊求治，切莫拖延。如果真是颅内高压，宝宝可在几十分钟内发生昏迷并有生命危险。

4.宝宝头部外伤后，还应注意观察宝宝的四肢活动是否对称，若发现某一侧肢体活动不灵，或不能活动，这种情况可能是头颅外伤的严重表现，而且往往是后期出现的症状。因此，家长要对宝宝头部外伤给予高度重视，切莫掉以轻心。

问题精选

98　宝宝触电后的家庭急救

　　电击伤俗称触电，是由于电流通过人体所致的损伤。宝宝活泼好动，对周围环境十分好奇，发生触电事故的概率就更高。一旦发生触电，会出现休克，严重者呼吸停止，心脏功能受损而死亡。因此，当发现宝宝触电时，应迅速采取有效措施予以抢救。

宝宝触电的常见原因

◆ 日常照明用的电灯开关或灯头损坏，或插座插头破损，宝宝用手触摸。

◆ 各种原因造成的电线拉断坠落，宝宝接触断端或绝缘层破损部位，或进入跨步电压区域。

◆ 工业或农业临时用电，有时未安装保险，或电线接头未缠绝缘胶布，或电闸箱未上锁等原因，宝宝不知其危害靠近电源而触电。

立即脱离电源

◆ 立即切断电源。关闭电源开关、拉闸、拔去插销；或用干燥的木棒、竹竿、扁担、塑料棒、皮带、扫帚把、椅背或绳子等不导电的东西拨开电线。

◆ 切断电路。触电现场附近如果没有电闸，或者无法将电线拨开时，可在附近用绝缘物体切断电流的通路。

◆ 直接将宝宝拉离电源。在其他方法均难以施行的情况下，可用干燥木板等将宝宝拨离触电处，或用绝缘的带状物直接将宝宝拉离电源。

◆ 注意，在使宝宝离开电源时，要避免进一步伤害，同时也要保障自身的安全。

人工呼吸

　　当呼吸骤停而心跳尚存时，应立即进行人工呼吸。

◆ 人工呼吸具体方法是：让宝宝平卧，解开衣领、裤带，并使头尽量后仰。用口吸除口鼻内的分泌物，使气道通畅，一手捏住病儿两鼻孔，另一手将其下颌向前托起，对准口内吹气，直至上腹部抬起，然后立即放开鼻孔，使肺内的空气自然排出，之后再吹气。如此反复，每分钟约吹20次。

◆ 心跳骤停时，应立即就地进行心脏按压。具体方法是：让宝宝平卧，以保证按压效果。急救者可成双掌交叠置于其胸骨中下1/2交界处，有节奏地向脊柱方向按压，按压的幅度为2.5~4厘米，每分钟100次，按压与放松的时间大致相等。

◆ 心跳、呼吸皆骤停，应由2名救护人员同时进行人工呼吸和胸外按压。如仅有一名救护者，可在连续胸外按压30次后再向病儿口内吹气2次。

◆ 针刺人中、中冲等穴位，也是快速急救的方法之一。

◆ 抢救同时应立即请求医务人员赶到现场并尽快将触电宝宝转送医院治疗。

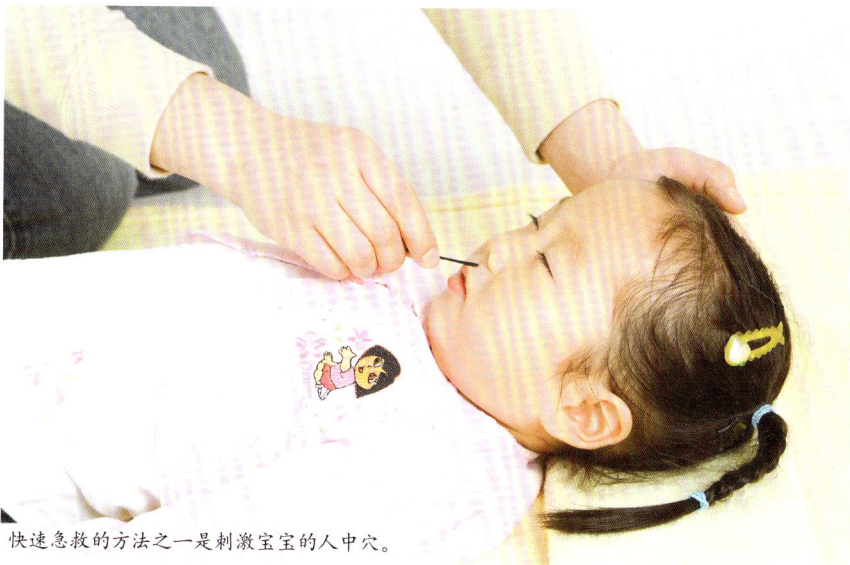

快速急救的方法之一是刺激宝宝的人中穴。

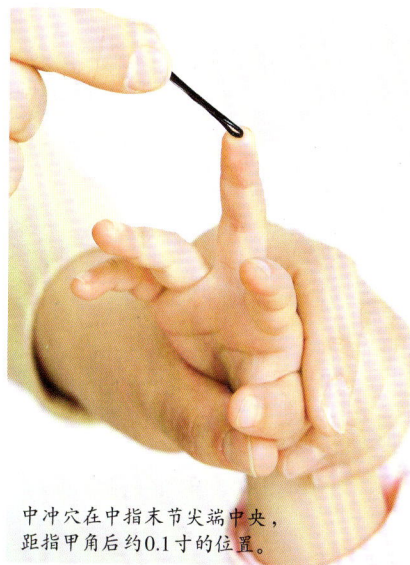

中冲穴在中指末节尖端中央，距指甲角后约0.1寸的位置。

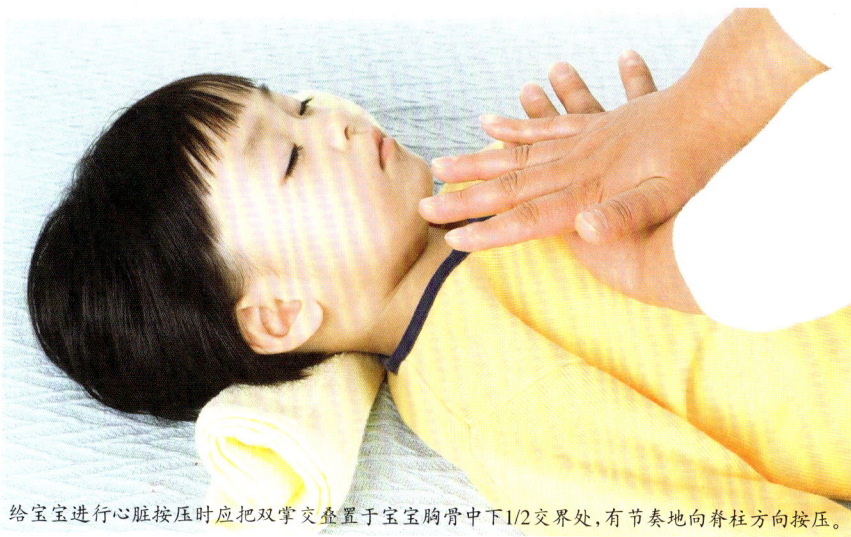

给宝宝进行心脏按压时应把双掌交叠置于宝宝胸骨中下1/2交界处，有节奏地向脊柱方向按压。

预防触电的措施

1.教育宝宝不要用手触摸电器开关、插座等。

2.家庭的一切电气设备(如插座、开关等)远离宝宝能触及的地方，并安装安全插座和漏电保护装置。

3.遇雷雨天气，要迅速将宝宝带到就近的建筑物内躲避。在野外无处躲避时，要将宝宝身上的金属物品摘掉，找低洼处伏倒躲避，千万不要在树下躲避。

问题精选

99 宝宝药物中毒的急救

2~4岁的宝宝最容易发生药物中毒，其中以男孩多见。宝宝对外界充满好奇，如果药物或毒物保管不严，就会造成误服而致中毒。另外，宝宝患病和用药的机会都远远超过成人，而机体的解毒功能和对药物的耐受力又远不如成人健全，一旦擅自用药或过量用药，都易引起中毒。

药物中毒的解救分情况

在送宝宝去医院前，如果已明白误服的药物种类且在宝宝意识清醒的状态下，家人可采用相应的措施，积极进行自救。

强调在意识清醒的状态下服用如下液体

◆ 如果宝宝误服的是刺激性或腐蚀性很强的药品，如来苏水、石炭酸、盐酸等，对口腔、食道、胃黏膜的刺激性很大，马上把牛奶、豆浆或鸡蛋清与水调和成溶液，迅速给宝宝喝下去，为防穿孔的危险，不宜用催吐法。

◆ 如果宝宝误服的是碱性药物，可用食醋、柠檬汁、橘汁等食物中和。

◆ 如果宝宝误服的是酸性药物，可用肥皂水、生蛋清等进行中和。

◆ 如果宝宝误服的是外用药如碘酒，应该立即喝米汤、米糊等含淀粉的液体，以生成碘化淀粉降低毒性，然后反复催吐，直到呕吐物不显蓝色。

◆ 如果宝宝误服的是一般性药物，且剂量小，如毒副作用较小的普通中成药或维生素等，应给宝宝饮用大量冷开水，稀释药物，促使尽快从尿中排出，并使用催吐法。

◆ 宝宝如果误服的是有剂量限制的药物，如安眠药、某些解痉药(阿托品、颠茄合剂之类)、退热镇痛药、抗生素及避孕药等，需要迅速催吐，然后再喝大量茶水反复呕吐洗胃；催吐和洗胃之后，让宝宝喝几杯牛奶和3~5枚生鸡蛋清，以养胃解毒。

◆ 如果宝宝误服了其他药物如癣药水、止痒药水、驱蚊药水等，应该立即让宝宝喝浓茶水，因为茶叶中含鞣酸，有沉淀解毒的作用。

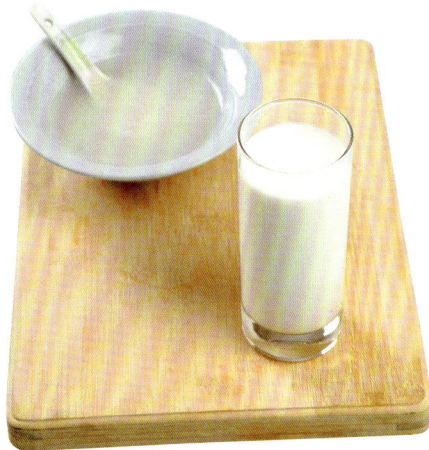

给宝宝催吐和洗胃之后，让他喝几杯牛奶，以养胃解毒。

药物中毒的预防

1.不要将药物说成是糖果来诱哄宝宝服药。家长避免在宝宝面前吃药，因为宝宝模仿力很强。

2.一定要将药品、洗发精、清洁剂、杀虫剂、煤油及其他有毒物品放在宝宝摸不到的地方或锁起来。

3.宝宝生病后的用药应在医生指导下进行。服药前应仔细核对药名、日期及有效期，而且应注意药品标签上是否注明宝宝禁用或慎用字样。

4.将成人药品与宝宝药品、外用药与内服药分开存放，注意家中不要存放毒性较大的药品。药品的标签一定要保留。

5.药品不要与食物放在一起。不要用空的饮料瓶存放有毒及有强烈腐蚀性的液体，以防宝宝误服。

◆ 如果宝宝皮肤接触到有毒液体，并且尚在皮肤表面，应迅速用清水反复冲洗。若为酸性药物，可用肥皂等弱碱性溶液洗涤中和；若为碱性药物，可用食醋、稀醋酸、枸橼酸等酸性溶液来冲洗中和；若中毒的药物易溶于油类或酒精等溶媒，可用油类或酒精来洗涤。

◆ 如果宝宝服入的药量过大，或时间过长，或副作用大(如误服避孕药、安眠药等)，特别是当宝宝已经出现中毒症状时，必须立即将其送到医院抢救治疗，切忌延误时间。在送往医院急救时，应带上宝宝吃错的药，或有关的药瓶、药盒、药袋，供医生抢救时参考。如果不知道宝宝服的是什么药，则应将宝宝的呕吐物带往医院，以备检验。

专家忠告：送医前的急救办法

中毒程度不深、神志清醒的较大的宝宝，不要急于把宝宝送往医院，要立即进行催吐处理。让宝宝喝下一大杯温开水或淡盐水，用右手食指或筷子(用压舌板最好)伸进口腔按压舌根部，反复刺激咽喉部，促使宝宝持续呕吐，直至吐出的液体颜色如水一样清为止。

如果不清楚误服药物或毒物的内容，要将药品或毒物的包装及宝宝的呕吐物一同带往医院检查。医院离家较远的，在呼叫救护车的同时进行现场急救。

昏迷的宝宝，为防止呕吐物进入气管的危险，不能用催吐法。

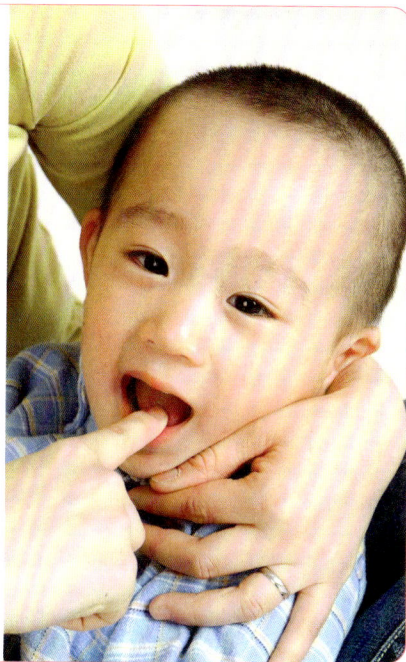

问题精选

100 宝宝食物中毒的急救

夏秋季节是宝宝食物中毒的多发期，以较大宝宝多见。如果宝宝不幸发生急性食物中毒，家长不要惊慌失措，而应冷静沉着地采取一些行之有效的急救措施。

食物中毒的表现

食物中毒的早期症状以呕吐和腹泻为主，常在食后1小时到1天内出现恶心、剧烈呕吐、腹痛、腹泻、发热、哭叫、烦躁不安、抽风等症状，继而出现脱水和血压下降而致休克。肉毒杆菌污染所致食物中毒病情最为严重，可出现吞咽困难、失语、复视等。

催吐

如食物吃下去在1~2小时之内，可取食盐20克，加温水200毫升，一次喝下，如不吐可多喝几次。也可用鲜生姜50克，捣碎取汁，用200毫升温水冲服。如果吃下去的是变质的荤性食品，则可服用"十滴水"来促使迅速呕吐。还可用筷子、手指或牙刷柄等包上软布，压迫孩子的舌根，或轻搅他的咽喉部来刺激宝宝的咽喉，引发呕吐。以尽量排出胃内残留的食物，防止毒素进一步吸收。也可给他喝些盐水，再用上法促进呕吐。

催吐适用于年龄较大的，神志清醒的，合作的患儿。有严重心脏病、食管静脉曲张、溃疡病、昏迷或惊厥的患儿，强酸或强碱中毒，汽油、煤油等中毒以及6个月以下婴儿不能采用催吐。

导泻

如果吃下去的中毒食物超过2小时，且精神尚好，则可服用少量泻药，促进中毒食物尽快排出体外，如取生大黄30克一次煎服，或蕃泻叶10克泡茶饮服。

专家忠告：食物中毒需及时就医

导致 食物中毒的原因错综复杂，临床中毒症状也轻重不一，故在简单的急救处理后，还需送医院作进一步的诊治，以免延误病情。如果宝宝中毒较深，处于昏迷状态，则不宜在家催吐，要立即送医院抢救。

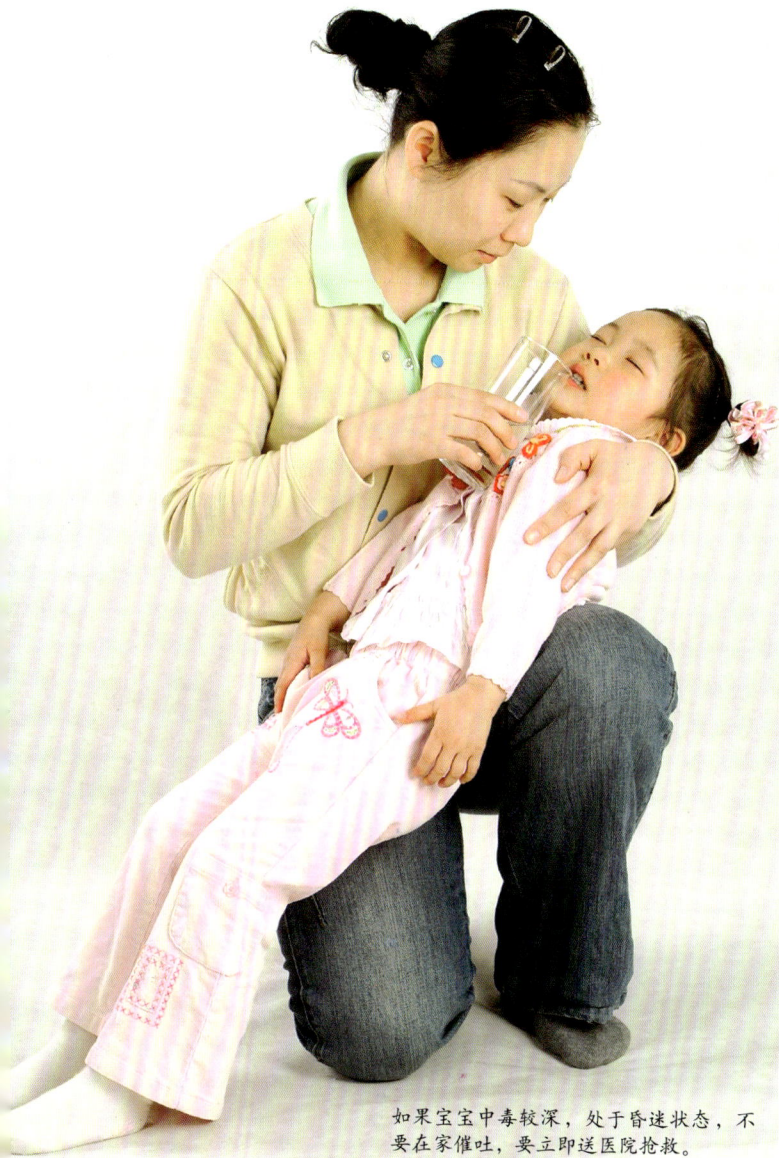

如果宝宝中毒较深，处于昏迷状态，不要在家催吐，要立即送医院抢救。

如何预防家庭食物中毒

1.给宝宝选购食品时要注意检查生产日期和保质期限，一定不要买过期的食品。已经买来的食品不要长期放在冰箱里，时间长了也有可能会超过保质期。

2.尽量不要给宝宝吃市售的加工熟食品，如各种肉罐头食品、各种肉肠、袋装烧鸡等，这些食物中含有一定量的防腐剂和色素，容易变质，特别是在炎热的夏季。

3.饭菜要尽量现做现吃，避免给宝宝吃剩饭剩菜。营养丰富的剩菜，细菌容易繁殖，如果加热不够，就容易引起食物中毒。宝宝吃后会出现恶心、呕吐、腹痛、腹泻等类似急性肠炎的症状。

4.隔夜的饭菜在食用前要先检查有无异味，确认无任何异味后，应加热20分钟后方可食用。

5.有些食物本身含有一定毒素，需正确加工才能安全食用。比如：扁豆必须炒熟焖透才能食用，否则易引起中毒；豆浆必须煮透才能喝；发了芽的土豆会使人中毒，不能给宝宝食用。

6.有些食物烹制时必须有适当的炊具。例如：不能用铁锅煮山楂、海棠等果酸含量高的食品，那样会产生低铁化合物，致使宝宝中毒。

7.夏天吃凉拌菜时，必须选择新鲜蔬菜，用水洗净，开水烫泡后加入盐、醋等再食用。

附录
宝宝常见病食疗方法

宝宝盗汗

症状： 通常伴有低热、咳嗽、消瘦、无力、脸色潮红等症状。

● 泥鳅汤

泥鳅150~200克，以热水洗去鱼身黏液，剖腹去内脏，用适量油煎至焦黄色，加水适量，文火煮至汤浓，加适量盐，饮汤。

● 百合蜂蜜饮

鲜百合100克，蜂蜜100克，拌在一起，蒸1小时后晾凉。每日早晚各服1匙，开水冲服。或百合煮稀饭，吃时加蜂蜜。

宝宝鹅口疮

症状： 表现为有很多像奶瓣一样的东西粘在口腔壁上，用棉签能擦掉则为奶瓣，擦不掉则为鹅口疮。

● 竹叶蒲公英绿豆粥（适用于心脾积热型）

淡竹叶10克，蒲公英10克，绿豆30克，粳米30克，冰糖适量。先将蒲公英、淡竹叶水煎取汁，再将绿豆、粳米共煮糜粥，调入药汁、冰糖即成。食

粥，每日3次，煎量视宝宝食量而定。

● 西洋参莲子炖冰糖（适用于虚火上浮型）

西洋参3克，莲子去心12枚，冰糖25克。将西洋参切片，与莲子放在小碗内加水泡发后，再加冰糖，隔水蒸炖1小时即成。喝汤吃莲子肉，剩下西洋参片，次日可再加莲子同法蒸炖。西洋参可用2次，最后1次吃掉。

● 生地旱莲草粥（适用于虚火上浮型）

生地15克，旱莲草15克，粳米30克。将生地、旱莲草水煎，取汁去渣，粳米加清水煮粥，熟时加入生地旱莲草汁，再煮沸片刻，即可服用。

宝宝便秘

症状： 大便又干又硬，排便次数少，排大便时费力。

● 葱蜜奶

取牛奶100~200毫升，蜂蜜20~40克，葱汁2~4毫升，混匀后，文火煮熟。每晨空腹服，连用3日，通便为度。

● 马铃薯汁

将适量的马铃薯洗净、晾干，去皮后切碎，捣烂挤汁。每次10~20毫升，早、午饭前各服1次。

宝宝荨麻疹

症状： 皮肤上出现很多形状不同、大小不一、红色、隆起、中间呈白色的疹子，患病部位会剧痒。

● 芋头煲猪排骨

芋头50克，猪排骨100克。将芋头洗净切块，猪排骨洗净切块，同放沙锅中加水适量文火煲熟。每日服用2次。

● 归芪防风猪瘦肉汤

当归20克，黄芪20克，防风10克，猪瘦肉60克。将前3味中药用干净纱布包裹，与猪瘦肉一起炖熟。饮汤食猪瘦肉。

宝宝湿疹

症状： 宝宝又痒又痛，常常哭闹不安，或用小手抓痒，容易导致皮肤细菌感染。

● 绿豆海带汤

绿豆30克，海带10克，鱼腥草10克，

白糖适量。先洗净海带、鱼腥草，将鱼腥草加适量的水煎20分钟，去渣取汁，然后加入绿豆、海带煮熟，加入白糖调味饮用。每天1剂，连服5~7剂。

● 红枣扁豆粥

红枣10颗，扁豆30克，红糖适量。将前二味加水煮烂熟，加入红糖服食。

宝宝佝偻病

症状：宝宝在入睡后就开始多汗，尤其是头部，能湿透枕席或枕巾，并伴睡眠不安、烦躁、惊跳和不同程度的骨骼改变等。

● 虾皮豆腐

虾皮20克，豆腐50克，盐少许。虾皮洗净，豆腐沸水烫过捞出切小块。虾皮入锅，加水半碗煮沸，再将豆腐块入锅，共煮沸10分钟即可。吃豆腐喝汤，吃时放少许盐和麻油调味。佐餐或单独服食，1天1次，可连服数天。

宝宝百日咳

症状：最明显的特征就是宝宝会不停地咳嗽，甚至白天晚上都很难停止，让宝宝喘不上气，如同窒息一般，连觉都睡不安稳。

● 萝卜蜂蜜饮（适用于生病初期）

白萝卜1个，捣烂取汁25毫升，蜂蜜12毫升，调匀。1次服完，每日1~2次。

● 柿饼罗汉果汤（适用于生病中期）

柿饼30克，罗汉果1个，冰糖25克。将罗汉果和柿饼水煎30分钟，加上冰糖溶化搅匀即可服用。

宝宝遗尿

症状：表现为宝宝在睡眠中，小便会不受控制地排出。

● 黑豆益智猪肚汤

黑豆20克，益智仁20克，桑螵蛸[1]20克，金樱子20克，猪肚1个。前4味用干净纱布包裹，与猪肚一起炖熟。饮汤食猪肚。

● 肉桂炖鸡肝

肉桂3克研末，雄鸡肝1只切片，放入碗内，加入生姜、葱、米酒、食盐、味精等适量调料及适量清水，隔水炖熟。饮汤吃鸡肝，睡前1次服完。

宝宝流感

症状：宝宝突然高热，或伴有呕吐和腹泻等症状，出现声音嘶哑、咳嗽、喘息等。

● 金银花饮

将金银花20克、山楂10克放入沙锅内，加水适量，置急火上烧沸，5分钟后取药液1次，再加水煎熬1次取汁，将2次药液合并，放入蜂蜜250克搅拌均匀即成。每日3次，或随时饮用。

● 萝卜蜂蜜饮

新鲜白萝卜250克，榨汁约100毫升，兑冷开水200毫升，加蜂蜜两匙。一日2次，连服3日。

宝宝风寒感冒

症状：怕冷、发热较轻、无汗、鼻塞、流清涕、喷嚏、咳嗽、头痛、喉咙痒。

● 香菜黄豆汤

取新鲜香菜30克洗净，黄豆10克，洗净后，先将黄豆放入锅内，加水适量，煎煮15分钟后，再加入新鲜香菜30克同煮15分钟即成。去渣喝汤，1次或分次服完，服时加入少量食盐调味，每天1剂。

● 粳米葱白粥

先煮粳米50克，待粳米将熟时把切成段的葱白2~3段及白糖适量放入即可。每日1次。热服，达到微汗的效果最佳。

宝宝风热感冒

症状：发热重、头胀痛、咽喉肿痛、有汗、鼻塞、流浓涕、咽喉红痛、咳嗽、口渴。

● 绿豆茶

绿豆30克捣烂，绿茶3克用纱布包起来，加水适量煎至半碗，去茶叶包后，加白糖适量服用。

①本品为螳螂科昆虫大刀螂、小刀螂或巨斧螳螂或华北刀螂的干燥卵鞘。分别习称"团螵蛸"、"长螵蛸"及"黑螵蛸"。有益肾固精，缩尿，止浊的功效。用于治疗遗精滑精，遗尿尿频，小便白浊。

● 梨粥

鸭梨3个切碎，水煎半个小时后，去汁，与大米适量煮粥，趁热食用。

宝宝暑热感冒

症状： 发热、身体疲倦、无汗、骨节酸痛、头晕脑涨、口渴，同时伴有恶心呕吐、腹泻等症状。

● 黄瓜蜜条

将黄瓜500克洗净，去蒂，剖开去籽，切成条状，放锅内，加少许水，用中火煮沸后，去掉汤汁，趁热加入蜂蜜100克调匀，再煮沸即成。

● 麦冬粥

将麦冬30克洗净，放在沙锅内，加水上火煎出汁，取汁待用；锅内加水，烧沸，加入洗过的粳米100克煮粥，煮至半熟，加入麦冬汁和冰糖，再煮沸成粥即可。

宝宝夏季热

症状： 表现为长期发热、口渴多尿、出汗不畅。

● 绿豆莲子粥

绿豆30克，莲子（去芯）50克，糯米50~100克，白糖适量。先煮绿豆，至熟；再加入莲子与糯米，煮烂成粥，放入白糖即成。1日3次分服。

● 卷心菜番茄汤

卷心菜250克，番茄2个，洗净切碎，放入锅内，加入适量水煮成汤，加少量盐。每日3次，连服7日。

宝宝维生素A缺乏症

症状： 维生素A缺乏的宝宝皮肤干涩、粗糙、浑身起小疙瘩，形同鸡皮；头发稀疏、干枯、缺乏光泽；指甲变脆；轻者眼干、畏光、夜盲，重者会失明。

● 猪肝汤

将猪肝50克洗净，切成0.3厘米厚、2厘米宽、3厘米长的片，放入碗内，加入少许料酒、精盐及水50克腌片刻；菠菜50克择洗干净，切成小段，用开水烫一下，捞出，沥干水。

锅置旺火上加入植物油烧热，下入葱姜末爆香，放入盐，加水100克，烧沸后将肝片下入锅内，烧开后撇去浮沫，放入菠菜，再烧开后，倒入碗内即成。

宝宝伤食

症状： 肚子胀、吐奶、厌食、腹部饱胀、大便稀且有酸臭味。

● 橘饼茶

把橘饼1个切成薄片，放入茶壶内，用刚烧沸的开水冲泡，盖上茶壶盖，泡10~15分钟即可。每日用橘饼1个，可

作数次当茶饮用，喝茶吃饼连用2~3天。

● 蜂蜜萝卜汤

将白萝卜500~1000克洗净后，切成条状或丁状；在锅内加入清水，烧开后，把萝卜放入再烧，至煮沸后即可捞出萝卜，把水沥干，晾晒半日，再把它放入锅内，加入蜂蜜150~200克，以小火烧煮，边煮边调拌，调匀后，取出萝卜晾凉即可。饭后嚼食30~50克。

宝宝流涎

症状： 俗称流口水，较多见于1岁左右的宝宝，常发生在断奶前后。

● 赤豆鲤鱼汤

赤豆100克，鲜鲤鱼1条（500克）。将赤豆煮烂取汤汁，将鲤鱼洗净去内脏，与赤豆汤汁同煮，放黄酒少许，用文火煮1小时即可。取汤汁分3次喂服，空腹服，连服7日。

● 益智粥

先把益智仁30~50克同白茯苓30~50克烘干后，一并放入碾槽内研为细末；将大米30~50克淘净后煮成稀粥，待粥将熟时，每次调入药粉3~5克，稍煮即可；也可用米汤调药粉3~5克稍煮。每日早晚2次，每次趁热服食，连用5~7天。

宝宝水痘

症状：发病的宝宝会有轻微发热、不适、食欲欠佳等与感冒类似的症状，身上会出现小红点，由胸部、腹部开始，扩展至全身。

● 胡萝卜芫荽羹

胡萝卜、芫荽各60克，洗净切碎，加水煮烂，加冰糖服。每日1剂，分3次服完。连服7日，宝宝只服汤汁。

● 薏米红豆粥

薏米20克，红豆、茯苓各30克，粳米100克，洗净共煮，粥熟豆烂拌冰糖。每日1剂，分3次服完。适于水痘已出、发热、尿赤、神疲纳差者。

宝宝鼻出血

症状：出血发生时，要立即止血，以免出血过多。食疗可以起到辅助作用。

● 藕汁蜜糖露

鲜藕榨汁150毫升，鲜白茅根榨汁150毫升，蜂蜜35毫升。以上物料调匀内服，每日1~2次。

● 紫菜白萝卜汤

紫菜30克，白萝卜（切片）500克，加水煎汤，少许食盐调味服用。每日1次。

宝宝哮喘

症状：主要症状是咳嗽、气急、喘憋、呼吸困难，常在夜间与清晨发作。

● 冰糖蜜西瓜

西瓜1个（约500克左右），蜂蜜50克，冰糖50克。将西瓜洗净，切下蒂部（约10厘米）作盖，用汤匙挖去少量瓜瓤。将冰糖略砸碎，与蜂蜜同装入西瓜内，加盖，置大碗内，隔水蒸1小时后取出。吃瓜内糖水，1天1个，连吃7天。（冬天也可用冬瓜，将冬瓜瓤掏除干净。制作及服法同上，效果基本相同。）

宝宝夜啼

症状：生理性夜啼哭声响亮，哭闹间歇时精神状态和面色均正常、无发热等；病理性夜啼特点为突然啼哭，哭声剧烈、尖锐或嘶哑，两手握拳，哭闹不休。

● 干姜粥

干姜5克，大米30克，煮成烂粥，分数次吃完。适用于脾胃虚寒所致的夜啼。

● 百合红枣汤

百合25克、红枣5粒，加水适量用大火煮开，然后小火煮30分钟。经常饮用此汤可治惊恐所致的宝宝夜啼。

宝宝贫血

症状：患病宝宝的皮肤、黏膜苍白为突出表现，并伴有心跳过快、呼吸加速、食欲减退、恶心、腹胀、精神不振、情绪易激动等症状。

● 龙眼枸杞粥

将龙眼肉、枸杞子、黑米各15克分别洗净，同入锅，加水适量，大火煮沸后改小火煨煮，至米烂汤稠即可。每日1剂，分早、晚2次吃完。经常食用有效。

● 当归羊肉汤

将羊肉150克、生姜50克分别洗净，切片，与当归30克同入锅，加水2碗，煎煮30分钟。加盐、作料少许调味。趁热喝汤。第二天原锅中加水再煎，弃渣喝汤。每2日1剂，连续服用2个月。

宝宝咳嗽

症状：观察宝宝的舌苔可以区别两类咳嗽：如果舌苔是白的，则是风寒咳嗽；如果舌苔是黄、红色，则是风热咳嗽。

● 烤橘子（适用于风寒咳嗽）

将橘子直接放在小火上烤，并不断翻动，烤到橘皮发黑，并从橘子里冒出热气即可。待橘子稍凉一会儿，剥去橘皮，让宝宝吃温热的橘瓣。如果是大橘子，1次吃2~3瓣就可以了，如果是小贡橘，1次可以吃1个。吃了烤橘子后痰液的量会明显减少，镇咳作用非常明显。

● 川贝梨（适用于风热咳嗽）

川贝母5克、冰糖15克与梨1个放入瓷碗中同蒸，蒸透后停火，凉后让宝宝吃梨肉，饮碗中的汤。1次服完。

● 杏仁萝卜猪肺汤（适用于内伤咳嗽）

猪肺、白萝卜各1个，切块，杏仁9克，一起炖烂，熟食。可以经常吃。

宝宝扁桃体炎

症状：表现为恶寒、发热、全身不适、扁桃体红肿、吞咽困难且疼痛等。

● 无花果冰糖饮

无花果60克入锅浓煎，冰糖适量调味。每日1剂，早晚各1次分服，连服3~7日。

● 萝卜甘蔗汁

白萝卜、甘蔗（红皮）各若干。两者洗净后，分别榨汁备用。每次用白萝卜汁20毫升，甘蔗汁10毫升，加适量糖水冲服，每日3次。

宝宝惊风

症状：常见特征为肢体抽搐，两眼上视并且意识不清。

● 山药粥

山药30克，对虾1~2只，粳米50克。将粳米洗净；山药去皮，洗净，切成小块；对虾择好洗净，切成两半备用。锅内加水，投入粳米，烧开后加入山药块，用文火煮成粥。待粥将熟时，放入对虾段，加入食盐即成。粳米要先于山药入锅，以利熟烂。此粥有镇静作用，每日2餐间隔服食。

● 桑葚粥

鲜紫桑葚30克，糯米（或粳米）50克，冰糖适量。将桑葚洗净后与糯米同煮成粥，粥将成时加入冰糖。糯米先下锅，桑葚后下锅。此粥用于宝宝惊风恢复期或惊风后遗症的调理。每日服2次。

宝宝肥胖

症状：宝宝的体重超过平均值20%以上就算肥胖。

● 减肥冬瓜粥

新鲜冬瓜80~100克，粳米100克。将冬瓜用刀刮去厚皮洗净切成小块，再同粳米一起置于沙锅内，一并煮成粥即可。每日早晚两次服食，常食有效。

● 蘑菇烧冬瓜

冬瓜500克，去皮切成块状，放入烧热的油锅中煸炒，然后加入蘑菇100克及酱油、精盐、香菜、淀粉、豆油、清水（或汤料）适量，煮至冬瓜烂熟，加水淀粉勾芡，撒上香菜段即成。

● 玉米奶粥

黄玉米糁50克，牛奶或豆奶150克，红枣20克。将玉米糁加适量水煮成稠粥，待煮至粥面泛泡时，将事先泡好的红枣加入，煮开后再加入牛奶或豆奶，煮熟即可食用。平时，将此玉米奶粥用于每日早晚餐中，坚持长期服食。

宝宝紫癜

症状：宝宝皮肤会出现紫点或淤斑，压过后也不会褪色，并会伴有鼻、齿龈、关节、内脏等出血。

● 参杞红枣煮鸡蛋

党参15克，枸杞子10克，红枣10个，鸡蛋1个。同放沙锅内煮汤，蛋熟后去壳再热，吃蛋饮汤。

● 羊胫骨大枣汤

羊胫骨250克，大枣60克。将羊胫骨砸碎，洗净，加水煮约1小时，然后放入大枣再煮20分钟即成。分3次服食。

● 花生仁煲大蒜

取花生仁、大蒜各100克。将花生仁、大蒜放入沙锅内，文火炖熟。隔日1次，连食4~6次。

宝宝缺钙

症状：常表现为多汗，即使气温不高也会出汗，厌食偏食，易发湿疹，出牙晚或出牙不齐等症状。

● 豆腐饼

将牛肉20克切碎，胡萝卜、洋葱各1/5个擦碎；将牛肉、豆腐1/6块、胡萝卜、洋葱、牛奶、面包粉、蛋黄、盐等拌在一起搅拌匀至有韧性；将拌好的材料捏成扁平状的小饼，用煎锅将饼油煎。

● 骨枣汤

将猪长骨或猪脊骨50克洗净捣碎，红枣3~5个洗净泡开；红枣、生姜同置瓦煲内，加水适量，用旺火烧沸，后用文火烧2小时以上，汤稠之后，调味即成。

● 虾皮紫菜蛋汤

虾皮5克洗净，紫菜2克撕成小片，香菜5克洗干净切小段，鸡蛋半个打散；用姜末炝锅，下入虾皮略炒，加水适量，烧开后淋入鸡蛋液，随即放入紫菜、香菜，并加入香油、精盐即可。

宝宝疳积

症状：多表现为不同程度的脸色苍白、疲乏无力、体重逐渐减轻、头发干枯等症状。

● 鲤鱼冬瓜汤

鲤鱼1条(约300克重)，冬瓜250克，生姜5克(切小片)，蒜头1个(剥皮)。将鲤鱼洗净，去鳞、鳃、内脏，与冬瓜煮汤，熟时加生姜、蒜头，用少许油、盐调味，即可服食。

宝宝菌痢

症状：症状较轻的表现为发热、腹痛、伴有黏液便或脓血便，症状较重的会有突发高热、昏迷、痉挛、呼吸不畅、面色苍白、四肢冰冷等症状。

● 脱脂酸牛奶

在100毫升脱脂冷牛奶中加入20毫升市售的原味纯酸奶，经过室温发酵2~3小时，可以制成脱脂酸牛奶。由于脱脂酸牛奶中的乳糖已分解为半乳糖，所以特别适合腹泻患儿饮用。

宝宝腮腺炎

症状：得病宝宝一般会先肿胀一侧的腮，1~4日后波及另一侧。也有两侧同时肿大的，耳垂处是红肿的中心，表面发热不红，局部胀痛。

● 鸭蛋冰糖

鸭蛋2个，冰糖30克。先将冰糖放入热水中搅拌溶化，待水凉后打入鸭蛋搅匀，上笼蒸熟。每日2剂，连服7日。

● 黄花菜粥

鲜黄花菜50克(干品20克)，粳米50克，食盐适量。将黄花菜加水适量煎煮，入粳米煮粥。吃菜喝粥，每日1次。

宝宝腹泻

症状：宝宝的排便规律突然改变，比平时次数更多，便稀，呈黄绿色泡沫状。

● 苹果泥

苹果中的果胶能吸附毒素和水分，鞣酸具有收敛作用。

特别提示：本书所提供食疗方法均为传统验方。由于方中涉及中草药加之宝宝体质的差异，故请父母在使用食疗方法前务必咨询专业医师，并在其指导下使用。

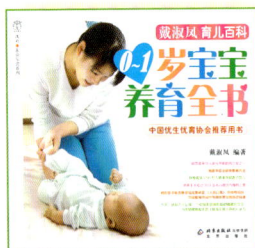

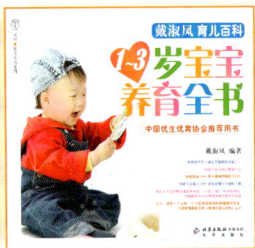

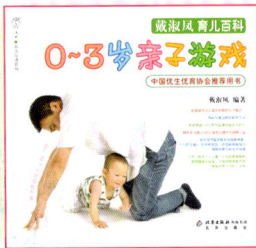

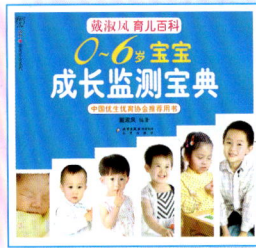

图书在版编目（CIP）数据

0~3岁中国父母最关注的100个育儿问题/戴淑凤主编；戴淑凤，南亚华编著. —北京：北京出版社，2007.12

（汉竹·亲亲乐读系列.戴淑凤育儿百科）

ISBN 978-7-200-06834-4

Ⅰ.0… Ⅱ.①戴…②戴…③南… Ⅲ.婴幼儿—哺育 Ⅳ.TS976.31

中国版本图书馆CIP数据核字（2007）第182272号

汉竹图书
www.homho.com
全案策划

汉竹 ● 亲亲乐读系列 戴淑凤育儿百科

0~3岁 中国父母最关注的100个育儿问题

0~3 SUI ZHONGGUO FUMU ZUI GUANZHU DE 100 GE YU'ER WENTI

戴淑凤 主编 戴淑凤 南亚华 编著

□出版 北京出版社 □地址 北京北三环中路6号

□邮编 100011 □网址 www.bph.com.cn

□总发行 北京出版社 □经销 新华书店 □印制 北京顺诚彩色印刷有限公司

□开本 889×1194 1/24 □印张 9

□版次 2008年5月第1版 □印次 2008年5月第1次印刷 □印数 1—10 000

□ISBN 978-7-200-06834-4/TS·195

□定价：39.80元

质量监督电话：010-58572393

0~1 岁宝宝养育全书

婴幼儿日常护理
身体、心理发育
保健与疾病
安全与急救
……

新手父母最急需知道的问题，专家一一给你解答。

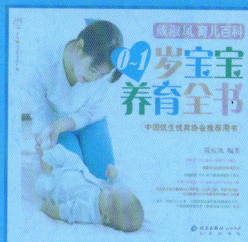

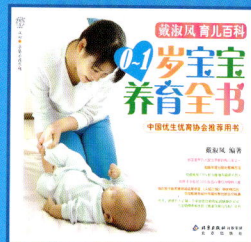

1~3 岁宝宝养育全书

教你了解1~3岁宝宝的言行、思维和情感
教你了解你和宝宝相处的技能与技巧
……

帮你成为宝宝一生最爱的人。

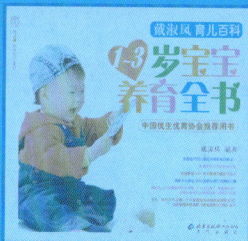

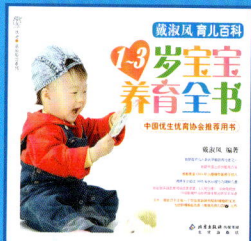

0~3 岁亲子游戏

你的宝宝聪明吗？
怎样让自己的宝宝越来越聪明？
在宝宝落地之后，你将给予宝宝怎样的爱？
……

专家为你带来优质亲子互动游戏，助你造就高智能宝宝。

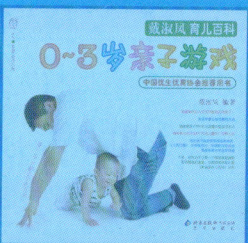

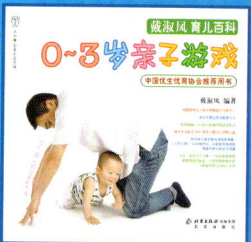

0~6 岁宝宝成长监测宝典

宝宝瘦了怎么办？
宝宝智力发育不达标了怎么办？
宝宝的最佳营养食谱是什么？
……

专家教你在忙碌的生活里抓住育儿重点，轻松养育全能宝宝。

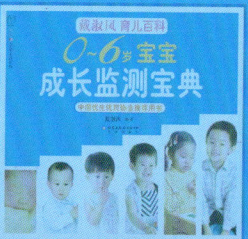

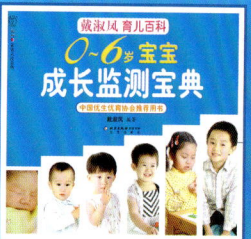

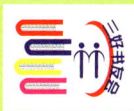

三好书友会——好人·好书·好生活

探科学奥秘　享健康人　赏艺术瑰宝　品时尚生活

感谢您购买我们的图书，欢迎您参加我们的三好书友会。在这里，您可以进入我们的《快乐健身一箩筐》，享受健身带来的乐趣；可以和您的亲亲宝贝一起浏览《汉竹·我爱宝贝系列》，享受幸福的生活；可以关注《奥运之城》、《北京古代建筑精粹》，纵览2008年奥运北京的风貌；还可以聆听到《片面之瓷》中收藏带来的故事……

参加方式

非常简单，填写《会员登记表》，邮寄或传真给我们即可；也可以在我们的网站上下载注册表，填好后发E-mail到我们的注册邮箱，成为我们的会员。

会员权利

- 登记以后，将收到会员确认信，成为终身会员
- 不定期收到新书简介
- 有机会成为兼职作者
- 直购图书，将享受免邮费及打折优惠(具体规则见会员确认信)
- 不定期参加各种书友联谊活动

会员义务

- 遵守国家相关法律法规
- 填写的会员资料必须真实有效

三好书友会 邮购方式

邮政地址：北京北三环中路6号北京出版社　科学·生活·艺术事业部

邮政编码：100011　收款人：毛宇楠

E-mail：chgm1s@163.com　maoyunan@126.com　网址：www.3hbook.com

书友会热线：(010) 58572512　(010) 58572303　(010) 58572288(传真)

联系人：陈刚　毛宇楠

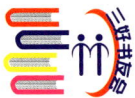

三好书友会
会 员 登 记 表

姓　　名：＿＿＿＿＿＿＿＿＿＿　性　别：＿＿＿＿＿＿＿＿＿　年　龄：＿＿＿＿＿＿＿＿＿

邮政地址：＿＿＿＿＿＿＿＿＿＿＿＿＿＿＿＿＿＿＿＿＿＿＿＿＿＿＿＿＿＿＿＿＿＿＿＿＿＿

邮　　编：＿＿＿＿＿＿＿＿＿＿＿＿＿＿＿＿＿＿＿＿＿＿＿＿＿＿＿＿＿＿＿＿＿＿＿＿＿＿

E-mail：＿＿＿＿＿＿＿＿＿＿＿＿＿＿＿＿＿＿＿＿＿＿＿＿＿＿＿＿＿＿＿＿＿＿＿＿＿＿

电　　话：＿＿＿＿＿＿＿＿＿＿＿＿＿＿＿　手　　机：＿＿＿＿＿＿＿＿＿＿＿＿＿＿＿

● 你购买的图书书名(准确书名)

● 你在哪一家书店购买的(请写明具体省市地区名称)

● 你对本书的封面设计有什么意见和建议

● 你是否愿意成为兼职作者(如愿意，请写明专业背景)

● 你还希望我们出版哪一方面的图书